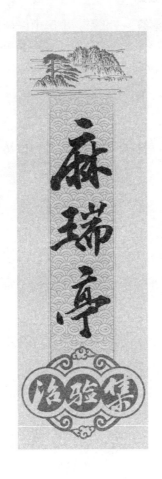

麻瑞亭治验集

主　编　孙洽熙

编　委　史　波　孙　峰

员孙卉　郝建梅

洪义刚

中国中医药出版社

·北　京·

图书在版编目（CIP）数据

麻瑞亭治验集/孙洽熙主编 . —北京：中国中医药出版社，2011.4（2020.12重印）

ISBN 978 - 7 - 5132 - 0087 - 5

Ⅰ.①麻… Ⅱ.①孙… Ⅲ.①中医学临床 – 经验 – 中国 – 现代

Ⅳ.①R249.7

中国版本图书馆 CIP 数据核字（2010）第 151776 号

中 国 中 医 药 出 版 社 出 版

北京经济技术开发区科创十三街 31 号院二区 8 号楼

邮政编码　100176

传真　010 64405721

山东百润本色印刷有限公司印刷

各地新华书店经销

*

开本 787×1092　1/16　印张 16.25　字数 282 千字

2011 年 4 月第 1 版　2020 年 12 月第 12 次印刷

书　号　ISBN 978 - 7 - 5132 - 0087 - 5

*

定价　48.00 元

网址　www.cptcm.com

前　言

业师麻瑞亭（1903—1997 年），山东省安丘市人，清代名医黄元御第五代传人，主任医师，著名中医内科专家。麻瑞亭幼年聪慧好学，8 岁入私塾，学业优异。15 岁时乡里时疫流行，荼毒生灵，死亡者众，他亦染之，病至危笃。幸得黄元御四代传人、其舅祖李鼎臣先生精心救治，方化险为夷。痛定思痛，遂拜李氏为师，习医 8 年。

李氏三代业医，均宗黄氏之学，其祖父受业于黄氏门人于炤，因之业师尽得黄氏医术之秘髓，李氏家传之微言为其日后之医学建树奠定了坚实基础。

1930 年，业师随时任杨虎城将军部队某团团长的父亲迁居西安，并开始其业医生涯。初以善治麻疹、斑疹伤寒、猩红热、大头瘟、霍乱等急危重症闻名于西安古城。同时进一步研习黄氏医籍、"四圣"（黄帝、岐伯、越人、仲景）典籍及历代医哲名著，汲取精蕴，熔为一炉，使其医术日臻提高。1937 年，业师参加陕西省中医师考试，名冠榜首，遂悬壶于西安东新街。除继续研习急危重症的诊疗外，潜心于内伤杂病的诊疗，使其医术愈加提高，求诊者络绎不绝。

1955 年，西安市中医医院始创，业师被西安市卫生局遴选到该院内科任中医师。当时业师虽年仅五十有二，然因其医术精湛，医名甚高，已是医界同仁、广大患者公认的该院"十老"之一。自此他专心于内伤杂病及疑难重症的研习与诊疗，经数十年的刻苦钻研，精心临床，建树甚丰。在再生障碍性贫血、血小板减少性紫癜、急慢性肾炎、肾病综合征、泌尿系结石、前列腺肥大、冠心病、肺心病、风心病、心肌炎、高血压病、胆囊炎及胆结石、肝硬化、萎缩性胃炎、慢性结肠炎、不明原因发热、经带疾患、乳腺增生、不孕（育）症等疑难杂病的诊疗上成绩显著，求诊者涌涌不退。与此同时，逐渐形成了他的具有鲜明的黄氏医术特色的诊疗体系，辨证、诊断、遣方、用药诸端配套成龙，施之临床，得心应手。

业师敦厚谦和，为人诚恳，医术精湛，医德高尚，为同道所公认，备受患者称颂，医名遍及三秦及临近省区，甚至远播海外。在诊疗中，他总是心系患者，急患者之所急，痛患者之所痛，从不计较个人得失，且数十年如一日。即使年届九十高龄，诊病仍一丝不苟，每每加班加点，使每个求诊者抱希望而来，满意而归。其事例屡见于报端。

1978年业师破格晋升为当时西安市唯一的中医主任医师，并当选为西安市中医学会副主任委员，陕西省中医学会副主任委员暨内科分会主任委员。1963～1977年当选为西安市人大代表，1977～1987年当选为陕西省人大代表。

搜集、整理、出版黄元御医书，将自己数十年的临床心得编著成册，并出版发行，为中医药事业稍尽绵薄是业师数十年的夙愿。在1980年之前，因主客观条件的限制，这一愿望未能实现。

为了抢救名老中医经验，1979年西安市卫生局确定我为麻瑞亭的学术继承人。自此，我除随业师门诊，继承其临床经验外，还在业师的口授下，执笔编著其临床经验集，并于1982年底脱稿。业师习医至此已整整50年，因之此书定名为《医林五十年》，于1986年10月由陕西科技出版社出版，当年脱销。

黄元御医书问世以来，由于诸多原因，历代刻刊较少，极难寻觅，且仅见《黄氏医书八种》，《素问悬解》、《灵枢悬解》、《难经悬解》仅见于文献记载，论者多谓已失传，从未出版过全集，直接影响了黄氏医术的传习，诚为憾事。欲整理出版此书，首要的工作是尽可能多地搜集此书版本，尤其是精、善、孤本。为此，早在1963年，我在西安市中医学徒班求学之时，业师便委托我与国内各大图书馆及中医药院校图书馆联系，了解黄氏医书的馆藏情况。数月之内即了解到诸多珍本、善本的馆藏之地，尤为可喜的是，获知南京中医学院（现南京中医药大学）图书馆藏有《素问悬解》、《灵枢悬解》、《难经悬解》"三悬解"孤本。业师闻此，惊喜之情无以言表，直欲即刻见到"三悬解"。由于受当时主客观条件的限制，未能如愿以偿。未几"文革"开始，我毕业后被分配到陕北榆林工作，一呆就是十余年，这一准备工作被迫中断。1982年完成《医林五十年》撰写工作之后，业师决定继续进行黄氏医书的搜集、整理工作，并想方设法出版"黄氏医书全集"。在西安市中医医院的大力支持下，我于1983年春天赴南京复制了《素问悬解》、《灵枢悬解》、《难经悬解》。至此，《四库全书》存目所著录的黄元御医书的 11 种版本已全部拥有。在业师的指导下，由我执笔，开始了此书的试校工作。

天遂人愿，全国性的中医古籍整理出版工作此时全面展开，卫生部将上述 11 种黄元御医书列于 196 种重点中医古籍整理出版书目之中，征求承担任务者。业师喜出望外，即刻向卫生部申请承担此书的校勘整理任务，并获批准。自此，根据《中医古籍校注通则》等规定，我又对黄氏医书的诸多珍本、善本进行了调研与复制，参加了短期的中医古籍校勘培训班等专业学习，于 1983 年秋天，仍在业师的指导下，由我执笔，正式开始此书的校勘、训诂、标点等整理工作。经过 5 年夜以继日的精校细勘，始告完成。研究成果定名为《黄元御医书十一种》（校勘本），1990 年由人民卫生出版社出版，繁体竖排精装本，170 余万字。此书 1991 年获陕西省中医药科研成果二等奖，卫生部中医药科技进步三等奖；1992 年获新闻出版署全国首届古籍整理图书丛书奖（获此奖励的中医同类书籍仅 9 部，西北五省区仅此 1部）。此书之出版，是黄氏医籍首次全部面世，且远播海外，社会效益明显。年届九十高龄的业师高兴异常，数十年的夙愿终于实现，其愉悦之情可想而知。

纵观业师 60 余年的医学建树，可见他是一位全面继承并发展了黄元御医术的佼佼者。其医学理论、辨证诊断、处方用药诸端，均具有鲜明的黄氏医术特色。他深谙黄氏医术精蕴，尤其对黄氏的气化学说领悟至深，临床应用甚广，收效至大。他深明五脏六腑气机的升降之理，辨治内伤杂病，以脏腑辨证为主，结合经络辨证、气血辨证。因切中内伤杂病的发病机理，所以辨证准确，疗效甚高。以黄氏创制的载于其所著的《四圣心源》之"下气汤"为主方，灵活加减化裁，用治绝大部分内伤杂病及疑难重症，屡收出乎意料的神效。所以然者，平人体健无病，则脏腑气机升降依序，病则脏腑气机紊乱失序，升降反作，诸病因而丛生。"下气汤"功能拨乱反正，使脏腑气机复其常序，故疗效卓著，乃至神奇。

黄氏认为，平人脏气和平，脾升，肝肾随之亦升，胃降，心肺随之亦降。心肾交泰，龙虎回环，阴平阳秘，气血和平，下温而上清，所以健康无病。一旦为"八风"所感、饮食情志所伤而为病，则脾气下陷而胃气上逆，脾陷则遏肝肾升达之路，致使肝肾下陷；胃逆则阻心肺沉降之路，致使心肺逆升，心肾不交，气血紊乱，上热而下寒。由此可见，上热下寒之因，乃脾胃升降失常，欲复心肾交泰、龙虎廻环、阴平阳秘、气血和平之常，首当调理脾胃，复其升降之常。业师深谙黄氏此理，临床治诸内伤杂病，首调中气，必用茯苓健脾渗湿，使脾气复其上升之常；必用半夏和胃降逆，使胃气复其下降之常。中焦畅通无阻，更以温升肝肾之药使肝肾之气升达，以降心肺之药使心肺之气潜降，则心肾自然交泰，龙虎自能回环，阴平阳秘，气血调和，诸病向愈。

此法可谓"调中法"，与以大小建中汤为代表的建中法、以补中益气汤为代表的补中法不同。建中汤为脾胃虚寒、木郁贼土而设；补中益气汤为中气虚寒、阳气下陷而设，能温中下，助肝脾肾之气上升，用于中下虚寒之疾甚效，因方中不含清降肺胃之品，所以对兼有上热之疾疗效不著。"调中法"则是在调理脾胃的基础上，左升肝肾之清阳，右降心肺之浊阴，既温中下之虚寒，又清上焦之虚热，法圆而方周，故而疗效显著。

黄氏乃经方派大师，脉诊尤为精湛。其载于《四圣心源》之脉法解，对《伤寒论·脉法篇》之诠释，以及对《素问悬解》、《灵枢悬解》中有关脉法的诠释，均十分精湛。业师承其学，脉诊造诣甚高，并在数十年的临床实践中发现了"滞脉"和"浑脉"，用之诊断辨证，准确而实用。"滞脉"系脉现壅滞不通之象的一种脉象，寸关明显，主心肺胆胃气滞不降，甚至因郁而生上热者。"浑脉"系脉象含混不清，寸关尺同等，浮中沉无异，虚泛而无神，状如黏粥之象的一种脉象，主正气虚极而病危重，败血症、癌症等多见此脉象。业师诊病，首先诊脉，平心静气，必脉满六十动而方罢，往往不等病人开口，即一一道出其所苦症状及所患何疾，患者常常惊诧不已。

业师谦虚好学，除至老而不倦地研读黄氏医籍、"四圣"典籍、历代医哲名著外，还向同道学习，并学习西医基础知识。如此数十年持之以恒，受益匪浅，加之过目不忘的记性，临证时相机用之，甚有裨益。通过数十年的临床实践，业师发现芡实能消除尿液中的蛋白，炒蒲黄、泽兰叶能消除尿液中的红细胞，鹿角胶能促进血小板再生，红参能促进红细胞再生，北沙参能促进白细胞再生。在辨证施治的基础上，根据现代医学的诊断与理化检查结果，方中加用对应之药，疗效极佳。此实为辨证论治与辨病施治相结合，中西医结合诊疗方法之一。这种移他山之石为我所用的方法，对于生于光绪年间年已耄耋的业师来说，确实难能可贵。

业师60余年的诊疗经验，我认为是甚为宝贵的。将其编著成册，公之于世，既可供中医医、教、研工作者参考之用，也有助于为广大患者解除病痛，为振兴中医药事业添砖加瓦。基于此，我于1994年将业师60余年的诊疗经验编著成册，名之曰《麻瑞亭治验集》，1995年西安出版社出版，当年脱销。十余年来，求此书者甚众，每为无处寻觅而遗憾，因之我早有再版此书之心愿。去年我将此心愿奉告中国中医药出版社，喜得该社允准，在该社出版。于是将原书加以订正，重新编辑，仍名为《麻瑞亭治验集》。

书中所载70余种病证之原始要终，均根据业师讲述整理而成，所附病案，也系业师亲诊病案。

因我的水平有限，虽竭尽全力，尽量原本原貌地反映业师的医术，然仍难免有漏误之处，诚请方家正之。

孙洽熙

2010 年 8 月 25 日

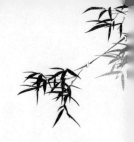

目 录

治 病 总 论

专 病 论 治

麻瑞亭治验集

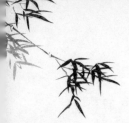

治病总论

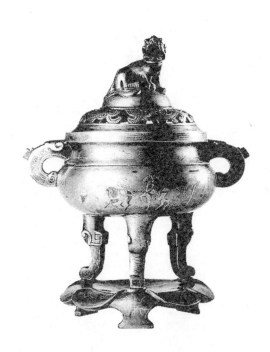

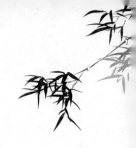

一、阴阳五行

天地未分，一气混茫。气含阴阳，则有清浊。浮升之清气为阳，沉降之浊气为阴，于是阴阳始分。清气浮升而亲上，是为天，浊气沉降而亲下，是为地。天地之间，化生万物，而万物皆阴阳之所变化，所以万物之生长、变化、消亡，皆取决于阴阳。故《素问·阴阳应象大论》云："阴阳者，天地之道也，万物之纲纪，变化之父母，生杀之本始，神明之府也。"

阴阳之间，是为中气。中气者，阴阳升降之枢轴也。枢轴旋转，清阳半升于左，则为木，木性升发，故其气温；清阳全升于上，积温成热，则为火，火性炎上，故其气热；浊阴半降于右，则为金，金性收敛，故其气凉；浊阴全降于下，积凉成寒，则为水，水性蛰藏，故其气寒。水、火、金、木，名曰四象。四象即阴阳之升降，阴阳即中气之浮沉，分而名之，则曰四象。合而言之，不过阴阳；分而名之，则曰阴阳；合而言之，不过中气升降浮沉之所变耳。

四象轮旋，一年而周。阳升于岁半之前，半升为春，春之气温，属木；全升为夏，夏之气热，属火；阴降于岁半之后，半降为秋，秋之气凉，属金；全降为冬，冬之气寒，属水。春生夏长，木火之气也，故春温而夏热；秋收冬藏，金水之气也，故秋凉而冬寒。土无专位，寄旺于四季之月，各十八日，而其司令之时，则在六月火令之后，名曰长夏，其时湿盛，故土之气湿。土合四象，是谓五行。

五行之理，有相生、相克、制化也。相生者，滋生也，木生火，火生土，土生金，金生水，水生木也。春属木，夏属火，长夏属土，秋属金，冬属水。春之温生夏之热，夏之热生秋之凉，秋之凉生冬之寒，冬之寒生春之温。土为四象之母，实生四象，曰火生土者，以其寄宫于西南，其时湿盛，故土之气湿也。水火交蒸，乃生湿气，长夏之时，火在土上，水在土下，寒热相逼，是以生湿，所以湿乃水火之中气也。相克者，制其太过也，木克土，土克水，水克火，火克金，金克木也。木性发散，敛之以金气，则木不过散；火性升炎，伏之以水气，则火不过炎；土性濡湿，疏之以木气，则土不过湿；金性收敛，温之以火气，则金不过收；水性降润，渗之以土气，则水不过润。制化者，相生相克，彼此协调，无偏盛偏衰，生生不息之平衡者也。其生克制化，皆以气而不以质，成质则不能生克制化矣。

阴阳五行相辅相成，合而主宰宇宙间万物之生长、变化、消亡也。

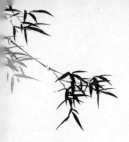

二、天人相应

天有六气，风、火、暑、湿、燥、寒也，为阳；地有五行，木、火、土、金、水也，为阴。在天成象，在地成形，六气乃五行之魂，五行即六气之魄。天之六气化地之五行，地之五行生天之六气。人与天地相应也，两精相抟，合而成形。成形之前，先有祖气，祖气之内，含抱阴阳，上秉天气，而生六腑，下秉地气，而生五脏。脏腑既生则神化，生阳气以卫外，产阴精以内守，开五官为门户，骨以立其体干，筋以束其关节，脉以通其营卫，肉以培其部分，皮以固其肌肤。日迁月化，潜滋默长，形完气足，十月而生，是为人。故《灵枢·经脉》云："人始生，先成精，精成而脑髓生，骨为干，脉为营，筋为刚，肉为墙，皮肤坚而毛发长。谷入于胃，脉道以通，血气乃行。"

阴阳之间，是为中气。中气者，土也，位居中央，处阴阳之交，清浊之间，为气机升降之枢轴。土分戊己，中气左旋，则为己土，在脏为脾；中气右旋，则为戊土，在腑为胃。脾为足太阴，而主升清阳；胃为足阳明，而主降浊阴。脾土左旋，则阴升而化清阳，清阳升于左，则为肝与胆，肝为足厥阴乙木，胆为足少阳甲木；清阳升于上，则为心与小肠，心为手少阴丁火，小肠为手太阳丙火。胃土右转，则阳降而化浊阴，浊阴降于右，则为肺与大肠，肺为手太阴辛金，大肠为手阳明庚金；浊阴降于下，则为肾与膀胱，肾为足少阴癸水，膀胱为足太阳壬水。是为人身之五行。五行之中，各有阴阳，阴生五脏，阳生六腑。五行各一，而火分君相，相火在脏为手厥阴心包，在腑为手少阳三焦。所以，中气实为交济水火之枢，升降金木之轴，化生五脏六腑之源也。

三、脏　腑

（一）脾与胃

脾胃属土，位居中央，互为表里，官拜仓廪，为人身气机升降之枢纽。土分戊己，脾为己土，属足太阴，为生血之本，其性喜燥而恶湿；胃为戊土，属足阳明，为化气之源，其性喜润而恶燥。脾主升清阳，胃主降浊阴。脾升则肝肾随之亦升，因而水木不郁；胃降则心肺随之亦降，所以火金不滞。火降以温癸水则下温，水升以济心火则上清，上清下温，是为平人。胃主受纳，脾主消磨。脾以湿土主令，故其性湿，胃从燥金化气，故其性燥。平人燥湿不偏，相互既济，所以中气健旺，胃气顺降则善纳，脾气升运则善磨，水谷精华，化生气血，养五脏而溉四旁，精盈神旺，身体健强，病无由生。

内外感伤多致燥湿偏盛，偏盛则不能互济，致使中气衰而升降失司。脾之清阳不升，则运化迟滞，而病水谷不消，脘腹胀满；脾之清阳下陷，则脾家虚寒，而病脐腹隐痛，下利不收。脾土不升，则肝肾也郁。肝木左郁，则失其疏泄之常而血病，症见脘腹痛坠，月事不调；肾水下润则下寒，下寒则肾失统摄而精病，症见遗精宫寒，腰膝冷痛。胃之浊阴不降，则受纳无权，而病厌食纳差，胸脘胀闷；胃之浊阴上逆，则其气上冲，而病恶心呕吐，嗳气呃逆。胃土不降，则心肺也滞。肺金右滞，则失其清肃之常而气病，症见咳逆痰喘，痞塞不通；心火上炎则上热，上热则宗气不固而神病，症见心悸心烦，多梦失眠。所以心、肺、肝、肾之病，多因脾胃燥湿之偏盛、气机升降之逆乱所致。脾胃为后天之本，人之既生多赖后天，根本既病，焉能不旁及四维?! 犹如树之根干既瘁，未有枝叶之不摇者也。

脾以湿土主令，胃从燥金化气，化气谓之从令。从令不敌主令之强，因而胃家之燥不敌脾家之湿，所以人之湿气恒长而燥气恒消。湿气旺，故病于脾阴旺而胃阳衰，症见纳差运迟，腹胀便溏，神疲乏力，面色无华，虚烦懒言者，比比皆是。病于胃阳盛而脾阴虚者，除伤寒阳明承气证外，鲜见之。至于温热、疫疠诸疾，邪异而途殊，阳气恒长而阴气恒消是其常，则另作别论。

（二）肝与胆、心包与三焦

脾土左旋，生发之令畅，清阳半升于左，则为肝与胆。肝胆属木，互为表里。木分甲乙，肝为乙木，属足厥阴，胆为甲木，属足少阳。木之气温，而主升发，所以肝喜条达，而恶抑郁，为将军之官，而主营血。

肝木生于肾水而长于脾土，若水土温暖，则肝气左升而木荣，生发之令畅，木静而风恬。而人之生气不旺者，十之八九皆因水寒土湿，不能生长肝木，木陷水中，生意幽沦所致。所以然者，五行之理，土生于火而火被水克，水能灭火而火不能灭水，水常旺而火常衰，火衰则不能生土以镇水，因而水泛土湿，木气郁陷，生气不旺。天人一也，人身亦然，故人之生气，常不旺也。

肝主生，其气为风，生气不旺，一旦外为六淫所感，或内为七情所伤，势必郁怒而克伐脾土，风动而行其疏泄，因而胁肋脘腹作痛、下痢、亡血、失精诸症悉作。风者，善行而数变，及其传化乘除，千变不穷，则诸症丛生。所以百病之起，十之八九因为生气不旺，肝气之郁。故前人谓：风为百病之长，肝为五脏之贼。

心包为相火，属手厥阴。肝木不郁，则心包从令而化风，木静而风恬，则不病。手厥阴为病，必因肝木抑郁，心包不从风化，而自现其相火之本气所致。肝木郁而克土，则中焦壅塞，阻遏水火交济之路，心包相火上炎，则弥漫于上，而散于外。故手厥阴为病，水不能上承以济火，在上在外，症见风热兼作，火不能下潜以温水，在下在内，症见寒湿俱盛。

手少阳三焦以相火主令，胆以足少阳甲木而化气于相火，平人相火蛰藏，以温癸水，水得此火温暖，所以内温而外清。内温则肾脏温暖，肾温则密藏，因而滑遗不作，外清则膀胱清凉，清凉则行其藏令，因而闭癃不生。内温外清，所以水道通调。《素问·灵兰秘典论》所云"三焦者，决渎之官，水道出焉"，即是此意。

手之阳清而足之阳浊，清则升而浊则降。手少阳三焦为病，因其不升，相火不能密藏于肾脏而陷泄于膀胱，实则膀胱热涩而闭癃，虚则肾脏虚寒而遗溺。所以《灵枢·本输》云："三焦者……入络膀胱，约下焦，实则闭癃，虚则遗溺。"足少阳胆为病，因其不降，郁而化生相火，相火逆升，弥漫于上，而作胸胁胀闷疼痛、口苦咽燥舌干、头晕目眩心烦诸症。三焦相火之陷泄，多因脾湿，肝木郁陷，风动行其疏泄，冲动相火，因而相火不密，陷泄于膀胱。胆火之逆升，缘于肺胃不能降敛，胃土不降，碍胆木降路，肺金不敛，收令不行，相火不能下潜而上炎。

胆虽从相火化气，而本属甲木，病则兼现其本气。甲木横冲，则贼戊土，相火逆升，则刑肺金。肺与大肠相表里，手足阳明其气本燥，木火双刑，故见肺胃燥热诸症，兼见大肠约结。然少阳之气，阳方长而阴方消，其火虽旺，而也易衰，所以病于相火之衰者，亦非鲜见。内伤惊悸之症，即因相火之衰所致者。

（三）心与小肠

脾土左旋，清阳全升于上，则为心与小肠。心小肠属火，互为表里。火分丙丁，心为丁火，属手少阴；小肠为丙火，属手太阳。火之气热，其性亲上，为阳，阳气清虚之极，则神明出焉，故心主神明，统领十二脏腑。

平人丁火下降，以温癸水，所以肾脏温暖，而下寒不生，癸水上承，以济丁火，因而心家清凉，而上热不作。上清下温，阴平阳秘，神旺而精盈，所以健康无病。

心者，君主之官，不受邪侵，病则心包代其受邪。心包为相火，因内外感伤而病上热者，多因相火升炎，燔灼宫城，心液消亡所致，实非心君之病。心君为病，多因横暴之疾，或病至危笃累及神明所致。病机多属阳气虚败，下不根水，上浮外越，宗气不固；或因阳虚不能行血，而致阴血凝瘀不通，濒于阴阳离决。阳气虚败，则症见心悸不能自持，油汗如珠，面色㿠白，口鼻气冷，危笃欲脱；血瘀不通，则真心作痛，痛剧欲死，唇青舌紫，真脏脉现，甚则死于反掌之间。

前人谓：有阳则生，无阳则死。心君为病，既因阳气虚败，所以预后不良，死者多而生者少。所以然者，火虚不能生土以镇水，因而水湿泛滥而灭火。火灭灰冷，生气全无，焉能不死？！

心君为病，阳气欲绝，自身难顾，无力施恩于他脏，所以《素问·灵兰秘典论》云："主明则下安……主不明则十二官危。"

小肠以丙火而化气于壬水膀胱，为受盛之官，功能化物，泌别清浊。平人小肠从寒水化气，所以内温而外清。内温则肾阳充旺，气化蒸腾，因而小肠功能化物，泌别清浊；外清则水腑清利，水道通调。小肠为病，则不从寒水化气，而现其本气。病于小肠丙火旺者，则热陷膀胱，致使水腑郁热不清，而病溺下赤涩；病于小肠丙火虚者，则肾寒不能气化蒸腾，因而小肠化物无权，清浊不分，同趋大肠，而病泻泄。小肠虽属丙火，而与膀胱互为表里，同属太阳寒水。膀胱寒水主令，小肠从令而化寒者，是其常也，所以病于小肠丙火之虚者，比比皆是。

（四）肺与大肠

胃土右转，收敛之政行，浊阴半降于右，则为肺与大肠。肺大肠属金，互为表里。金分庚辛。肺为辛金，属手太阴；大肠为庚金，属手阳明。金之气凉，而主收敛，所以肺喜清凉，而恶燥热，为相傅之官，而司卫气。

平人胃气顺降，相火蛰藏，肺气右降而金肃，收敛之政行，所以不病。内外感伤多致脾家湿旺，肝家郁滞。脾湿肝郁，则胆胃必逆。胆以甲木化气于相火，上逆则刑肺金。肺为华盖，其脏娇嫩，一被火刑，则失其清肃降敛之常，其气逆升，而病肺热。症见咳逆上气，喘促痰鸣，黄稠难出，口燥咽干，是为热痰。重则热伤肺络而鼻衄。足太阴脾以湿土主令，手太阴肺从令化气于湿土。若脾湿素盛，则肺家从令而化湿，脾湿胃逆，肺无降路，势必上逆，而浊阴弥漫于上。症见咳痰清稀，气短虚烦，咳逆倚息不得卧，是为寒饮。

脾为主令，肺为从令，从令不敌主令之强，所以肺家为病多从湿化，病寒饮者多而病热痰者少。内伤咳嗽多系寒饮为患。

大肠属手阳明，以燥金主令，故其气燥。因而大肠为病燥伤津液，不能濡润，症见便坚而尿利，甚则痞满燥实俱见，承气证悉俱者有之。然人之阴气易长而阳气易消，故病于大肠湿寒者，亦属多见。症见大便溏薄，小腹冷痛，遇寒则痛泄愈加。即使大便初干后溏，或老年性便秘也系脾湿肝郁、疏泄不利所致，非因大肠燥热所为，且不可寒凉伐泄。

（五）肾与膀胱

胃土右转，浊阴全降于下，则为肾与膀胱。肾膀胱属水，互为表里。水分壬癸，肾为癸水，属足少阴；膀胱为壬水，属足太阳。水之气寒，其性闭藏而为阴，所以肾主藏精，为作强之官，主水而生髓。平人水敛于外，火密于内，所以内温而外清。内温则精血温暖而秘藏，力能作强，而出技巧，滑遗不生；外清则膀胱清利，水道通调，癃闭不作。

然肾之温暖，实赖君相二火下潜于肾以温之者也。心肾同属少阴，心为君火而肾为癸水，少阴君火虽为主令，但水能灭火而火不能灭水，所以君火多虚而癸水多寒，因之肾寒者居多。一旦内外感伤而病作，多系阳虚不能蛰藏，浮越于上，症见心悸虚烦，健忘失眠，头目晕眩，或见夜热毛蒸；虚阳不蛰，而致肾寒，则症见腰膝冷痛，酸软无力，滑精遗溺，阳事不用，神疲畏寒，少腹冷痛。

君相火旺而致水亏，症见肾阴虚者也有之，但较之阳虚肾寒者则为少矣。

膀胱属足太阳，以寒水主令，所以其性喜凉而恶热。其气清凉，则水府清利，全赖君相二火密藏于肾者也。一旦因内外感伤而致相火陷泄于膀胱，实则水腑热涩而闭癃，虚则肾脏虚寒而遗溺。

相火泄露必致肾寒，无论属实属虚，其本均属虚。所以水府闭癃，故当清利，然当适可而止，以免因过用寒凉，虚其虚而重伤肾阳。

脏腑气机升降图

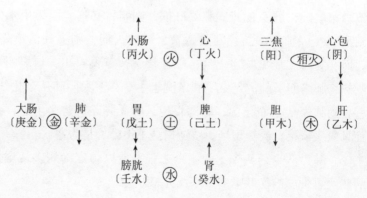

人之阳气只宜内藏，不宜外泄。藏则内温而外清，泄则外热而内寒。外热则溲溺不通，内寒则滑遗兼作。癸水寒而壬水热则病，所以肾家为病多寒，而膀胱为病多热也。

四、脉　象

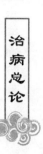

饮食入胃，腐化消磨，足太阴散其精华，化生气血，上归于肺，游溢经络，现于气口，是为脉。气口即手太阴肺经之动脉，在太渊之分。

气血周流，内而灌溉五脏六腑，外而煦濡五官九窍、四肢百骸、皮肉毛发。所以五脏六腑之坚脆，五官九窍之通塞，四肢百骸之刚柔，皮肉毛发之荣枯，无不形之于脉。《素问·脉要精微论》云："微妙在脉，不可不察，乃至理明言。"

天地之气，春生、夏长、秋收、冬藏。人与天地相应，所以人之脉象与四季相应，随四季寒热温凉而变化。阳气主生长，故脉现升浮，所以春之脉升，夏之脉浮；阴气主收藏，故脉现沉降，所以秋之脉降，冬之脉沉。升降浮沉随时令而变化，毫发不爽。故《素问·脉要精微论》云："天地之变，阴阳相应……阴阳有时，与脉为期……春日浮，如鱼之游在波；夏日在肤，泛泛乎万物有余；秋日下肤，蛰虫将去；冬日在骨，蛰虫周密，君子居室。"仲景曰："春弦、秋浮、冬沉、夏洪亦然。弦者，浮升之象；洪者，浮之极；浮者，金气方收，微有降意，而未遂沉；沉者，降之极。"概而言之，春脉沉而微浮，夏脉全浮，秋脉浮而微沉，冬脉全沉。

肺主气，而朝百脉，故十二经之气皆受之于肺。气为血帅，血随气行，故气口为脉之大会，十二经气血之盛衰悉现于此，所以独取气口，可察五脏六腑。故《灵枢·经脉》云："经脉者，常不可见也，其虚实也，以气口知之，所以气口独为五脏主也。"

气口即寸口，分寸、关、尺三部。关前为寸，关后为尺。尺为阴而寸为阳，关为阴阳之中气。心与小肠候于左寸；肺与大肠候于右寸；肝与胆候于左关；脾与胃候于右关；肾与膀胱候于两尺；三焦、心包均属相火，随水下蛰，所以亦候于两尺。

《素问·阴阳应象大论》云："善诊者，察色按脉，先别阴阳。"五脏属阴在里，六腑属阳在表，属性不同，故脉象亦异。浮取而得之者，为腑脉，多现数象；沉取而得之者，为脏脉，多现迟象。所以然者，阳外而阴内也。仲景曰：

"浮为在表，沉为在里，数为在腑，迟为在脏，"即是此意。

腑气内交，脏气外济，则阴平阳秘，脉象调匀，不浮不沉。寸脉本浮，一交秋冬，则现沉意；尺脉本沉，一交春夏，则现浮机。腑病则其气不内交，故脉但浮而不沉；脏病则其气不外济，故脉但沉而不浮。

五脏皆禀气于脾胃。五脏之气不能自至于手太阴，必附之于胃气乃能至。有胃气之脉，曰常脉。常脉之象不浮不沉，不大不小，来去从容，细长和缓，有神有根，呼吸定息，脉来五至。肝脉弦，脉来软弱轻虚以滑，端直以长。心脉洪，脉来浮大，来盛去衰。肺脉涩，脉来轻虚以浮，来急去散。肾脉沉，脉来沉细以搏。脾脉缓，脉来濡缓，不疾不徐，来去从容。如是者，均谓之常脉。得常脉者，为平人。

若邪气盛而精气衰，胃气败竭，四维失养，脉无胃气，则真脏脉独现，或弦，或钩，或毛，或石，且均坚硬不柔。真脏脉现，病多危笃，难以救挽。所以然者，脾胃为后天之本，四维之母，母气亏败，子气必虚，故脉现真脏。脉以胃气为本，故前人谓：有胃气则生，无胃气则死。

细脉为肾之本脉，濡脉为脾之本脉。肾为先天，脾为后天，先后天之气旺，则脉现细濡。换言之，细濡脉为有胃气之脉，亦即常脉，所以平人之脉均现细濡之象。脉现细濡，虽病也较易治，预后亦佳。若先天之气衰，则脉之细象不显，若先天之气绝，则脉之细象不现。若后天之气衰，则脉之濡象不显，若后天之气绝，则脉之濡象不现。脉不现细濡即是无胃气之脉，真脏之脉，多属危候，或为不治之症。

五脏之脉，心肺均浮，肝肾均沉，脾胃居浮沉之间。所以然者，心肺属阳，心为阳中之阳，肺为阳中之阴；肝肾属阴，肝为阴中之阳，肾为阴中之阴；脾胃居中，处阴阳之间，阳浮而阴沉，故其脉居浮沉之间。人身之阳主潜降，阴主上承，故阳脉虽浮，而内含降意，所以浮而微沉，阴脉虽沉，而内含升机，所以沉而微浮。沉而微浮，所以阴不下走，浮而微沉，所以阳不上越。若寸脉但浮而不沉，为阳气上逆，而不下交于阴，若尺脉但沉而不浮，为阴血下陷，而不上交于阳，则水火分离，上热而下寒，诸症丛生。升降阴阳之权在于中土，土气冲和，则脾土左升，肝肾亦随之温升，而化清阳，胃土右降，心肺亦随之清降，而化浊阴。阴阳交济，所以寸脉浮中而有沉意，尺脉沉中而含升机。

木生于水而长于土，土气冲和，则肝随脾升而胆随胃降，木气畅遂，而不郁滞。风为百病之长，肝为五脏之贼，内外感伤多因土虚不能达木，致使木气郁遏，疏泄不遂，乘其所胜，侮所不胜，变化乘除，百病丛生。

木邪横侵，克伐中土，则脾之清阳不升，胃之浊阴不降，两关之脉则现大象。肝脾郁而不升，则大脉现于左关，胆胃滞而不降，则大脉现于右关。戊土不降，碍甲木下行之路，胆木势必逆升，化生相火；火性炎上，而刑肺金，肺金被刑，清气郁蒸，而生上热，致使肺失清肃降敛之常，则右寸脉大。己土不升，碍肝木升发之路，生意抑遏，势必下陷，癸水渐寒而不温，则左尺脉大。肺金上逆，而不降敛，致使君火失根而上炎，则左寸脉大。肝木下陷，而行疏泄，致使相火陷泄而不藏，则右尺脉大。

大为有余之象，有余则病，故《素问·脉要精微论》云："大则病进。"黄元御曰："大则病进，正虚而邪旺也。"《素问·评热病论》云："邪之所凑，其气必虚。"病进则正气必虚，虚则脉当现不足之象，故于大脉有余之中当现不足之意。若能知此，则脉理之精蕴可得之矣。

概而言之，两寸关大者，为浊阴上逆而上热作；两尺关大者，为清阳下陷而下寒生。两关寸大者，为气滞而不降；两关尺大者，为血瘀而不升。右关寸大而滞者，为肺胃气滞不降。右关寸大而弦短者，为甲木克伐戊土，胆胃气滞不降。左关尺大而涩者，为肝脾郁而不升。左关尺大而弦长者，为乙木克伐己土，肝脾郁陷不升。左关尺、右关寸大者，曰格，系脾陷而胃逆，上热而下寒之诊。右关尺、左关寸大者，曰关，系肺气虚弱，不能清肃降敛，致使心火无制而上炎；金弱不能制木，乙木旺而行其疏泄，下陷水中，冲动相火，致使三焦相火不密，而陷泄于膀胱；甲木过旺，化生相火，上逆而重刑肺金。仅现寸脉而关尺脉不现，为阳气上脱；仅现尺脉而关寸脉不现，为阴精下竭。上脱下竭均为阴阳离决之诊……更参脉之稍大、略大、略显等微细之别，以察邪正之消长，病势之浅深。

寸、关、尺三部脉之大小，以中取得之。

（一）浮脉、沉脉

浮取而得之者，谓之浮脉，属阳，主表。沉取而得之者，谓之沉脉，属阴，主里。

心肺居上，属阳，主表，所以心肺之脉俱浮。心脉浮而大散，肺脉浮而短涩。肝肾居下，属阴，主里，所以肝肾之脉俱沉。肾脉沉而濡实，肝脉沉而牢长。脾居阴阳表里之间，所以其脉不浮不沉。故仲景曰："浮为在表，沉为在里。"《难经》云："呼出心与肺，吸入肾与肝，呼吸之间，脾受谷味也，其脉在中。"

阳盛则脉浮，阴盛则脉沉，因阳盛于表，阴盛于里也，所以浮沉可以察表里，不可以定阴阳也。《难经》云：“关以前者，阳之动也。脉当现九分而浮，过者法曰太过，减者法曰不及，遂上鱼为溢，此阴乘之脉。关以后者，阴之动也。脉当现一寸而沉，过者法曰太过，减者法曰不及，遂入尺为覆，此阳乘之脉也。”阴乘阳位，则浊气上逆，故上溢于鱼；阳乘阴位，则清阳下陷，故下覆于尺。溢者，浮之太过，而曰阴乘，覆者，沉之太过，而曰阳乘，所以现浮脉不可以定为阳盛，现沉脉不可以定为阴盛，当以虚实别之。浮取损小，沉取实大，为阳虚于表而实于里；沉取损小，浮取实大，为阴虚于里而实于表。昼阳而夜阴，所以脉现浮大，其病昼重夜轻，甚则昼死，脉现沉小，其病夜重昼轻，甚则夜死。

（二）迟脉、数脉

一息脉来不足四至者，谓之迟脉，属阴，主脏。一息脉来五至以上者，谓之数脉，属阳，主腑。

经脉之动，应乎漏刻。一呼再动，一吸再动，呼吸之间，润以太息，而脉五动，谓之平脉。过则为数，不足为迟。脏阴而腑阳，故数则阳盛而为腑，迟则阴盛而为脏，所以仲景曰：“数为在腑，迟为在脏。”然迟数可以察脏腑，不能定寒热，因迟脉不尽为寒，数脉不尽为热，当参脉之虚实而定病之寒热也。《伤寒论·辨脉篇》云：“趺阳脉迟而缓，胃气如经也。寸口脉缓而迟，缓则阳气长，迟则阴气盛，阴阳相抱，营卫俱行，刚柔相得，名曰强也。”所以缓迟者，寸口之常脉，不可以为寒也。又云：“病人脉数，当消谷引食，而反吐者，以发其汗，令阳气虚，脉乃数也。数为客热，不能消谷，胃中虚冷故也。”所以脉虚数者，为阳明戊土之虚，未可以为热也。

数之极曰至，迟之极曰损，皆为危殆之脉。《难经》云：“一呼再至曰平，三至曰离经，四至曰夺精，五至曰死，六至曰命绝，此至之脉也。一呼一至曰离经，二呼一至曰夺精，三呼一至曰死，四呼一至曰命绝，此损之脉也。”

凡脉或迟或数，乖戾失度则死。人之将死，脉迟者少而数者多。所以然者，阳气绝根，浮空欲脱，故脉现疾数。概而言之，一息脉七八至以上，多不可救挽，若一息十至以上，为死期迫近之诊。虚劳之家，最忌数脉。

（三）滑脉、涩脉

脉来流利，如盘走珠者，谓之滑脉，属阳，主肝。脉来艰涩，如轻刀刮竹者，谓之涩脉，属阴，主肺。

肝主升发，升发为阳。肝藏血，血属阴而抱阳。滑者生长之象，故滑脉属阳，主肝，为血盛气虚之候。肺主收敛，收敛为阴。肺藏气，气属阳而含阴。

涩者收藏之象，故涩脉属阴，主肺，为气盛血虚之诊。故仲景曰："脉大、浮、数、动、滑，此名阳也；沉、涩、弱、弦、微，此名阴也。"

脉涩为气盛血虚，气盛则血病，脉滑为血盛气虚，血盛则气病，所以滑脉、涩脉非为常脉，而系病脉。故仲景曰："脉有弦、紧、浮、滑、沉、涩，此六脉，名曰残贼，能为诸脉作病也。"

寸脉应滑，而尺脉应涩。肺脉之涩者，尺脉之始基；肝脉之滑者，寸脉之初气。尺脉应涩而反滑，则精遗而不藏；寸脉应滑而反涩，则气滞而不通。寸脉滑甚，则肺金不敛而痰嗽生；尺脉涩甚，则肝木不升而淋痢作。

但脉滑不尽为血盛，脉涩不尽为气盛，当参脉之虚实而定气血之盛衰也。内伤杂病，脾湿重者，脉多现涩象。气盛之脉多现滞象。妊娠脉滑为平脉。脉现虚滑多系气虚血弱。

（四）大脉、小脉

脉形大于常脉者，谓之大脉，属阳。脉形小于常脉者，谓之小脉，属阴。

阳盛则脉大，阴盛则脉小。寸为阳而尺为阴，故寸脉偏大而尺脉偏小，是为常脉。但不可过大，亦不可过小，寸脉过大则上热，尺脉过小则下寒。

然脉大不尽为阳盛，脉小不尽为阴盛。仲景曰："脉弦而大，弦则为减，大则为芤，减则为寒，芤则为虚，虚寒相抟，此名为革，妇人则半产漏下，男子则亡血失精。"阳衰土湿，阻阴阳升降之道路，水火不交，火炎而金砾，则脉现关寸浮大，水寒而木郁，则关尺浮大。肺金失敛，肝木疏泄，所以半产漏下，亡血失精。若以为阴虚，投以滋润，土败则命殒。所以此虽为脉大，非阳盛也，上虚热而下真寒也。仲景曰："伤寒三日，脉浮数而微，病人身凉和者，此为欲解也。"邪退正复，则脉微小，所以小脉不尽为阴盛也。

概而言之，木火泄露则脉大，金水敛藏则脉小。阳泄则上热而下寒，阳藏则上清而下温。劳伤虚损最忌脉浮大，为阳根下断，浮越无归，将死之候。故黄元御曰："大则病进，小则病退。小脉未可以扶阳，大脉未可以助阴，当因委而见源，穷其大小所由来也。"

（五）长脉、短脉

脉形首尾端直，超过本位者，谓之长脉，属阳。脉形首尾俱俯，不能满部者，谓之短脉，属阴。

木火为阳，肝属木而心属火，故肝脉沉滑而长，心脉浮滑而长。金水为阴，肺属金而肾属水，故肺脉浮涩而短，肾脉沉涩而短。阳进则气治而脉长，阴进则气病而脉短，故细濡而长者高寿，粗促而短者夭亡。有阳则生，无阳则死，故病多发于阴进而愈于阳进，不欲脉短，而欲脉长。

但脉不宜过长，过长则木旺而金衰。木为中气之贼，木愈郁而气愈盛，脉也但现肝脉之长，不现肺脉之短。所以然者，肝喜条达，而百病之起多因肝木郁滞，生意盘郁，而克脾土，是以肝气愈郁而脉愈长。木郁则夹水而贼土，合火而刑金，故但现肝脉之长，不现肺脉之短。金虽克木，然病则木反侮金者多而金能制木者少。水土温而根本暖，则肝木条达，水寒土湿，生意不遂，木郁而现肝脉之长。肝为五脏之贼，因于水寒土湿，木郁而克土刑金，变化乘除，而致五脏之病也。溯其源，多缘水寒土湿也，内伤杂病尤是。

（六）缓脉、紧脉

脉来从容和缓，一息四至者，谓之缓脉，属阳，主脾胃。脉来紧急，如牵绳转索者，谓之紧脉，属阴，主肾，主寒，主痛。

脾为己土，属足太阴；胃为戊土，属足阳明。土居中央，万物所归，为后天之本。土为四象之母，具木火之气，而不至于温热，含金水之体，而不至于寒凉，雍容和畅，所以脉来从容和缓，刚柔相济，是为缓脉，亦即平脉。病人脉来和缓，为邪退而正气渐复之诊，虽苦而无危。

脾阴而胃阳。《伤寒论·辨脉篇》云："趺阳脉迟而缓，胃气如经也。"又云："卫气和，名曰缓，营气和，名曰迟。"又云："寸口脉缓而迟，缓则阳气长，迟则阴气盛。"又云："缓则胃气实，谷消而水化也。"《灵枢·五癃津液别》云："中热则胃中消谷，肠胃充廓，故胃缓也。"是缓者，胃气之外现也。

肾为癸水，水之气寒。寒为冬之气，冬时寒盛，冰坚地坼，故寒则脉来紧急，如牵绳转索，是为紧脉。紧脉主寒，寒有内寒、外寒之分。《伤寒论·辨脉篇》云："假令亡汗若吐，以肺里寒，故令脉紧也。假令咳者，坐饮冷水，故令脉紧也。假令下利，以胃中虚冷，故令脉紧也。"此内寒之紧。又云："寸口脉浮而紧，浮则为风，紧则为寒，风则伤卫，寒则伤营。"此外寒之紧也。紧脉主痛，痛有内寒之痛，外寒之痛。《伤寒论·辨脉篇》云："趺阳脉紧而浮，浮为风，紧为寒，浮为肠满，紧为腹痛。浮紧相抟，腹鸣而转，转即气动，膈气乃下。"此内寒之痛也。又云："营卫俱病，骨节烦痛，当发其汗。"此外寒之痛也。

概而言之，阳盛则脉缓，阴盛则脉紧。缓则生热，紧则生寒，寒愈盛则脉愈紧，热愈盛则脉愈缓。所以然者，阳性发泄而阴性闭藏，发而不藏则脉缓，藏而不发则脉紧。

（七）石脉、芤脉

脉来沉实，按之坚硬如石者，谓之石脉，属阴，主阳虚肾寒。脉来浮沉俱现，中诊独空，如按葱管者，谓之芤脉，属阳，主血脱气散。

阳体虚而阴体实，阳虚不蛰，水中无气，凝聚沉结，则脉来外虚内实，按之坚硬如石，是为石脉。冬月天寒地冻，脉也应之，而现沉实之象，故脉来沉缓较石为平脉。石多缓少，为肾病，但石不缓，则病危笃。《素问·平人气象论》云："平人之常气禀于胃，胃者，平人之常气也。人无胃气曰逆，逆者死。冬胃微石曰平，石多胃少曰肾病，但石无胃曰死。平肾脉来，喘喘累累如钩，按之而坚，曰肾平，冬以胃气为本。病肾脉来，如引葛，按之益坚，曰肾病。死肾脉来，发如夺索，辟辟如弹石，曰肾死。"坎中之阳，生气之原，阳根下蛰，温暖和畅，而吐阳魂，生气充旺，则脉来柔弱冲和而主生；阳根下断，坎中渐寒，阴魄徒存，生气竭绝，则脉来坚硬如石而主死。所以《老子》云："柔弱者，生之途，坚强者，死之谓。"所以现石脉者，多系沉寒积冷也。

阴体实而阳体虚，阴血脱亡，火中无血，消减浮空，则脉来浮大。外实内虚，如按葱管，是为芤脉。脉芤为营血亡脱，血中温气随之亦亡之候。《伤寒论·辨脉篇》云："趺阳脉浮而芤，浮者卫气虚，芤者营血伤。"又云："脉弦而大，弦则为减，大则为芤，减则为寒，芤则为虚，虚寒相抟，此名为革。妇人则半产漏下，男子则亡血失精。"又云："脉浮而紧，按之反芤，此为本虚，故当战而汗出也。"离中之阴，收气之原，血为阴而生于阳，阳生则火化，故温暖和畅，而吐阳魂。阳虚血寒，阴根上断，阳魂徒存，虚浮空洞，收气竭绝，故阴血凝瘀而亡脱，血脱则火泄而寒增，所以现芤脉者多系营伤失血，而血中温气亦亡之候。

脉现石芤均属正虚。石为阴寒，纯阴无阳，芤为阴血虚而致阳气亦虚。

（八）促脉、结脉

脉来疾数，时一止复来，止无定数者，谓之促脉，属阳，主阳盛热实。脉来缓慢，时一止复来，止无定数者，谓之结脉，属阴，主阴盛气结。

阳性清虚而阴性重浊，阴阳不相交济，阳盛而阴不能相济，所以脉现促象，阴盛而阳不能相济，所以脉现结象。故仲景曰："脉来缓，时一止复来者，名曰结，脉来数，时一止复来者，名曰促。阳盛则脉促，阴盛则脉结，此为病脉。"

阴阳之性，旺则清虚，虚则滞涩。旺而清虚者，犹清空而无障碍，所以脉象不结；虚而滞涩者，壅满而生阻隔，所以脉现结象。阳结则蔼蔼郁动，如车盖之升沉；阴结则累累不平，如长竿之劲节。所以仲景曰："脉蔼蔼如车盖者，名曰阳结也；脉累累如循长竿者，名曰阴结也。"

惊悸之家脉多现促结，因其阴阳不相交济也。阳旺于木火，阴盛于金水，阳虚则惊，因木火下虚，阴气凝涩而不化，所以脉现结象。阴虚则悸，因金水上虚，阳气升泄而不敛，所以脉现促象。

孤阳独阴，燥湿偏盛，寒热不调，其气必结。脏腑经络本为一气，脏腑阴阳独盛而气结，脉必应之，而现结促之象。

概而言之，促脉主阳热盛实，结脉主阴盛气结。然脉促而无力且小者，为虚脱之象，非为阳盛；脉浮而数，不能食，不大便，虽曰阴结，然系阳热盛实，非为阴盛。

（九）弦脉、牢脉

脉来端直以长，状如弓弦者，谓之弦脉，主肝，主痛，主寒，主痰饮，主疟疾。脉来实大弦长，沉取尤甚者，谓之牢脉，主肝，主阴寒内实。

弦为生长之象，肝应春而性升发，所以肝之脉弦牢。《素问·玉机真脏论》云："春脉如弦。"《难经·四难》云："牢而长者，肝也。"所以弦牢者，肝家之脉，非病脉也。然弦牢之中，当有濡弱之象，则肝不病；但现弦牢，而无濡弱之象，是无胃气，则肝病矣。《素问·平人气象论》云："平肝脉来，软弱招招，如揭长竿末梢，曰肝平。"又云："平人之常气禀于胃，人无胃气曰逆，逆者死。春胃微弦曰平，弦多胃少曰肝病，但弦无胃曰死。所谓无胃气者，但得真脏脉，不得胃气也。病肝脉来，如循长竿，曰肝病。死肝脉来，急益劲，如新张弓弦，曰肝死。"新张弓弦者，弦牢之象，脉来细劲，如循刀刃，全无柔和之象，即肝之真脏脉也。

里湿支饮，抑遏肝木，则脉现弦象，故仲景曰："支饮急弦。"疟属足少阳胆，足少阳胆与足厥阴肝互为表里，所以疟疾脉弦，故仲景曰："疟脉自弦。"弦又主寒，仲景曰："脉弦而大，弦则为减，大则为芤，减则为寒，芤则为虚。"又曰："脉双弦者，寒也。偏弦者，饮也。"弦又主痛，仲景曰："伤寒阳脉涩，阴脉弦，法当腹中急痛，小建中汤主之。"寒邪束闭，肝木郁迫，则脉现牢象，故仲景曰："寒则牢坚。"牢脉多主阴寒坚积，为邪实之候。实在气分者，如疝气牵引腰脐少腹作痛；实在血分者，如癥瘕积聚，有形之痞块。

概而言之，脉现弦牢多为木气郁遏之太过，阴阳之盛旺。间有失血而现牢脉者，为危殆之象。

牢脉、革脉均现弦大，以其有力、无力以别之。牢脉弦大有力，革脉弦大无力。

（十）濡脉、弱脉

脉来虚大，如绵之软者，谓之濡脉，为阳虚之诊。脉来虚弱，软而无力者，谓之弱脉，为阴虚之候，均系肝肾生意之不足。所以然者，木生于水而长于土，木气不达，固赖土气以达。土气不升，亦赖木气以升之。冬令蛰藏，水冰地坼，一得春风鼓荡，则闭开蛰起，万物生荣，所以木能克土，而亦能扶土。肝木之生意，实为脾阳之左旋而升发，生意不足，肝脾之清阳不能升达，则肝脾俱病。《素问·平人气象论》云："平肝脉来，软弱招招，如揭长竿末梢，曰肝平。"《伤寒论·辨脉篇》云："肝者，木也。其脉微弦，濡弱以长。"肝病自得濡弱者愈。是濡弱者，肝之本脉，非病也。然濡弱之中，而有弦牢之意，则肝平，但有濡弱，而无弦牢，则肝病矣。《素问·玉机真脏论》云："春脉如弦。其气软弱轻虚而滑，端直以长，故曰弦。"端直以长者，弦牢之意也，非但濡弱无力也。

脾为生血之本，胃为化气之源。气藏于肺，血藏于肝。《灵枢·决气》云："脾藏营，肝藏血。"是肝脾者，营血之源也。濡弱则营血衰少，故仲景曰："诸濡亡血，诸濡发热。"又曰："伤寒脉濡而弱，不可汗下。"血汗同源，脉现濡弱为夺血气脱之候。夺血者勿汗，所以脉现濡弱，不可发汗。

概而言之，脉现濡弱为肝肾生气不足之象，气血虚弱之候。

弦牢为刚，濡弱为柔。刚则木气太过而为病，柔则木气不及而为病。刚柔相济是为常脉，刚柔不济则为病脉。察其刚柔之多寡，则知脏腑之安危，所以《太素脉法》云："细濡而长者高寿，粗促而短者夭亡。"

（十一）散脉、伏脉

脉来浮散满指而不聚，重按则无，来去不明，漫无根蒂者，谓之散脉，主元气离散。脉来沉潜，推筋着骨始得，聚而不散，甚则伏而不起者，谓之伏脉，主邪闭、厥逆、痛极、积聚。

阳性浮散，阴性聚伏，但现浮散、但现聚伏均为病脉。散者，气泄而不藏也，散而不聚，则心病。阴性聚而阳性散。阳降于尺而化浊阴，则脉沉聚；阴升于寸而化清阳，则脉浮散。而散聚之权则在于关。其散而不至于飞扬者，有关以阖之，故散而能聚。若关辟而不阖，则散而不聚，脉现散形，则虚阳外越，气血脱亡在即，精神飞走不远，所以散脉为病家之大忌。散脉现于寸，虚阳尚未拔根，犹可救挽；散脉现于尺，则系微阳拔根，绝无生望，为元气离散之候。故仲景曰："伤寒，咳逆上气，其脉散者，死。"

伏者，气郁而不发也，伏而不起，则肾病。阳性起而阴性伏。阴升于寸而化清阳，则脉浮起；阳降于尺而化浊阴，则脉沉伏。而起伏之权则在于关。其伏而不至于闭结者，有关以辟之，故伏而能起。若阖而不辟，则伏而不起，脉现伏象，而病沉寒积冷，积聚癥瘕，停痰宿水，故仲景曰："沉潜水蓄。"沉潜，即伏之变文也。

概而言之，散脉主气血耗散，脏腑气绝，纯属虚候。伏脉主阴阳潜伏，邪闭不通，虚实兼见。邪闭迫正，正气不伸，脉现伏象，是为阳伏。阴盛阳衰，四肢厥逆，脉现伏象，是为阴伏。脏气相并，经脉痹阻，脉现伏象，主暴厥暴痛。寸口、太溪、趺阳之脉均伏而不起，为阴阳离决之候，主死。

凡一经将病，则一气先伏。肝病者木郁，心病者火郁，肾病者水郁，肺病者金郁，脾病者土郁，郁则脉伏。若诊得一气之欲伏，则知一经之将病，故仲景曰："伏气之病，以意候之。"

（十二）动脉、代脉

脉来滑数，现于关部，其形如豆，上下无头尾，厥厥动摇者，谓之动脉，属阳，主痛，主惊。脉来动而中止，止有定数，不能自还，不相连属者，谓之代脉，主脏气衰微，主邪遏正气。

脾胃之脉，应于关部，关为阴阳之枢机。阴自此升而为阳，阳自此降而为阴。阴升于寸，则顺其上浮之性；阳降于尺，则顺其下沉之性。气机畅遂，故脉平而不动。若阴欲升，脾土虚而不能升，阳欲降，胃土弱而不能降，则阴阳郁勃于关部，欲发而不能，故脉现于关部，动而不宁。故仲景曰："阴阳相搏，名曰动……若数脉现于关上，上下无头尾，如豆大，厥厥动摇者，名曰动也。"郁勃之久，阳盛而动于关上，则内泄营阴而汗出，阴盛而动于关下，则外闭卫阳而发热，故仲景曰："阳动则汗出，阴动则发热。"动现于土位，致使木气盘塞而不达，甲木不降，胆气悬虚则神惊，乙木不升，郁陷冲击则疼痛。故仲景曰："寸口脉动而弱。动则为惊，弱则为悸。"阴阳郁逆，故动则为痛。

呼吸乃气机升降之征。心肺主呼，肾肝主吸，脾居吸呼之间。呼则气升于心肺，吸则气降于肾肝，吸呼定息，经脉五动，故十息之间，五十动内，可以候五脏之气。中气健旺，阴阳顺接，气不中歇，所以脉平而不代；中气虚败，气中歇而不续，故脉亦断续不连，而现代象。一脏无气，则脉五十动内即现一代象。五十动内，代止次数越多，无气之脏也越多，病也越重，甚者死期在即。故《灵枢·根结》云："一日一夜五十营，以营五脏之精。不应数者，名曰狂生。五十动而不一代者，五脏皆受气。四十动一代者，一脏无气。三十动一代者，二脏无气。二十动一代者，三脏无气。十动一代者，四脏无气。不满十动一代者，五脏无气，与之短期。"然伤寒心动悸、惊恐、跌仆损伤、剧痛、风证等脉代，系因正气为邪气所遏不能伸；脉气不相顺接使然，非为脏气衰微之危候。

（十三）滞脉、浑脉

脉来壅滞不利，现于寸关，其象似涩者，谓之滞脉，属阳，为气滞不降之候。脉来含混不清，寸关尺、举按寻同等，如循炙脔者，谓之浑脉，属阴，为血瘀浑浊之候。

心、肺、胆、胃之气滞而不降，则脉多现滞象，胸痹、痰饮、咳嗽、胆胃气痛等均属之。内外感伤久而不愈，致成痼疾，或横暴之疾，血瘀浑浊则脉可现浑象。见此脉者多系危候，或系不治之症，诸如败血症、高血压、癌症等均可现此脉象。

脉乃脏象之外观，病变之根本，故黄元御曰："脏腑深不可见，以脉察之。"为医者若能精于脉理，熟于脉法，诊脉之细濡与否，三部大小及其所主，诸脉之所主，三部九候、人迎趺阳之所得，望其神色形态，闻其声音气味，问其所苦所欲，则病之因由机制，阴阳、表里、寒热、虚实、经络、脏腑之所属，邪正之消长，病情之浅深，病势之顺逆，治疗之难易，预后之善恶可得而知之矣。

五、治疗大法

仲景曰："少阴负趺阳者，为顺也。"少阴为肾，趺阳为胃，中土健旺，则土燥而力能克水；中气不败，则生机勃勃，所以为顺。肾水旺则中土非但不能制水，而反被水侮。水泛土湿，中气虚败，气血匮乏，则诸病丛生，甚则危殆，是为逆。伤寒如此，内伤杂病之十之八九亦属少阴负趺阳为顺，趺阳负少阴为逆。所以治疗内伤杂病，首在调中健中，旁及四维，随证施治。中土健运，升降复常，气血充旺，经脉通和，则病剧者可差，病轻者可愈。

病在下者多寒。肝肾居下，肝藏血而肾藏精，所以滋益精血，宜温宜暖。病在上者多热。心肺居上，心藏神而肺藏气，所以补养神气，宜清宜凉。药如水谷，必赖胃之受纳，脾之消磨，方能抵达病所而除疾，所以无论滋益抑或补养均须调中健中，助其受纳运化，方能奏效。若不调中健中，中气不健，虽仙丹妙药也无济于事。

治病是为祛邪，邪去则正自安，所以遣方用药胆要大，当用则用，当猛则猛，不可踟蹰寡断，延误病机，养虎为患。但又必须心细，审证求因务须要的，遣方用药务须要当，使邪去而正不伤。切不可猛浪，诛伐无过，徒伤正气。虚应补之，然当补而不滞，滋而不腻。若非虚候，绝不用补。实应泄之，若非实证，绝不可泄。非大实之证，不可峻下，以免戕伤正气。

《素问·阴阳应象大论》云："治病必求于本。"内伤杂证多属脏腑气机紊乱，升降反作，故治疗以调理脏腑气机为第一要务。气机调顺，复其升降之常，虚者兼之以补，实者兼之以泄，则重者可差，轻则可愈。为此，麻瑞亭以调理气机之"下气汤"为治疗内伤杂病之主方。为医者若能妙悟一"调"字，针药无误，虽不能尽愈诸疾，也当能愈过半矣。

六、验方"下气汤"解

"下气汤"载于黄元御所撰之《四圣心源·卷四》，为清降肺胃所设。原方：甘草6g，半夏9g，茯苓9g，杏仁（泡，去皮尖）9g，贝母（去心）6g，五味子6g，芍药6g，橘皮6g。其功能为"治气滞在胸膈右肋者"。麻瑞亭去敛肺止咳之五味子、贝母、橘皮，加活血疏肝之首乌、丹皮，理气化痰之橘红，将其化裁为验方"下气汤"：

茯苓9g，甘草6g，炒杭芍12g，粉丹皮9g，制首乌20g，广橘红9g，炒杏仁9g，法半夏9g。

变功专清降肺胃之原方为既能右降肺胃，又能左升肝脾的升清降浊之剂。以之作为主方，随证灵活加减，用治绝大部分内伤杂病、疑难重症，疗效显著。

1. 方解

茯苓健脾渗湿，治在脾而助其升。半夏和胃降逆，治在胃而助其降。甘草和中，治在脾胃，助其升降。三味和合而调理后天脾胃，助其气血生化之源，以扶正祛邪。杭芍、丹皮、制首乌入血分，疏肝升陷，兼以平胆。橘红、杏仁入气分，清肺理气，化痰降逆。八味和合而共奏健脾疏肝、清降肺胃、调和上下之功，则胃降而善纳，脾升而善磨，肝升而血不郁，肺降而气不滞，心肾因之交泰，诸脏腑紊乱之气机因而复其升降之常，病可向愈也。

药虽平淡无奇，然握中央而驭四旁，复升降而交水火，所以用治内伤杂病，切病机而效可观。所以然者，内伤杂病多系多脏腑功能之失调，其中脾胃功能失调尤著者。病机为中气不健，肝胆郁滞，肺胃上逆，脾肾下陷，而导致脾胃不和，肝胆不调。上显标之虚热，下显本之湿寒。此方和中调郁，渗脾湿而不伤肝阴，滋肝阴而不助脾湿，降浊阴而去其上壅，升清阳而理其下陷，自可收脾升而肝肾随之亦升、胃降而心肺随之亦降之功。可使紊乱之脏腑气机复其左升右降之常，胃善纳而脾善磨，肝不郁而肺不滞，气血渐旺，诸症自可向愈也。

2. 主方随证随病化裁

湿气盛者（如水气病、脾虚胀满），以猪苓片9～12g易茯苓，以泽泻9g易甘草。湿气盛而腹胀者，以茯苓皮9～15g或猪苓皮9～12g易茯苓。

历节（如风湿或类风湿），以土茯苓15～30g易茯苓，以泽泻9g易甘草。

胃逆纳呆、头目昏晕者（如血压偏高），以炒白术9～12g易甘草（甘能令人中满，而妨食纳，且甘草补气升压，故去之）。

暑月湿热、苔白腻而胃口不开者，以生苡仁15～20g易甘草。

胆胃上逆、甲木化火、口苦咽干、头痛眩晕、关寸脉大、舌红苔黄者，以黄芩炭9～12g易杭芍，平胆以清上热。

脾湿肝郁、乙木下陷、少腹冷痛下坠、关尺脉大、舌淡苔滑者，以桂枝6～9g易杭芍，暖肝以助其升发。

血虚者（如缺铁性贫血、再生障碍性贫血），以炒赤芍9～12g易杭芍，润燥以补血。

心动悸、脉虚数或结代者（如心脏病），以生地炭9～12g易丹皮，润血以复脉。

血瘀头痛、经络瘀阻、肢体串痛，或半身不遂、月经涩少者，以川芎6～9g易丹皮，通经活络，祛瘀止痛。

月经量多、色淡神疲者，以全当归9～12g易首乌，温经补血以调经。

脾肾虚寒、纳差腰痛、关寸脉大、舌淡苔滑者（如胃病、慢性肾炎），以肉桂3～5g易首乌，温中暖下祛寒。

陈年咳嗽、水源乏竭、舌红少苔、夜热烦躁者，以熟地9～12g易首乌，滋燥以生水。

肺逆咳嗽者，以广陈皮9～15g易橘红，顺气以止咳。

胆胃气滞、胸胁疼痛者（如胆囊炎、胆结石），以炒枳壳9g易橘红，破滞宽胸以止痛。

胸胁气滞益重者，以炒枳实9g易橘红，破气开滞以止痛，兼利大肠。更重更痛者，以炒青皮6～9g或鹅枳实6g易橘红。

肝郁胁痛者（如急慢性肝炎），以佛手片6～9g易橘红，疏肝理气以止痛。

胃脘疼痛、胃酸缺乏、食少疲困者，以香橼片6～9g易橘红，疏肝以开胃。

气滞胸闷、痰多不利者，以全瓜蒌9～12g易杏仁，化痰利气以宽胸。

胸膈胀闷、俯仰俱难者，以瓜蒌皮9～12g易杏仁，利气以除壅。

咳唾痰涎、胶黏难出、胸闷气短者，以炒瓜蒌仁9～12g易杏仁，利痰遂饮

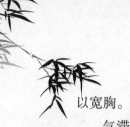

以宽胸。

气滞胸闷、大便干而不利者，以郁李仁9~12g易杏仁，清肺润肠以利便。

月经涩少、色黑有块、胸闷心烦者，以炒桃仁9~15g易杏仁，活血理气，化瘀以通经。

妊娠呕恶、食纳不开者，以姜半夏6~9g易法半夏（法半夏有堕胎之弊），和胃降冲，顺气开胃。

此主方之随证随病化裁也，总而谓之“舟”。

3. 具体病证方

凭脉察舌，据症据病，于主方内加入主治某症某病之品而组成治疗各个具体病证之方，且据各症各病之兼症加减所需之味，灵活化裁，而治诸内伤杂病。

心悸者，生地炭易丹皮，加广郁金9~12g，延胡索9~12g，柏子仁9~12g，北沙参15~30g，白蔻仁6~9g，丹参15~20g，白茅根9~12g。

肾寒腰痛者，肉桂3g易首乌，加炒杜仲12g，川续断15g，骨碎补9~12g，炒干姜3~5g，草蔻仁4~6g。

咳而少痰者，广陈皮12g易橘红，加前胡12g，川贝母9g，炙款冬花12g，北沙参20g，白蔻仁6g，炙五味子4~6g。

胆胃病（如胆胃气痛、胆囊炎及胆结石），炒枳壳9g易橘红，全瓜蒌9g易杏仁，加广郁金9g，延胡索9g，川楝子6g，广木香4g，白蔻仁6g。

肝胃病（如慢性肝炎），加广郁金12g，延胡索12g，半枝莲12g，白花蛇舌草12g，砂仁9g，丹参15g，柴胡9g，焦山栀3~5g。

胃脘痛（如胃及十二指肠溃疡），炒白术9g易甘草，加广郁金9g，延胡索9g，乌贼骨12g，炒干姜3g，白蔻仁6g，三七粉（分冲）3g。此各病之主方也。据各病之兼症，而加减相应之药。如心悸而下寒较重者，以肉桂3g易首乌，补骨脂9g易白茅根。肾寒而膀胱热涩者，以泽泻9g易甘草，仍用首乌，以北沙参30g易干姜，加焦山栀3g。

此随证随病之加减也，统而谓之“捋”。

4. “下气汤”愈疾机理

拨千钧之舟者，一捋之木也。俱健脾和胃、升清降浊功能之主方，生气血而调阴阳，是为扶正，为御邪之本，与各症各病所加祛邪之味相合，抵达病所，共奏愈各症各病之功。主方以黄芩易杭芍，加龙骨、牡蛎，则平胆而降浊；主方以桂枝易杭芍，加柴胡，则疏肝而升清。此乃验方“下气汤”灵活加减化裁，用治绝大部分内伤杂病，且疗效甚佳之原委也。所以然者，病机相同或相近，虽病证病名不同，治可相同，异病同治也。内伤杂病多系脏腑功能失调、升降紊乱者，是其大率也，即病机相同相近也。升降紊乱均当复其升降之常；而复其升降之常的关键，重在调理脾胃。验方"下气汤"以健脾和胃为本，兼调肝肾心肺，切中内伤杂病之主要病机，所以灵活加减化裁，用治内伤杂病既稳当而效又显著。

验方"下气汤"灵活加减变化，虽能治愈诸多内伤杂病，然非诸病皆能用之。以病证之轻重有别，治疗之难易不同，即使辨证无误，针药无差，重危者亦非轻易能愈，绝症者难免倾亡。验方"下气汤"虽不能尽愈诸疾，然仍不失为治疗内伤杂病之良方也。当用则用，不当用则另用他方，以脉证为转移，此即善用与好用之别也。

建中之名方，小建中汤也；补中之名方，补中益气汤也。医圣仲景、先贤东垣以之建立中气、补益中气，效若桴鼓。千余年来，医者习用之，活人无计。验方"下气汤"可谓一则调中方剂。调中与建中、补中有所不同。调中者，是在调理中气的基础上兼及四维，使升降紊乱的诸脏腑气机复其升降之常，则正气因之充旺，而能祛邪外出使病愈。

邪之所凑，其气必虚。正气之虚，虚在脏腑功能紊乱失序，气血生化匮乏，无力祛邪。攘外必先安内，内安方能万众一心，以御外侮。以之论病，安内即复其脏腑功能，俾使气血化生，祛邪外出而使病愈。验方"下气汤"可谓安内之良资，其加减化裁之药味可谓攘外之精兵，兵精粮足，安有不胜之理！此非媲美于小建中汤、补中益气汤，意在明建中、补中、调中之别，验方"下气汤"制方愈疾之机理也。

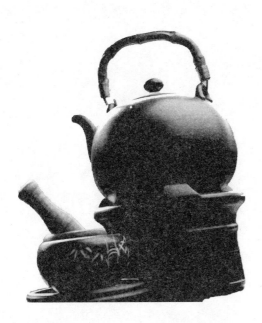

专病论治

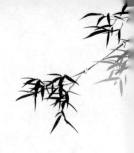

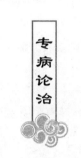

内科病证

一、呼吸系统疾病

伤风咳嗽

伤风咳嗽因肺气不清,外感风邪,闭束皮毛,营卫失调,肺气上逆所致。

【脉证机理】肺主皮毛而司卫气,以清肃降敛为性。中气不健之人,营卫失和,一旦外被风邪感袭,闭束皮毛,则肺气失于降敛,郁生上热,化生痰涕,阻滞清道,而作咳嗽。出之不及,则作喷嚏。初起风邪闭束,卫气不宣,肺失肃降,故症见渐渐恶风,涕泪交流,身困烦热。继则肺气湮郁,故症见白涕胶黏,鼻塞不通。郁久不解,化热伤肺,故症见痰涕黄稠,胶黏如脓,鼻咽干涩,咳嗽连声。风邪犯卫,肺气上逆,故脉现浮虚,关寸大。邪在卫表,里气未伤,故舌苔白薄,舌质淡红。

【治则】清肺解表,理气降逆,化痰止咳。

【方药】紫苏叶9g　广陈皮9g　炒杏仁9g　生甘草6g

水煎温服。

【方解】紫苏叶解表顺气;广陈皮、炒杏仁清肺理气,化痰止咳;生甘草和中助卫。

【加减】脉虚而汗出者,加炒杭芍9g,酸敛和营,以止汗出;加鲜生姜6g,辛温解表,而降冲逆。肺寒,脉浮而紧,咳剧者,加北细辛1.5g,辛散肺寒,以宣肺气;加炙五味子9g,法半夏9g,敛肺降冲,和胃化痰,以止咳逆。表解而咳不止者,为郁久化热伤肺之候,以"咳嗽"论治。

【忌宜】避风寒,适量饮温开水。

【按语】伤风咳嗽系肺气不清、风邪感袭所致,与伤寒、中风及风热外感不同。伤寒、中风俗称"重感冒"，仲景《伤寒论》论述甚详，风热外感俗称"热感冒"，后世温热派医家论述亦详，所制诸方，疗效卓著，兹不赘述。

脾为己土而主湿，肺以辛金而化气于脾。脾湿素重之人，肺胃壅滞不降，郁生肺热，则化生痰涎，阻塞清道，外被风邪感袭，表里双郁，即病伤风咳嗽。伤风咳嗽初起，肺卫为风邪所郁，肺胃双困，则症见咳痰清稀易出。继而正邪相争，则痰色白黏，咳唾难出。数日之后，痰色变为淡黄，为正气胜邪、驱邪外出之兆。病者若能适寒温，调饮食，医者针药无差，因势利导，数日可愈。反之，则风邪化热，入里伤肺，痰黄稠如脓，胶黏不易咳出，为肺热郁隆之诊。所以伤风咳嗽虽系小恙，不可轻视，当及时治疗，以免发生他变。

所谓"清肺"系指凡能使肺家复其清肃之常诸法，非仅指用凉肺、润肺之品，以清其郁热者也。肺为华盖，其体娇嫩，其气清肃，性喜温润，而恶燥热。肺家清肃，方能降敛；肺气不清，或滞塞胸膈，而作闷满，或失肃上逆，而作咳喘。而寒、热、温、凉、湿、燥诸邪，均可导致肺气不清，其治疗均当清肺。医者切不可将清肺之法局限于凉肺、润肺之内，致使寒湿所感之伤风咳嗽久而不愈，而生他变。

肺恶燥，主降敛，桂枝气温，其性升散，所以肺家诸疾多不宜用桂枝。至于痰饮咳嗽而用桂枝者，因咳嗽之因为痰饮，而痰饮化生之源在脾而不在肺，故用桂枝意在温升因脾湿而致郁陷之肝气。病机不同，用药也异，与肺恶桂枝无涉。

【临床医案】

例1：张某，女，65岁。1987年11月6日初诊。自诉：感冒3天，不发烧，咳嗽，吐白色痰，量不多。自服解热止咳西药，疗效不显。现仍咳嗽，身困乏力，睡眠食纳均差。脉虚濡，关寸大，舌苔白腻。

辨证：中气不健，营卫不和，肺胃上逆。

诊断：伤风咳嗽。

治则：健脾和胃，调和营卫，敛肺止咳。

处方：茯苓9g，甘草6g，炒杭芍12g，粉丹皮9g，制首乌20g，广橘红9g，炒杏仁9g，法半夏9g，紫苏叶7g，川贝母6g，北沙参15g，炙五味子9g，北细辛1.5g，鲜生姜4g，炙款冬花9g。3剂，水煎温服。

11月16日二诊：药后咳嗽有所好转。脉舌同前。

上方去甘草、苏叶、五味子、细辛、鲜姜，加泽泻9g，前胡9g，砂仁5g，炙米壳3g。5剂，水煎温服。

11月30日三诊：上药服10剂，咳嗽已愈，无其他明显不适。脉细濡，稍缓，关寸大，舌苔白薄。

11月16日方再进。5剂，水煎温服。药尽痊愈。

例2：马某，男，42岁。1985年1月17日初诊。自诉：发烧咳嗽数日，胸闷痰多，服西药，效不显。患慢性气管炎数年。脉细濡，稍数，关寸大，舌苔白腻。

辨证：风寒外感，营卫不和，胆胃上逆，肺气不敛。

诊断：伤风咳嗽。

治则：调和营卫，平胆和胃，敛肺止咳。

处方：银柴胡9g，炒黄芩9g，炒杭芍12g，生地炭9g，广橘红9g，炒杏仁9g，浙贝母9g，法半夏9g，北沙参12g，白茅根9g，鲜生姜6g，川贝母9g。3剂，水煎温服。

1月21日二诊：药后烧已退，仍咳嗽。脉舌同前。

上方去银柴胡、炒黄芩、浙贝母、鲜生姜，加茯苓9g，甘草6g，粉丹皮9g，前胡9g，炙款冬花12g，草果仁6g。5剂，水煎温服。

1月26日三诊：药后咳嗽已基本痊愈。脉细濡，关寸大，舌白薄腻。

原方去银柴胡、炒黄芩、生地炭、浙贝母、白茅根、鲜生姜，加茯苓9g，甘草6g，粉丹皮9g，制首乌20g，前胡9g，炙款冬花12g，草果仁5g，炙米壳3g。5剂，水煎温服。药尽痊愈。

肺热喘咳

肺热喘咳，因表邪入里，内伤于肺，肺失清肃降敛，相火上炎，刑逼肺金，肺热气逆所致。

【脉证机理】平人脾胃冲和，燥湿不偏，肝胆调畅，肺金肃降，里气不郁，卫外密固，邪无由入，所以喘咳弗作。太阴以湿土主令，足太阴脾以己土而司气化，手太阴肺以辛金从令而化湿是其常；阳明以燥金主令，手阳明大肠以庚金而司气化，足阳明胃以戊土从令而化燥是其常。气源于胃，藏于肺，肺与大肠相表里，燥盛则肺不从足太阴脾化气而为湿，而从手阳明大肠化气而为燥。

素秉阳气偏盛之人，或时当春秋之季风燥偏盛之时，肺气偏燥，降敛失常，相火浮动，卫外不固。当此之时，若被外邪感袭，则内外合邪，化热而犯肺。肺热则清肃无权，而不降敛。肺不降敛，相火上炎，而灼肺金，肺家热盛，气火上壅，而病肺热喘咳。表邪内侵，里热郁发，所以起病较急。初尚微恶风寒，

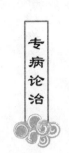

继则高热不退，口渴心烦，口鼻干燥，尿少无汗，甚则神昏谵语。肺热气逆，失于肃降，故症见咳嗽连声，喘促痰鸣。肺胃燥热，故痰黄黏稠，咳唾难出。热伤肺络，故痰色如铁锈，或见痰中带血。气火上冲，胸膈壅满，滞塞不通，故胸膈痞闷，甚则胸痛。初起尚有表邪，所以脉现浮数，舌苔白腻或薄黄。继则内外俱热，气逆不降，所以脉变洪数或滑数、关寸大，舌苔白满，舌心黄腻，舌质红。重危者，热伤营阴，故脉现弦数或疾促，舌苔黄厚或黄燥，或苔少而干舌质红绛。

【治则】平胆疏肝，清降肺胃，化痰止咳。

【方药】生薏仁 12g　生甘草 6g　生杭芍 12g　粉丹皮 9g　生 地 12g

广橘红 9g　杏仁泥 9g　法半夏 9g　浙贝母 9g　柏子仁 9g

鲜芦根 25g　北沙参 12g

水煎温服。

【方解】生薏仁、生甘草甘凉润脾和中，保气血之化源；生杭芍、粉丹皮、生地平胆疏肝，凉营退热；广橘红、杏仁泥、北沙参、浙贝母、法半夏清肺化痰，理气降逆；柏子仁养心润燥；鲜芦根清肺生津，润燥止渴。

【加减】咯血重者，改鲜芦根为白茅根 15g，以清肺止血。舌苔黄厚腻者，改法半夏为全瓜蒌 12g，加天门冬 10g，以利膈降逆，清肺润燥。吐黄脓痰者，加鱼腥草 9g，解毒以祛痰。高热、舌苔黄厚者，酌加黄芩炭 6~9g，以清相火。初起表邪郁闭、肺热壅盛者，酌以麻杏石甘汤宣肺解表，降逆平喘。重危者（如休克型肺炎），当以西药救治。危急缓解后，仍用上方，随症化裁，加减治疗。

【忌宜】忌辛辣、腥荤、大热食品，以清淡饮食为宜。

【按语】肺热喘咳包括急慢性肺炎等肺家燥热型喘咳症。

肺炎属中医学之肺热喘咳或温热病范畴。本病一般起病较急，内外合邪，表里皆热，气火上冲，肺热郁隆，所以起即发热，咳嗽气喘，胸闷胸痛。部分患者起病急骤，变化迅速，病情危重，症见谵语妄言，昏昧撮空，寻衣摸床，烦躁不安，当配合西药以救急。若喘咳痰鸣，垂头闭目，声如拽锯者，为病势重危之象，命在旦夕，当以西药急救，以冀挽患者于冥途。

肺为心之宅，心为神之舍，宅焚则神无所藏，必魂荡而神驰。心主血脉，君相火炎，热伤营血，必危及心君，故危重者见神昏谵语等心经症状。此即邪热内陷心包，叶天士谓之"温邪上受，首先犯肺，逆传心包"者是也。所以方中用柏子仁，意在养心强心以防脱。或加五味子、天门冬，清敛肺气，亦可防脱。

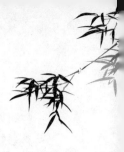

【临床医案】

韩某，女，11 岁。1985 年 10 月 3 日初诊。其母代诉：患儿咳嗽、发烧已数日，痰稍黄，量少，纳差，乏困。自服解热止咳西药，效不显。脉细濡、稍数，关寸大，舌苔淡黄腻。

辨证：风寒外感，肺胃上逆，气滞不降。

诊断：肺热咳嗽。

治则：健脾和胃，清肺降逆，化痰止咳。

处方：茯苓 9g，甘草 6g，粉丹皮 9g，炒杭芍 12g，生地炭 12g，广陈皮 12g，炒杏仁 9g，北沙参 12g，白茅根 9g，川贝母 9g，炙款冬花 9g，炙五味子 9g，柴胡 9g，草果仁 3g。3 剂，水煎温服。

10 月 5 日二诊：药后发烧、咳嗽减轻，纳食增加，昨天大便 3 次，今天 1 次。脉细濡、稍紧，关寸较大，舌苔白腻。

上方去广陈皮、柴胡、草果仁，减炒杭芍为 9g，生地炭为 9g，北沙参为 9g，加广橘红 9g，法半夏 9g，砂仁 4g，银柴胡 9g。3 剂，水煎温服。

10 月 9 日三诊：咳嗽已愈，发烧亦减。脉细濡，关寸较大，舌苔白薄腻。

原方去广陈皮、川贝母、柴胡、草果仁，减炒杭芍为 9g，生地炭为 8g，粉丹皮为 8g，炒杏仁为 8g，北沙参为 9g，银柴胡为 6g；加广橘红 9g，法半夏 9g，前胡 9g，砂仁 4g。3 剂，水煎服。药尽痊愈。

咳　嗽

咳嗽多因伤风失于表解，久而伤肺，肺失肃降，其气上逆，或因过食生冷盐卤，嗜好烟酒，内伤脾胃，中气不运，肺无降路，浊阴上逆，或因房劳伤肾，肾不纳气所致。

【脉证机理】 平人脾胃冲和，肝胆调畅，肺气降敛，肝脾温运而左升，肺胃清和而右降，胆火蛰藏而不逆，里气不郁，表卫密固，故咳嗽弗作。

肺主表，司卫气，伤风失于表解，风邪入里，内伤于肺，致使肺气失其肃降之常，上逆而作咳嗽。症见咳嗽连声，咽喉不利，胸闷气逆，吐痰清稀，或干咳无痰。表卫不固，每于秋冬之季，或偶感风寒则犯病。平素饮食不节，过食生冷盐卤，或嗜好烟酒，内伤脾胃，致使脾湿而胃滞，中焦壅满，肺无降路，清气湮郁。津液不能布扬，而化生痰涎，阻塞清道，故清道不利，喉中辘辘有声。阵咳过后，吐出痰涎，气道暂清，随之咳轻而闷减。移时痰涎复聚，咳嗽胸闷如故，阵咳又作。如此反复不已，久久不愈。中气壅滞，肺胃气逆，碍胆之降路，甲木化生相火，上刑肺金，致使肺热，摧引痰涎，而作咳嗽。其咳而多痰，或黄或白，胶黏不利，咳唾难出，胸闷气憋。房劳过度，首伤肾阴，继伤肾阳，阴阳俱伤，致使肾虚不能纳气，肺气虚逆，亦作咳嗽。症见咳声低弱，痰涎清冷，行动气喘，神疲乏力，腰腿酸软。肺气上逆，故脉现细濡，关寸较大，舌苔白腻。久咳致使肺、脾、肾俱虚，肾不纳气，故脉现细濡、紧、革、关寸大。

【治则】健脾和胃，清肺理气，平胆降逆，化痰止咳。

【方药】茯　苓9g　　甘　草6g　　炒杭芍9g　粉丹皮9g　生地炭9g
　　　　广橘红9g　　炒杏仁9g　　法半夏9g　前　胡9g　炙紫菀9g
　　　　炙款冬花12g　北沙参12g　草果仁5g
　　　　水煎温服。

【方解】茯苓、甘草健脾和胃；炒杭芍、粉丹皮、生地炭疏肝平胆，活血润燥；北沙参、广橘红、炒杏仁、法半夏、前胡、炙紫菀、炙款冬花清肺理气降逆，化痰止咳；草果仁和胃顺气。

【加减】咳嗽重、吐黏痰者，加川贝母9g，清肺利气，化痰止咳。咳吐黄黏痰者，加浙贝母9g，润肺化痰，理气止咳。咳而胸膈闷胀不适者，改炒杏仁为瓜蒌仁9～12g，宽胸利膈，化痰止咳。咳而心慌悸者，加柏子仁9g，养心以止悸。咳而痰多色黄、胶黏难出者，加炒葶苈子6～9g，豁痰利窍，清肺止咳。咳而痰多色白、胶黏难出者，加白芥子3～6g，豁痰利窍，温肺止咳。咳而痰多色白、胸膈郁闷者，加韭菜子6～9g，宽胸理气以止咳。大便干结者，加炒麻仁9g，滑肠以利大便。阵发性咳嗽，致使汗出者，加炒莱菔子9g，利气滑肠，祛痰止咳。大便稀溏、阵发性咳嗽者，加炙米壳5g，敛肠止泄，固肺止咳。久咳津竭、羸瘦心慌、夜热盗汗者，去生地炭，加大熟地9g，补血以润燥。当脐硬痛、脐左悸动者，加石菖蒲9g，消痞以止悸。脉现关尺大、胸闷憋胀者，去生地炭，加旋覆花9g，宽胸利气，降逆止咳，禁用桂枝。肾不纳气、虚咳伤魄者，加南沉香（研粉，分两次冲服）1～3g，炒小茴香9g，温肾纳气以止咳。中下虚寒、咳嗽痰稀、咳吐不利者，加炒干姜3～6g，以温暖中下。肾不纳气、君相火旺、口苦目眩耳鸣者，改生地炭为黄芩炭6～9g，以清胆火。适可而止，不可过服，以免寒凉败胃而"除中"。咽喉不利、干涩发痒、痰白胶黏者，改炙紫菀为苦桔梗9g，化痰利咽以止咳。遗精者，加生龙骨12g，怀山药20g，降蛰君火，补肾纳气以止遗。急性气管炎或慢性气管炎急性发作、气喘咳嗽者，加麻黄绒

3～6g，宣肺平喘以止咳。痰多、胸闷较重者，加紫苏子6～9g，利气化痰以止咳。

【忌宜】忌烟酒、辣椒，少食盐卤，以清淡饮食为宜。

【按语】咳嗽包括急慢性支气管炎等咳嗽吐痰，或兼见气喘之疾患。

急性支气管炎多因外感而致病，故称外感咳嗽；慢性支气管炎多因内伤而致病，故称内伤咳嗽。外感咳嗽失治，迁延不愈，内伤于肺可转为内伤咳嗽；内伤咳嗽因感受外邪可急性发作。

外感咳嗽因邪伤肺卫，肺失清肃；内伤咳嗽饮食不节，内伤脾胃，运化失司，湿旺生痰，痰阻气逆，或因久咳伤肺，金不生水，或因房劳伤肾，肾虚不能纳气。然无论外感咳嗽、内伤咳嗽，无不因为痰阻气逆而成。气源于胃，藏于肺，纳于肾，以肃降为顺。痰由湿化，湿源于脾。痰阻清道，致使清气湮郁，而作咳嗽，故治疗总以健脾渗湿以绝生痰之源、和胃降逆以复肺气肃降之常为本。脾升则能运，胃降则能纳，升降复则中气冲和，精微化生气血而不化痰涎，咳嗽自止。

外感咳嗽一旦转为内伤咳嗽，多成痼疾。内伤咳嗽多系肺、脾、肾俱虚，药后咳痰喘嗽虽可大减，甚至一如常人，然其根难除，每因气候突变或劳累而急性发作。经年不愈，甚则迁延而成痰饮咳嗽、咳嗽吐血者。

暖肾之品不宜早用，用早则伤肝阴，致使肝家燥热。肝为五脏之贼，肝燥则有所恃，恃则傲物，必反侮肺金。肺金被贼，咳嗽不唯不愈，反而益剧。所以然者，因木能生火，火能克金故也。临床所见，金克木者少而木侮金者多，所以方中用疏肝活血之品，以防肝胆火旺。治疗肺家之疾，以甘缓药物为宜，大热、苦寒之品均需慎用。

【临床医案】

例1：张某，女，65岁。1988年2月26日初诊。自诉：患慢性气管炎数年，经治疗，效不显，仍经常犯病。3天前感冒，不发烧，头晕心慌，胸闷咳嗽，有时咽喉不利。脉细濡、实，关寸大，舌苔白腻。

辨证：中气不运，脾湿肝郁，肺胃上逆，气滞不降。

诊断：咳嗽。

治则：健脾疏肝，清降肺胃，理气止咳。

处方：茯苓9g，泽泻9g，炒杭芍12g，粉丹皮9g，制首乌30g，广橘皮9g，炒杏仁9g，法半夏9g，广郁金9g，川贝母9g，北沙参20g，柏子仁9g，白蔻仁5g，炙米壳3g，炙款冬花9g。6剂，水煎温服。

3月28日二诊：药后纳食、心悸好转，仍咳嗽，咽喉不利。脉细濡、稍滞、关寸大，舌苔白腻。

上方去柏子仁，增炒杭芍为15g，减制首乌为20g，北沙参为15g，炙米壳为2g，川贝母为6g；加川射干9g，山豆根6g。6剂，水煎温服。

4月10日三诊：上药服12剂，咳嗽减轻，咽喉已利，其他症状均减。脉细濡、关寸大，舌苔白腻。

3月28日方再进10剂，水煎温服。药尽痊愈。

例2：严某，男，60岁。1987年8月13日初诊。自诉：咳嗽咳痰，气短心悸多年，经治疗，时好时差。当地医院胸透诊断为慢性支气管炎，主动脉硬化。经治疗，效不显，近又犯病。脉细濡、滞，关寸大，舌苔白腻。

辨证：中气不运，肺胃上逆，气不降敛。

诊断：咳嗽。

治则：健脾疏肝，清降肺胃，理气止咳。

处方：茯苓9g，甘草9g，炒杭芍12g，粉丹皮9g，制首乌20g，广陈皮12g，炒杏仁9g，法半夏9g，前胡9g，川贝母6g，北沙参15g，炙五味子9g，砂仁4g，白茅根9g，柏子仁9g。6剂，水煎温服。

8月20日二诊：药后脉症均佳。

上方增制首乌为30g，减广陈皮为9g。6剂，水煎温服。

10月18日来函称：上方服20余剂，诸症悉愈。

痰饮咳嗽

痰饮咳嗽因脾湿胃滞，肺气不降，化生痰涎，阻塞清道，痰阻气逆所致。

【脉证机理】平人脾胃冲和，燥湿不偏，肝胆不郁，肺气肃降，故而痰涎不生，咳嗽弗作，不病痰饮咳嗽。

素秉脾湿之人一旦伤风，失于表解，表邪入里伤肺，而致咳嗽。咳久缠绵不愈，则脾湿愈增而胃气愈滞，湿化痰涎，阻塞清道，肺无降路，其气必逆。痰阻气道，咳嗽吐痰是病痰饮咳嗽。脾家湿旺，痰涎淫泆，壅阻清道，而致肺叶胀满，故症见痰多色白，胶黏难出，胸盈气憋。肺虚不敛，宗气不固，君相浮动，故症见咳逆倚息不得卧，心慌心悸，气喘息短，头昏失眠。气为血帅，血随气行，气虚不能行血，血瘀脉络，可见口唇青紫。脾湿肝郁，疏泄不遂，故大便初干，或状若羊矢。湿阻气机，痰涎壅塞，故脉现细濡、滞涩，关寸较大，舌苔白腻或白厚腻，或见舌质暗紫而润。重则因痰涎壅盛，肺叶胀满，滞涩不通，而致关尺脉大。

【治则】健脾和胃，清肺理气，宽胸降逆，化痰止咳。

【方药】 茯　苓9g　　焦白术9g　　炒杭芍9g　　粉丹皮9g　　制首乌12g

广橘红9g　　炒杏仁9g　　法半夏9g　　前　胡9g　　川贝母9g

柏子仁9g　　北沙参12g　　砂　仁6g

水煎温服。

【方解】茯苓、焦白术健脾渗湿，和胃降逆；炒杭芍、粉丹皮、制首乌疏肝平胆；广橘红、炒杏仁、法半夏、前胡、川贝母、北沙参清肺理气，宽胸降逆，化痰止咳；柏子仁养心化痰；砂仁健脾行瘀。

【加减】脾湿重、面目浮肿者，改焦白术为泽泻9g，利湿以消肿。喘满抬肩者，加麻黄绒6g，宣肺以止喘。痰涎多而咳唾易出者，加炒苍术9g，健脾燥湿，以绝生痰之源。中下虚寒、大便稀溏者，加炙米壳3g，健脾暖肾，涩肠以止泄。口唇青紫者，加青浮萍9g，通经活络以消瘀。咳痰带血丝者，加白茅根15g，清肺以止血。痰色黄而黏稠、咳唾难出者，加炒葶苈子6~9g，利气豁痰以止咳。胸膈胀满、莫名其状者，加鹅枳实6~9g，行气开郁以消满。大便初干者，加肉苁蓉15g，润肠以通便。大便干结、状若羊矢难下者，加肉苁蓉15g，炒麻仁9g，滑肠润燥以通便。

【忌宜】忌食辛辣刺激之品，以清淡饮食为宜。

【按语】痰饮咳嗽包括肺气肿、"老慢支"等咳嗽胸盈之疾患。

肺气肿起于久病体虚，中气不运，脾家湿旺，而致痰涎淫泆，阻塞于末端支气管，故以痰多咳唾不利、喘咳气憋、胸盈息短为特征，甚则因缺氧而见口唇青紫。

治疗此症首在健脾渗湿，以杜绝痰涎化生之源，清降肺胃，以止喘咳。中土健运，清升浊降，痰涎不生，则病可渐愈。

老年慢性支气管炎迁延日久，肾气虚衰，肺胃气逆亦有导致肺气肿者，也以痰饮咳嗽论治。

【临床医案】

王某，男，64岁。1984年6月6日初诊。自诉：患气管炎10多年，肺气肿近5年。屡治不效，现仍胸闷气憋，咳嗽，吐白痰。脉细濡滞，关寸大，舌苔白腻。

辨证：中气不运，肺胃上逆，气滞不降。

诊断：肺气肿。

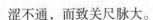

治则：健脾疏肝，清降肺胃，降逆止咳。

处方：茯苓9g，甘草6g，炒杭芍12g，生地炭9g，粉丹皮9g，广橘红9g，炒杏仁9g，法半夏9g，前胡12g，川贝母9g，北沙参12g，炙款冬花12g，砂仁5g，炙米壳3g，炙麻黄3g，柏子仁9g。10剂，水煎温服。

6月18日二诊：药后诸症有所好转。脉舌同前。

上方去砂仁、炙麻黄，增甘草为9g，生地炭为12g，加草果仁4g，天花粉12g。10剂，水煎温服。

7月9日三诊：药后咳嗽、胸闷继续好转。脉细濡、稍滞，关寸大，舌苔白腻。

原方去炙麻黄，增甘草为9g，加天花粉12g。10剂，水煎温服。

8月15日四诊：近来又咳嗽。脉舌同前。

原方去炙米壳、炙麻黄、柏子仁，增甘草为9g，减前胡为9g，砂仁为4g，加白茅根9g，天花粉12g，麦门冬12g。5剂，水煎温服。

8月30日五诊：药后自感尚好。脉细濡，关寸大，舌苔白腻。

原方去炙款冬花、炙麻黄，增甘草为9g，加天花粉12g。3剂，水煎温服。再未来诊。

咳嗽吐血

咳嗽吐血多因脾湿肝郁，肺胃上逆，相火不藏，刑灼肺金，肺热不敛，热伤肺络所致。

【脉证机理】素患咳嗽及肺家疾患之人多系脾家湿盛。脾湿则中气不运，肝脾郁陷而肺胃上逆，胆火无下降之路，不能蛰藏而上逆，刑灼肺金，肺热不敛，而致咳嗽连声，咳痰如脓，热伤肺络，而致反复咯血，是病咳嗽吐血。

脾湿胃逆，胆火刑肺，故症见痰多色白，或痰黄黏稠，咳唾难出，纳差胸闷，心慌气短，头目昏晕，口臭口干，或渴而不欲饮，唯喜温水漱口。肺与大肠相表里，肺热传于大肠，肝主疏泄，肝郁疏泄不利，故症见大便干燥，或大便初干而不利。中气不健，气虚血少，加之反复咯血，故见面色虚浮，甚则㿠白。脾湿肝郁，肺热气逆，故脉现濡滞，关寸较大，舌苔白腻或黄腻，舌质胖或紫暗。

【治则】健脾疏肝，平胆和胃，理气降逆，敛肺止血。

【方药】
茯　苓9g	甘　草6g	炒杭芍15g	粉丹皮9g	生地炭9g
广陈皮12g	炒杏仁9g	法半夏9g	前　胡9g	川贝母9g

炙五味子 12g　北沙参 12g　柏叶炭 12g　棕榈炭 12g　藕　节 60g

白茅根 15g

水煎温服。

【方解】茯苓、甘草健脾和中；炒杭芍、生地炭、粉丹皮疏肝平胆；广陈皮、炒杏仁、法半夏、前胡、川贝母、北沙参清肺理气，降逆止咳；柏叶炭、棕榈炭、藕节、白茅根收敛止血；炙五味子敛肺止咳。

【加减】吐血不重、不思食者，加白蔻仁 6g，开胃健脾，以增食纳，或以草果仁 5g 代之。大便干结、舌苔黄腻或黑腻者，加炒大黄 3～6g，以泄大肠燥热。小便不利者，加滑石粉 9～12g，清肺以利尿。咳剧吐血、气虚欲脱者，改炙五味子为山萸肉 15～30g，敛肺以固脱；痰中带血、零星不断者，改藕节为荷叶炭 12～20g，清肺以止血，用白茅花更佳。吐血久久不止者，加三七粉（分两次冲服）2～3g，血竭粉（分两次冲服）1g，化瘀以止血，用血竭末塞鼻亦佳。

【忌宜】忌烟、酒、辣椒，忌食大荤、大腥之品，以清淡饮食为宜。

【按语】咳嗽吐血包括支气管扩张等咳嗽肺胀、反复咯血之疾患。

支气管扩张多因慢性支气管炎经久不愈，或其他肺部慢性疾患迁延而成。此症多系中土湿旺，上热下寒，痰涎壅盛，阻塞清道而成，以咳嗽、吐脓痰及反复咯血为特征。一旦劳累或感冒风寒多即犯病。治疗以祛痰为主，痰去则阻塞减轻，诸症随之而减。而生痰之源，在于脾湿，因而健脾渗湿为治疗本病第一要务，佐以清上温下，敛肺止血，可渐而向愈。

【临床医案】

周某，女，32 岁。1987 年 10 月 11 日初诊。自诉：自孩提时起，即经常咳嗽。10 年前患肺结核，经治疗，已钙化。3 年前咳嗽吐血，当地医院诊断为支气管扩张。经多方治疗，效不显，每因劳累、伤风即咳嗽吐血。脉细濡，关寸大，舌苔白花腻。

辨证：脾虚肝郁，胆胃上逆，肺气不敛。

诊断：支气管扩张。

治则：健脾疏肝，平胆和胃，敛肺止血。

处方：茯苓 9g，炙甘草 9g，炒杭芍 12g，生地炭 9g，制首乌 20g，广陈皮 9g，炒杏仁 9g，法半夏 9g，棕榈炭 9g，川贝母 9g，北沙参 15g，炙五味子 9g，白蔻仁 5g，白茅根 9g，牡蛎粉 12g，柏子仁 9g。10 剂，水煎温服。

11 月 6 日二诊：药后吐血已止，诸症明显好转。脉细濡，关寸较大，舌苔白腻。

上方去陈皮、牡蛎粉，增棕榈炭为 12g，减炙甘草为 6g，加广橘红 9g，炙款冬花 9g。10 剂，水煎温服。

12 月 28 日来函称：上药服 20 剂，再未吐血，咳嗽等症已不明显。

肺结核

肺结核多因素本燥热偏盛之体，或因发汗、利小便，重伤津液，致使肺家燥热，其气不清，痨虫乘机袭肺所致。

【脉证机理】脾为阴土，胃为阳土，阴土湿而阳土燥。平人脾胃调和，胃之燥以济脾之湿，脾之湿以济胃之燥，故而燥湿不偏，肺气清肃，痨虫无由袭肺，所以不病肺结核。

肺以手太阴而化气于足太阴脾，喜温润而恶燥热。脾以湿土主令，胃从燥金化气，素体瘦弱之人，主令不敌从令之强，故脾家多不偏湿而胃家偏燥。胃为化气之源，胃燥则肺不从脾家化气而为湿，反由胃家化气而为燥，致使肺胃燥热，其气不清。或因发汗、利小便，亡其津液，致使肺家燥热。当此之时，若痨虫乘机袭肺，则病肺痨。肺热气逆，故症见干咳，或咳嗽痰少。热伤肺络，故症见痰中带血，或咳血、咯血、胸痛。肺热不敛，胆胃上逆，木火刑金，故症见日晡潮热，骨蒸夜热，手足心热，颧红心烦，易怒梦遗。肺虚不敛，营郁外发，故而盗汗。脾主肌肉，肺胃燥热，劫夺脾阴，脾阴亏虚，运化失司，故而纳差食减。化源不足，无以充养肌肉，故日渐消瘦，甚则骨瘦如柴。热伤津液，无以濡润，故口舌干燥。久则肺虚不能生水，水源乏竭，而致肾之阴阳俱虚，君相升炎，肺热叶焦，而成肺痿。至此则咳嗽咯血，夜热骨蒸，消瘦盗汗，形寒畏风，自汗而喘，甚者咯血不止，已成危候。肺热不敛，亡血伤津，故脉现细濡、较弦，关寸大，舌苔白燥而涩，或黄腻而燥。至成肺痿，阴阳俱亏，则脉现滑数，关寸脉毛而不显，两尺脉动，或脉现革象，舌苔白薄或无苔，舌质暗红。

【治则】培土生金，平胆疏肝，清肺理气，润燥止嗽，敛肺止血。

【方药】茯　苓 9g　甘　草 9g　炒杭芍 12g　粉丹皮 9g　生地炭 9g
　　　　广陈皮 9g　炒杏仁 9g　法半夏 9g　前　胡 9g　川贝母 9g
　　　　柏子仁 9g　北沙参 12g　白茅根 15g　草果仁 5g
　　　　水煎温服。

【方解】茯苓、甘草健脾和中，培土生金；炒杭芍、生地炭、粉丹皮平胆疏肝，润燥退热；广陈皮、炒杏仁、法半夏、前胡、川贝母、北沙参清肺化痰，理气降逆，润燥止嗽；柏子仁养心安神；白茅根清肺止血；草果仁开胃进食。

【加减】燥咳过重、舌苔涩腻者，加麦门冬 12g，或加天门冬 9g，润肺以止嗽。吐血者，加三七粉（分两次冲服）3g，棕榈炭 12g，藕节 60g，清肺扶伤以止血。痰涎多、胸闷者，改广陈皮为广橘红 9～12g，清肺利痰以宽胸。夜热盗汗者，加地骨皮 9g，山萸肉 15g，泻火敛肺，以退热止汗。身体瘦削、动则气喘、痰中带血者，加炙五味子 9g，荷叶炭 9～15g，生白及 9g，敛肺扶伤以止血。口气腥臭、舌苔厚腻、脉现关寸虚大者，加天门冬 9～12g，麦门冬 12～15g，清润肺胃，复其肃降以退热。虚嗽、吐痰不利、气短者，加红人参（另煎）6～9g，益气生津，以利痰涎。遗精气短者，酌加生龙骨 9～12g，牡蛎粉 12g，敛精藏神，并促其钙化。浸润性肺结核，加炙百部 6～9g，以杀灭痨虫。病久年深、脾湿中阻、阳不潜降者，改甘草为炒苡仁 12g，或加焦白术 9g，和胃健脾，以助阳之潜降。熟地等滋阴之品，可酌情加用。禁用姜、桂及一切辛辣之品，以免助其燥热。

【忌宜】忌辛辣、酒、大寒、大热之品，鸡肉、猪肉等均不宜食。食以营养丰富、容易消化、甘缓养胃之品为宜，宜食高蛋白食品，植物蛋白尤佳。患者居处，需空气清新。开放期要隔离，以防传染。

【按语】肺结核系因体质虚弱、正气亏损、结核杆菌乘机袭肺所致的一种慢性传染病。中医学有"肺痨"、"肺痿"、"痨瘵"诸称。

远在两千多年前成书的《黄帝内经》中，已有关于本病之记载。《金匮要略》中的肺痿极似空洞性肺结核之类疾病所引起的肺叶枯萎之疾患，并指出系因"肺热"而致"叶焦"使然。在治疗方面，其提出培土以生金之大法。葛洪的《肘后方》称之为"传尸"，认识到此证有极强的传染性，并提出治疗方法。后世医家称之为"肺痨"或"痨瘵"，已认识到燥热伤肺而致阴虚实质，在治疗上强调滋阴。

此症虽为燥热伤肺，清金润肺为不易之法。然脾胃为后天之本，生化之源，中土不健，化源不足，正气必虚，无以抗邪，虽以清润，不能尽愈。当以健中培土为主，调其阴阳之偏，使清阳升而浊阴降，则病可渐而向愈。中气不败则有向愈之机，中气一败则大势去矣，绝无延年之望，所以不可肆用一派寒凉之品，以免伤中败土，而绝生金之源。

此症脉现弦而短者，为胆火亢旺、木火刑金之诊，肺家必燥热，而致阴虚，为难治。若脉现数象，且兼促动，虽非佳象，然较弦短阴虚为易治。

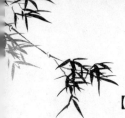

【临床医案】

张某，女，40 岁。1986 年 3 月 16 日初诊。自诉：患肺结核数年，经治疗，无明显好转。痰中偶尔带血，消瘦，盗汗，乏困无力。脉细数，不柔，关寸大，舌苔白腻，质较红。

辨证：中气不运，胆胃上逆，肺气不降。

诊断：肺结核。

治则：健脾疏肝，平胆和胃，清肺理气，降逆止咳。

处方：茯苓 9g，甘草 6g，炒杭芍 12g，生地炭 12g，粉丹皮 9g，广橘红 9g，炒杏仁 9g，法半夏 9g，前胡 9g，川贝母 9g，北沙参 12g，炙款冬花 9g，草果仁 5g，白茅根 9g，刘寄奴 6g。10 剂，水煎温服。

3 月 31 日二诊：药后咳嗽好转，未吐血，仍胸痛。脉细濡、不柔，关寸大，舌苔白腻。

上方去川贝母，增炒杭芍为 15g，刘寄奴为 9g；加浙贝母 9g，炒白及 9g。10 剂，水煎温服。

4 月 14 日三诊：药后咳嗽减轻，吐血已止，唯有时左腹部痛，大便不干。脉细濡，稍牢，关寸较大，舌苔白腻。

原方去川贝母，增炒杭芍为 15g，刘寄奴为 9g；加浙贝母 9g，炒白及 9g，炙米壳 3g。10 剂，水煎温服。

5 月 5 日四诊：药后诸症继续好转。脉细濡，关寸大，舌苔白腻。

原方去川贝母、刘寄奴，增炒杭芍为 13g，加浙贝母 9g，炒白及 9g，牡蛎粉 15g，炙米壳 3g。10 剂，水煎温服。

再未来诊。

二、消化系统疾病

胃脘痛

胃脘痛多因脾家湿旺，二木不调，贼克中土所致。

【脉证机理】 土分戊己，己土主升清阳，在脏为脾，戊土主降浊阴，在腑为胃。脾胃为后天之本，主受纳腐熟水谷，运化精微，化生气血，以养五脏六腑、四肢百骸，又为人身气机升降之枢纽。木分甲乙，乙木主升发，在脏为肝，甲木主降潜，在腑为胆。己土升则乙木随之亦升，戊土降则甲木随之亦降。脾胃之气，谓之中气，中气健旺，则肝脾左升，胆胃右降。脾胃冲和，肝胆调畅，痛何由生！

由于饮食不节，过食寒凉，伤及脾胃，则升降失常。脾土不升，则抑遏肝木生发之性，而致肝郁，肝郁则横克脾土；胃土不降，则阻碍胆木下行之路，因而胆木横冲，必克胃土；或因情志所伤，肝胆郁滞，克伐中土，则病胃脘痛。《素问·痹论》云："饮食自倍，肠胃乃伤。"《素问·举痛论》云："寒气客于肠胃，厥逆上出，故胃痛而呕也。"又云："脾……在志为思，思伤脾。"《素问·阴阳应象大论》云："思则气结。"即此之谓也。

脾土不升，多因湿旺，脾湿则肝郁，肝郁则横克脾土，所以症见脘腹疼痛，食则痛减，喜温喜按，嘈杂烧心，当脐跳动，大便初干后溏，脉现细濡、稍弦、关尺较大，舌苔白润或白腻。重则肝脾下陷，症见腹痛溏泄，下血紫黑。此为湿寒偏重者。脾湿肝郁，则脾胃不和，肝胆失调，因而胆胃上逆，症见嗳腐吞酸，脘胁胀痛，纳差呕吐，食后痛加，呃逆口苦，脉现细濡，稍弦紧，关寸较大，舌苔白腻满，或一侧厚腻。此为湿热偏重者。湿为主令，燥为从令，从令不敌主令之强，因而病则多为湿胜其燥，湿寒偏重者多。

【治则】健脾和胃，疏肝平胆，暖中止痛。

【方药】茯　苓9g　焦白术9g　炒杭芍9g　粉丹皮9g　肉　桂4g
　　　　广橘红9g　炒杏仁9g　法半夏9g　广郁金9g　延胡索9g
　　　　乌贼骨9g　炒干姜6g　白蔻仁6g
　　　　水煎温服。

【方解】茯苓、焦白术健脾和胃；炒杭芍、粉丹皮疏肝平胆；广郁金、广橘红、炒杏仁、法半夏理气降逆；延胡索、乌贼骨疏肝止痛；肉桂、炒干姜温暖中下；白蔻仁温中开胃。

【加减】上热口苦、舌质红者，去肉桂，加川黄连3g，以清心火。脾气约结、大便干燥，或状若羊矢者，改肉桂为制首乌20g，加炒麻仁9g，肉苁蓉15g，润肠以通便。湿寒偏重，脉弦、关尺大，舌苔白滑者，改肉桂为桂枝6g，改白蔻仁为砂仁6g，加天台乌9g，疏肝升陷，暖脾行瘀以止痛。腹胀者，改白蔻仁为砂仁6g，加泽兰15～30g，暖脾行瘀以消胀。脾湿过重，晨起睑胀，腹胀尿涩，脉现关寸大、尺涩者，加炒车前子12g，利尿祛湿以消胀。胃逆呕恶、胸膈满闷者，改炒杏仁为瓜蒌仁9g，加煨生姜6～9g，广木香6g，和胃顺气，以降冲逆。服药后疼痛反重者，加怀山药15～30g，健脾养胃以止痛。胃寒呃逆者，加荜茇1.5g，重者加公丁香3～5g，柿蒂10枚，炙米壳5g，暖胃顺气以止呃。大便隐血阳性，或见柏油样便者，加三七粉（分两次冲服）1.5~3g，扶伤止痛，化瘀止血。若无砂仁，以草蔻仁6g代之；若无白蔻，以草果仁4~5g代之。

【附方】胃痛散

主治：慢性十二指肠溃疡，胃溃疡。

功能：暖中除酸，化瘀止痛。

组成：田三七30g，乌贼骨30g，延胡索30g，炒罂粟壳15g。

制法：共研为极细粉。

服法：每日服1.5~3g，分两次冲服。

【忌宜】宜酌食腥荤，尤以绵羊肉为宜。忌食糖、醋、酒、杂面及一切生冷、辛辣刺激性食物。

【按语】胃脘痛包括胃及十二指肠溃疡、胃炎、胃痉挛等疾患。

胃及十二指肠溃疡虽有偏于湿热、偏于湿寒之不同，在疾病过程中，因受气候之冷暖，饥饱劳逸之不均，五情之偏激等因素的影响，也有疼痛之轻重、胃酸之多寡等差异，然十之八九属脾胃虚寒，或脾家湿盛，肝气郁滞。所以然者，脏腑之性，脾湿易旺而胃阳易衰也。肝木之条达，固赖脾土之健运，而脾土之健运，实赖肝木之升发。脾家湿盛，肝气必郁，郁必克脾，脾湿愈增，则肝气愈郁。肝郁则疏泄不遂，必郁怒而克脾土。肝气郁则胆气滞，必横冲而克胃土。土木郁迫，中土被贼，故胃脘痛作。继则纳差运迟，脘腹胀满，呕吐吞酸诸症续见，甚则便溏下血。治当首在健脾和胃，以助运化食纳，疏肝理气，以止疼痛。下寒者，加暖下之品；上热者，加平胆之味。谨守病机，执中央而驭四旁，自能收到疼痛减而诸症瘥，进而溃疡愈合，诸症消除之效果。

胃溃疡偏于湿热者多，十二指肠溃疡偏于湿寒者多，凭脉辨证，以上方加减化裁治之，多可渐而向愈。此方也适用于慢性胃炎、复合性溃疡及一般的胃肠痉挛性疼痛。所以然者，病机相同，治亦相同，异病同治，无需赘述。

绵羊肉性暖养胃，功能中和胃酸，保护溃疡面，芝麻酱味香燥脾，扶伤止痛，厚肠胃，中和胃酸，保护溃疡面，防止恶变，均为本病宜食之品。

消化性溃疡病的发病机制，现代医学认为与大脑皮层的功能失调及饮食失调关系至为密切。验之临床，确系如此，往往因饮食失调或情志过激，而致疼痛加剧，且缠绵难愈。寒冷季节易加剧，愈后复发者也常见。因此，饮食之忌宜，情志之调适，避寒冷而就温暖也为治疗本病必不可少的辅助方法。病家密切配合，方能达到疗效显著、早日康复之目的。

【临床医案】

例1：丁某，男，30岁。1985年4月24日初诊。自诉：胃脘痛数年，半年前某医院确诊为十二指肠球部溃疡。经中西医多方治疗，时好时差。脉细濡，稍弦，关寸大，舌苔白薄腻。

辨证：脾肾虚寒，肺胃不降，气滞作痛。

诊断：十二指肠球部溃疡。

治则：健脾温肾，清降肺胃，理气止痛。

处方：茯苓9g，炒白术9g，炒杭芍12g，粉丹皮9g，桂枝9g，广橘红9g，炒杏仁9g，法半夏9g，延胡索9g，乌贼骨9g，丹参15g，炒干姜6g，草蔻仁4g，炙米壳3g。5剂，水煎温服。

4月30日二诊：药后脘痛明显减轻。脉细濡，关寸略大，舌苔白腻。

上方去广橘红，减丹参为12g，加党参15g。5剂，水煎温服。

5月6日三诊：脘痛已愈。脉细濡，关寸略大，舌苔白薄腻。

原方去草蔻仁、炙米壳，加砂仁4g。5剂，水煎温服。

7月5日四诊：因吃大蒜，又犯病，胃脘作痛，烧心。脉细濡，稍弦，关寸大，舌苔白腻。

原方去桂枝、丹参、草蔻仁，减炒干姜为5g，加肉桂4g，北沙参12g，广木香3g，砂仁6g。5剂，水煎温服。

7月11日五诊：药后脘痛已止，烧心已除。脉细濡、关寸略大，舌苔白薄腻。5月6日方再进，5剂，水煎温服。

药尽痊愈。

例2：魏某，女，61岁。1988年5月23日初诊。自诉：患萎缩性胃炎已8年，时好时差，不痛，嘈杂不适，大便初干，有时后背痛。脉细濡，稍涩，关寸较大，舌苔白腻。

辨证：中气不运，胆胃上逆。

诊断：萎缩性胃炎，慢性胆囊炎。

治则：健脾和中，平胆降逆。

处方：茯苓9g，炒白术9g，炒杭芍12g，粉丹皮9g，肉桂3g，广橘红9g，炒杏仁9g，法半夏9g，广郁金9g，延胡索9g，乌贼骨9g，广木香2g，白蔻仁5g，煨生姜4g。5剂，水煎温服。

6月6日二诊：药后背痛减轻，大便已正常，嗜酸。脉细濡，关寸大，舌苔白腻。

上方去肉桂、乌贼骨、广木香，增煨生姜为5g，加制首乌20g，山楂9g，北沙参15g，炙米壳3g。6剂，水煎温服。

7月4日三诊：自感尚好。脉细濡，右关寸较大，舌苔白，根腻。

原方去肉桂、乌贼骨、广木香，增煨生姜为5g，加制首乌30g，山楂9g，北沙参12g，炒苍术9g。6剂，水煎温服。

7月18日四诊：脉证均佳。

原方去粉丹皮、肉桂、乌贼骨、广木香，增煨生姜为5g；加黄芩炭9g，制首乌30g，山楂9g，北沙参15g，牡蛎粉12g，炒苍术12g。6剂，水煎温服。

8月8日五诊：脉证均佳。

原方去粉丹皮、肉桂、乌贼骨、广木香、煨生姜，加黄芩炭9g，制首乌30g，山楂9g，北沙参15g，炙米壳2g，牡蛎粉12g，炒苍术12g。10剂，水煎温服。

10月26日六诊：上药服30剂，无明显不适，近1月体重增加3kg。脉细濡，关寸略大，舌苔白腻。

原方去粉丹皮、肉桂、乌贼骨、煨生姜，加黄芩炭6g，制首乌30g，山楂9g，北沙参12g，炙米壳2g，牡蛎粉12g。10剂，水煎温服。

11月24日七诊：前几天又犯病，胃脘痛，呕吐两次。疑系胆结石所致。脉细濡、稍紧，两关较大，舌苔白腻。

原方去肉桂、乌贼骨、煨生姜，增法半夏为12g，加制首乌30g，焦山楂9g，炙米壳3g，炮干姜4g。10剂，水煎温服。

1989年4月3日八诊：间断服上方。在此期间做了两次"B超"，提示：慢性胆囊炎。诸症好转。脉细濡滞，关寸较大，舌苔白满腻。

原方去炒白术、肉桂、乌贼骨、广木香，增煨生姜为6g，加泽泻9g，制首乌30g，山楂9g，北沙参15g，银柴胡7g。6剂，水煎温服。

4月24日九诊：诸症明显好转。脉细濡，关寸较大，舌苔白腻。

原方去肉桂、乌贼骨、广木香，增生姜为5g，减白蔻仁为4g，加制首乌20g，山楂9g，北沙参15g，炒苍术12g。10剂，水煎温服。

再未来诊。

例3：张某，女，64岁。1987年6月7日初诊。自诉：胃脘痛，胸痞闷，打呃儿半年。胃镜检查，确诊为萎缩性胃炎、贲门息肉。服西药治疗，时好时差，一直未愈。脉细濡，两关寸大，舌苔白腻。

辨证：脾湿肝郁，胆胃上逆，气滞作痛。

诊断：萎缩性胃炎，贲门息肉。

治则：健脾疏肝，平胆和胃，理气降逆。

处方：茯苓9g，泽泻9g，炒杭芍12g，粉丹皮9g，制首乌30g，广橘红9g，炒杏仁9g，法半夏9g，广郁金9g，延胡索9g，乌贼骨9g，北沙参12g，白蔻仁5g，炙米壳4g，煨生姜5g。6剂，水煎温服。

6月14日二诊：药后呃逆减轻，胸闷好转，头昏，胃脘仍有烧灼感。脉细濡弱，两寸关大，舌苔白腻。

上方去粉丹皮、北沙参、煨生姜，减炒杭芍为9g，炙米壳为3g，加黄芩炭6g，广木香3g，炮干姜4g。6剂，水煎温服。

10月8日三诊：一直服上方，已无明显不适。脉细濡，关寸略大，舌苔白薄腻。6月14日方再进。5剂，水煎温服。

再未来诊。

例4：雍某，女，61岁。1988年3月30日初诊。自诉：舌尖痛，头晕，胃脘偏左痛，心慌气短半年余。某医院住院治疗，确诊为浅表性萎缩性胃炎、高血压，好转出院。脉细濡滞，关寸大，舌苔白腻。

辨证：脾湿肝郁，胆胃上逆，肺不降敛。

诊断：萎缩性胃炎、高血压。

治则：健脾疏肝，和胃平胆，清肺理气降逆。

处方：茯苓9g，泽泻9g，黄芩炭9g，炒杭芍9g，制首乌20g，广橘红9g，炒杏仁9g，法半夏9g，炒杜仲12g，延胡索9g，夏枯草9g，茺蔚子12g，白蔻仁5g，炙米壳3g，乌贼骨9g。5剂，水煎温服。

4月5日二诊：药后头晕减轻，血压已正常，左胁下痛，脾可触及。脉细濡，关寸大、左寸动，舌苔白腻。怀疑左心室扩大。

上方去黄芩炭、炒杜仲、乌贼骨；增炒杭芍为12g，制首乌为30g；加粉丹皮9g，广郁金9g，银柴胡9g，炙鳖甲15g。5剂，水煎温服。

4月12日三诊：药后平稳。脉细濡、滑动，关寸大，舌苔燥涩。

原方去泽泻、黄芩炭、炒杜仲、茺蔚子、乌贼骨；增炒杭芍为12g，制首乌为30g；加生苡仁9g，粉丹皮9g，广郁金9g，制香附3g，广木香3g，姜厚朴12g。5剂，水煎温服。

再未来诊。

例5：崔某，男，44岁。1988年4月15日初诊。自诉：胃脘痛年余，经"钡透"确诊为萎缩性胃炎、十二指肠炎，大便干结如羊粪。经治疗，效不显。

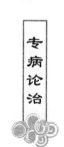
专病论治

脉细濡，左关尺、右关寸较大，舌苔白腻。

辨证：脾虚肝郁，肺胃不降，大肠结涩。

诊断：萎缩性胃炎，十二指肠炎，习惯性便秘。

治则：健脾疏肝，清降肺胃，润肠通便。

处方：茯苓9g，炒白术9g，炒杭芍9g，粉丹皮9g，制首乌30g，广橘红9g，炒杏仁9g，法半夏9g，桂枝5g，延胡索9g，北沙参15g，炒麻仁9g，白蔻仁5g，肉苁蓉15g，姜厚朴12g。5剂，水煎温服。

7月9日二诊：药后大便干结好转，仍不利，左胁痛。脉细濡、两尺大，不柔，舌苔白，根腻。

上方去炒白术、法半夏、北沙参、白蔻仁、肉苁蓉；增桂枝为7g；加泽泻9g，炒杜仲12g，乌贼骨9g，砂仁4g，柴胡9g，番泻叶1g。10剂，水煎温服。

12月5日三诊：一直服上方，大便已正常，脘痛减轻，无其他明显不适。脉细濡，关寸大，舌苔白腻。原方再进。10剂，水煎温服。

再未来诊。

例6：陶某，男，51岁。1988年2月26日初诊。自诉：身体虚弱，脘腹作痛，大便初干，不思饮食半年余。"钡透"提示：轻度萎缩性胃炎。经治疗，效不显。脉细濡，较弱，右关寸、左关尺较大，舌苔白腻。

辨证：脾虚肝郁，肺胃不降。

诊断：萎缩性胃炎。

治则：健脾疏肝，和胃降逆。

处方：茯苓9g，炒白术9g，炒杭芍9g，制首乌20g，桂枝6g，广橘红9g，炒杏仁9g，法半夏9g，广郁金9g，延胡索9g，乌贼骨9g，炮干姜5g，白蔻仁5g。6剂，水煎温服。

3月8日二诊：药后诸症有所好转，矢气多，脘痛减轻，食纳增加。脉沉细濡，两关较显，舌苔白薄。

上方增桂枝为9g，炮干姜为6g，减法半夏为7g，广郁金为7g，加炙米壳3g，炒苍术12g。6剂，水煎温服。

3月25日三诊：脉舌均佳，脘痛减轻。

原方去炮干姜，增桂枝为9g，加炒干姜6g，炙米壳3g，炒苍术12g，石菖蒲12g。6剂，水煎温服。

4月28日四诊：药后精神气色好转，脘腹疼痛均减，饮食增加，他无明显不适。脉沉细濡，左关尺、右关寸大，舌苔白腻。

原方去广郁金，增桂枝为9g，减炮干姜为4g，加党参15g，炒苍术12g，炙米壳3g。6剂，水煎温服。

6月4日五诊：一直服上方，无明显不适，纳食增加。脉细濡，关寸略大，舌苔白薄。原方再进。5剂，水煎温服。

再未来诊。

例7：张某，男，26岁。1987年11月16日初诊。自诉：胃脘痛近半年，某医院诊断为萎缩性胃炎。经治疗，无明显好转。脉细濡弦，关寸较大，舌苔白腻。

辨证：中气不运，脾肾虚寒，肺胃不降。

诊断：萎缩性胃炎。

治则：健脾疏肝，清降肺胃，暖下止痛。

处方：茯苓9g，甘草6g，炒杭芍9g，粉丹皮9g，肉桂3g，广橘红9g，炒杏仁9g，法半夏9g，广郁金9g，延胡索9g，乌贼骨9g，广木香2g，白蔻仁5g，炙米壳3g。5剂，水煎温服。

11月25日二诊：药后脘痛已止。脉细濡，右弦，左关尺、右关寸大，舌苔白腻。

上方去肉桂，加桂枝6g，北沙参12g。6剂，水煎温服。

12月16日三诊：上方服20剂，脘痛已愈，纳食增加，二便正常。脉细濡，关寸略大，舌苔白薄。

原方再进。5剂，水煎温服，以善后。

例8：宋某，男，38岁。1987年3月23日初诊。自诉：胃脘疼痛，泛酸数年，当地医院确诊为浅表性胃炎、胃窦息肉。经治疗，未愈。脉细濡，关寸较大，舌苔白腻。

辨证：脾湿肝郁，气滞作痛。

诊断：浅表性胃炎，胃窦息肉。

治则：健脾疏肝，理气止痛。

处方：茯苓9g，泽泻9g，炒杭芍12g，粉丹皮9g，肉桂4g，广橘红9g，炒杏仁9g，法半夏9g，广郁金9g，延胡索9g，乌贼骨9g，广木香3g，砂仁6g，炙米壳3g，煨生姜5g。5剂，水煎温服。

3月28日二诊：药后脘痛减轻。脉细濡、不柔，关寸较大，舌苔白腻。

上方去泽泻、肉桂，加炒白术9g，制首乌30g。10剂，水煎温服。

9月18日来函称：一直服上方，胃痛、吐酸水已愈，也无其他不适。

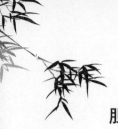

胆胃病

胆胃病多系脾湿肝郁，胆胃不降，甲木克伐戊土所致。

【脉证机理】平人脾胃冲和，脾之清阳左升而善消磨，胃之浊阴右降而善食纳。脾气升则肝气随之亦升，胃气降则胆火随之亦降，肝胆调畅而不郁滞，气机畅利，所以胆胃病不作。

（一）胆囊炎

由于情志刺激，饮食所伤，而致脾湿肝郁，运化迟滞，中焦壅满，胆胃失其和降之性。滞而不降，甲木横冲脘胁，克伐戊土，而病脘胁疼痛。气滞过重，故痛剧欲死。逆而上冲，串于肩背，故右肩及右侧胸背亦痛。乙木生君火，甲木化生相火，脾胃不调，肝胆郁滞，则现其火象。君相升炎，刑逼肺金，肺家燥热，降敛失司，上热燔蒸，故口苦、咽干、舌燥，头昏、心烦、善噫，胸胁胀闷，纳差食减诸症悉作。《灵枢·胀论》云"胆胀者，胁下痛胀，口中苦，善太息"即指此。土木郁迫，滞而不降，故脉现细濡，稍弦，关寸大，舌苔白厚腻。似此上热偏重者，多系胆囊炎。

【治则】健脾疏肝，平胆和胃，理气宽胸，化瘀止痛。

【方药】
茯　苓9g	甘　草6g	黄芩炭9g	炒杭芍15g	粉丹皮9g
鹅枳实12g	全瓜蒌9g	法半夏9g	广郁金9~12g	延胡索9g
川楝子6~9g	北沙参12g	白蔻仁4~6g		

水煎温服。

【方解】茯苓、甘草健脾缓中；黄芩炭、炒杭芍、粉丹皮平胆疏肝；广郁金、北沙参、鹅枳实、全瓜蒌、法半夏清肺利气，宽胸降逆；川楝子、延胡索化瘀止痛；白蔻仁和胃顺气。

【加减】口苦、咽干、舌苔黄厚腻者，去茯苓，加柴胡9g，平胆疏肝以退热。口干欲饮、舌苔白厚腻者，去全瓜蒌，加天花粉12g，清肺生津以止渴。郁热不退、发烧者，加龙胆草6~9g，清相火而退郁热。

（二）胆结石

病久反复发作、上热较轻而肝阴虚象较显者多系胆结石。症见胁痛重滞，痛连右肩胸背，重则绞痛骤作，头汗淋漓，头昏头晕，心慌气短，口舌干燥，胸胁闷满，纳差食减。脉现细濡，滞涩，稍缓，关寸大，舌苔白腻，或见舌边尖暗红。

【治则】健脾疏肝，理气宽胸，化瘀止痛，滋肝润燥。

【方药】茯　苓9g　　甘　草6g　炒杭芍9g　粉丹皮9g　制首乌18g

陈枳壳9~12g　炒杏仁9g　法半夏9g　广郁金9g　延胡索6g

川楝子6g　　天台乌9g　白蔻仁4~6g

水煎温服。

【方解】茯苓、甘草健脾缓中；炒杭芍、粉丹皮、制首乌疏肝平胆，滋肝润燥；广郁金、陈枳壳、炒杏仁、法半夏理气宽胸降逆；天台乌、延胡索、川楝子理气化瘀止痛；白蔻仁和胃顺气。

【加减】上热者，加黄芩炭6~9g，以清相火。腹胀者，加泽兰15g，川厚朴12g，行气化瘀以消胀。脾湿肝郁、大便初干者，加肉苁蓉15g，润肠以通便。大便较稀、胁痛重者，加炙米壳5g，敛肠止泻，缓急止痛。下寒明显、纳差怕冷者，加炒干姜3g，温暖中下以祛寒。若无白蔻仁，以草果仁4~5g代之。

【忌宜】忌食肉、蛋、荤油及一切辛辣刺激之品，以清素饮食及植物油为宜。

【按语】胆胃病包括胆囊炎、胆结石等胆胃气滞疼痛之疾患。

胆囊炎、胆结石均因胆胃气滞、相火上炎而致。肝胆同气，胆火上炎，则肝家亦现燥热。火热壅滞，气机不利，木郁克土，故初病即见上热痛重。

胆汁之化生来源于肝，肝家燥热，则胆汁凝稠，复经相火煎熬，必有结晶析出，犹如煮海为盐者。胆囊蠕动，则结晶抟结，状如"砂"、"石"，是为胆结石。结石梗塞胆管，阻滞不通，故作绞痛。此多兼见肝阴虚象。治疗以平胆疏肝、宽胸降逆、化瘀止痛为主。初病兼清上热，久病兼滋肝阴。肝阴足则胆汁由凝稠而变稀薄，结晶溶解，则结石不复存在矣。

验之临床，此症除初起因胆胃气滞、火热之象明显者外，多伴有脾湿之象，所以本病病机，肝胆固属燥热，而脾肾多属湿寒，治疗需兼健脾渗湿，久病下寒者尚需酌用干姜以暖下。上热固当清泄，但须适可而止，以防寒凉伤中，助其脾湿。滋肝阴莫助脾湿、渗脾湿莫伤肝阴是治疗本病之大法。

【临床医案】

例1：薛某，女，32岁。1983年11月12日初诊。自诉：胃脘痛3年余。3年前因胃脘疼痛，呕吐，诊断为胃炎，经治疗效不显。近两年经常犯病，痛剧则大汗出，恶心呕吐，发迷。曾做"B超"提示：胆囊内有直径1cm大小之结石一块。脉细濡弦，关寸较大，舌苔白腻。

辨证：中气不运，胆胃上逆，浊阴不降。

诊断：胆结石合并胆囊炎。

治则：平胆和胃，理气降逆，化瘀止痛。

处方：茯苓12g，炒白术9g，炒杭芍12g，粉丹皮9g，制首乌30g，广橘红9g，炒杏仁9g，法半夏9g，广郁金9g，延胡索9g，川楝子9g，广木香4g，草果仁4g，天台乌6g，肉苁蓉15g。5剂，水煎温服。

11月17日二诊：药后胆囊区疼痛明显减轻，咽干不利，思饮，大便干燥，每日1次。脉细濡，关寸较大、稍弦，舌苔白腻。

上方加炒大黄3g。5剂，水煎温服。

11月22日三诊：药后胆囊区疼痛基本已除，大便已正常。咽痛，气拘。脉细濡，右关寸较大，舌苔白腻。

原方去炒杏仁，加全瓜蒌9g，炙米壳3g。5剂，水煎温服。

11月29日四诊：药后右胁下疼痛已除，白带多，咽干口渴，大便干。脉细濡、关寸较大，舌苔白腻。

原方加炒芡实15g。5剂，水煎温服。

12月6日五诊：右胁下近日又疼痛，咽干痛，白带多。脉细濡，关寸较大、稍弦，舌苔白腻。

原方去肉苁蓉，加龙胆草3g。5剂，水煎温服。

12月17日六诊：右胁下疼痛减轻，白带多。脉细濡，稍弦，左关尺、右关寸大，舌苔白腻。

原方去川楝子，加乌贼骨12g。5剂，水煎温服。

12月24日七诊：胆囊区无明显不适，食纳、睡眠均佳，咽干痛，不红。脉细濡，右关寸较大，舌苔白腻。

原方去川楝子，加乌贼骨12g。5剂，水煎温服。

12月31日八诊：咽干痛，晚上为著，他无明显不适。脉细濡，关寸较大，舌苔白腻。

原方去川楝子，加乌贼骨12g。5剂，水煎温服。

1984年1月7日九诊：右胁下闷满不适，不恶心，白带多。脉细濡、右弦，关寸较大，舌苔白腻。

原方去川楝子，加乌贼骨12g，炒芡实15g。5剂，水煎温服。

1月24日十诊：胃脘部仍满闷不适，阵发性嘈杂时作。近1周未服药。脉细濡，稍弦革，关尺较大，舌苔白腻。

原方去川楝子，加桂枝6g。5剂，水煎温服。

1月28日十一诊：上方服后自感尚好，仍感咽痛，口干。脉细濡，左关尺较大，舌苔白腻。

原方去川楝子，加桂枝6g。5剂，水煎温服。

2月14日十二诊：胆囊区时隐痛，白带多。脉细濡，稍弦，关寸较大，舌苔白腻。

原方去肉苁蓉，加炙米壳3g。5剂，水煎温服。

2月21日十三诊：未犯病，尚好。脉细濡，关寸较大，舌苔白腻。

原方去肉苁蓉，加炙米壳3g。5剂，水煎温服。

5月5日十四诊：未犯病，胆囊区无明显不适，大便稍干。4天前，起风疹片，痒甚。脉细濡、稍促，关寸大，舌苔白薄腻。

原方去白术、延胡索、木香、川楝子、台乌、肉苁蓉，加甘草6g，生地炭9g，青浮萍9g，紫苏叶6g，鲜生姜6g，肥大枣4枚。3剂，水煎温服。

5月10日十五诊：风疹已愈，他无明显不适。脉细濡，右稍弦，关寸较大，舌苔白腻。

原方去台乌，加炙米壳4g。5剂，水煎温服。

10月27日十六诊：近来未服药，尚可，有时右胁下不适，咽喉夜间干燥、疼痛，头昏心烦。6月21日做"B超"提示：肝、胆、胰、脾、肾均未见异常。脉细濡，右稍弦，关尺较大，舌苔白腻。

原方去川楝子、广木香，加北沙参12g，番泻叶1g。6剂，水煎温服。

再未来诊。

例2：孟某，女，67岁。1984年3月24日初诊。自诉：右胁下疼痛，加重两天。素有胆囊炎病史，本月22日晚右胁下剧烈疼痛1次，伴恶心呕吐，赴某医院做"B超"，确诊为结石性胆囊炎。现右胁下及胃脘疼痛，恶心，嗳气，时泛酸，纳差食少，厌油腻，大便正常。脉沉细濡，关寸较大，舌苔白腻。

辨证：中气不运，胆胃上逆，气滞血瘀。

诊断：胆结石合并胆囊炎。

治则：平胆和胃，理气降逆，化瘀止痛。

处方：茯苓9g，焦白术9g，炒杭芍12g，粉丹皮9g，制首乌30g，炒枳实12g，炒杏仁9g，法半夏9g，广郁金9g，延胡索9g，川楝子6g，广木香4g，草蔻仁4g，炙米壳4g。5剂，水煎温服。

3月29日二诊：药后右胁下疼痛减轻，泛酸、恶心已除，大便正常，日1次。脉细濡、稍紧，关寸较大，舌苔白腻。

上方再进。5剂，水煎温服。

4月3日三诊：右胁下疼痛已愈，无明显不适。脉细濡，关寸较大，舌苔白腻。

原方再进。5剂，水煎温服。

4月10日四诊：无明显不适，右胁下疼痛已止，饮食、大便正常。脉细濡，关寸较大，舌苔白腻。

原方加炒干姜3g。5剂，水煎温服。

4月19日五诊：药后自感尚好，近日腹痛，下坠，大便稀，每天2~3次。脉细濡，关寸较大，右稍弦，舌苔白腻。

原方加炒干姜5g。3剂，水煎温服。

4月28日六诊：药后腹痛腹泻已愈，无明显不适。脉细濡，关寸略大，舌苔白薄腻。

原方去川楝子，加柴胡9g。3剂，水煎温服。

8月6日七诊：间断服上方，未犯病，无明显不适。脉细濡，关寸略大，舌苔白薄腻。

原方去川楝子，加丹参15g。3剂，水煎温服。

再未来诊。

例3：吴某，女，56岁。1988年5月28日初诊。自诉：右胁下及背痛近半年。曾做"B超"提示：胆结石，1.0cm×1.1cm一枚。经治疗，效不佳。脉细濡，关寸较大，滞涩，舌苔白，心腻。

辨证：脾湿肝郁，胆胃不降，气滞作痛。

诊断：胆结石。

治则：健脾疏肝，平胆和胃，理气止痛。

处方：茯苓9g，泽泻9g，炒杭芍15g，粉丹皮9g，制首乌30g，炒枳壳9g，炒杏仁9g，法半夏9g，广郁金9g，延胡索9g，北沙参15g，夏枯草9g，白蔻仁5g，炙米壳3g，银柴胡7g。6剂，水煎温服。

6月4日二诊：药后后背、右胁下疼痛减轻。脉细濡，关寸较大，舌苔白满腻。

上方增北沙参为20g，减银柴胡为6g，加丹参15g。10剂，水煎温服。

6月20日三诊：药后胁痛大减。脉细濡，关寸略大，舌苔白腻。

原方增制首乌为40g，加丹参15g。10剂，水煎温服。

7月6日四诊：脉证均佳。

原方去泽泻、北沙参，减炒杭芍为12g，炙米壳为2g，加甘草6g，广木香

2g，丹参 15g。10 剂，水煎温服。

7 月 21 日五诊：近两月来，病情明显好转，一直没犯。脉细濡，关寸略大，舌苔白满腻。

原方去泽泻，减炒杭芍为 12g，炙米壳为 2g，加粉丹草 6g。10 剂，水煎温服。

8 月 10 日六诊：脉证均佳。

原方去泽泻、炒枳壳，增银柴胡为 9g，减炒杭芍为 12g，炙米壳为 2g，加炒白术 9g，广橘红 9g，丹参 15g。10 剂，水煎温服。

8 月 26 日七诊：脉证均佳。

原方去银柴胡，减炙米壳为 2g，加柴胡 7g。10 剂，水煎温服。

9 月 14 日八诊：无明显不适。脉细濡，关寸较大，舌苔白腻。

原方去泽泻、炒枳壳、银柴胡，减炒杭芍为 12g，炙米壳为 1g，加炒白术 9g，柴胡 9g，广橘红 9g，丹参 15g。10 剂，水煎温服。嘱复查"B 超"。

10 月 7 日九诊：某医院"B 超"提示：胆囊内未见结石，胆汁浓度高，欠清晰。脉细濡、弱，关寸略大，舌苔白腻。

原方去炒枳壳、炙米壳、银柴胡，减炒杭芍为 12g，加广橘红 9g，丹参 15g，茵陈 12g，柴胡 9g。10 剂，水煎温服。

再未来诊。

例 4：曲某，男，60 岁。1984 年 2 月 1 日初诊。自诉：胃脘痛，呕吐不止，反复发作，半年余。"B 超"提示：胆结石。脉濡，右滞涩，关尺较大，舌苔白腻。

辨证：脾胃不和，肝胆失调，气滞作痛。

诊断：胆结石。

治则：健脾疏肝，平胆和胃，理气降逆止痛。

处方：茯苓 9g，泽泻 9g，炒杭芍 12g，粉丹皮 9g，制首乌 30g，广橘红 9g，炒杏仁 9g，清半夏 9g，广郁金 9g，延胡索 9g，乌贼骨 9g，广木香 4g，砂仁 6g，煨生姜 6g。5 剂，水煎温服。

3 月 3 日二诊：药后无明显效果，仍脘痛呕吐。脉舌同前。

上方去广橘红、炒杏仁、清半夏、乌贼骨、煨生姜，加炒枳实 9g，全瓜蒌 9g，法半夏 9g，天台乌 6g，川楝子 6g，肉苁蓉 15g，炒大黄 5g。10 剂，水煎温服。

3 月 22 日三诊：药后诸症减轻。脉细濡，关寸大，舌白腻。

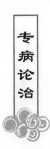

原方去广橘红、炒杏仁、清半夏、延胡索、煨生姜，加炒枳实9g，全瓜蒌9g，法半夏9g，天台乌6g，肉苁蓉10g。10剂，水煎温服。

4月24日四诊：上方服20剂，脉证均佳。

原方去泽泻、广橘红、延胡索、煨生姜，加炒白术9g，炒枳实9g，柴胡9g，丹参12g。10剂，水煎温服。

5月13日五诊：昨天做"B超"，提示：胆囊内未见结石。脉细濡，关寸略大，舌苔白薄腻。

4月24日方再进。5剂，水煎温服。

再未来诊。

例5：张某，男，17岁。1977年11月11日初诊。自诉：右胁下疼痛1月余，纳差，失眠。做胆囊造影、超声波、肝功等检查，疑为胆囊炎、胆结石。经治疗，效不显。胆囊区局限性压痛，有包块，腹直肌稍紧张。血常规：血色素72%，白细胞8400/mm³，脉细濡浑，关寸较大，舌苔白腻。

辨证：中气不运，肝胆不调，气血瘀滞。

诊断：胆囊粘连。

治则：疏肝平胆，活血化瘀止痛。

处方：柴胡9g，生杭芍9g，粉丹皮9g，白头翁9g，秦皮9g，川黄连3g，炒桃仁9g，蒲公英12g，甘草6g，青浮萍9g。3剂，水煎温服。

11月18日二诊：药后右胁下包块缩小，压痛减轻，仍纳差。脉细濡、稍弦紧，右关寸较大，舌苔白薄腻。

上方加川郁金12g。3剂，水煎温服。

11月23日三诊：药后大便稀，右胁下疼痛减轻，包块继续缩小。日前在某医院确诊为胆囊粘连。脉细濡，稍弦紧，关寸大，舌苔白薄腻。

原方加减：茯苓9g，甘草6g，炒杭芍9g，粉丹皮9g，大熟地9g，炒枳实9g，全瓜蒌9g，法半夏9g，广郁金9g，延胡索9g，蒲公英18g，苦桔梗9g，草果仁6g。3剂，水煎温服。

12月21日四诊：右上腹疼痛已不明显，然右季肋下仍有痞块，食纳差，咳嗽，夜间重，清晨吐黄白色黏稠痰，小便正常，大便溏稀，内有未消化之食物。包块已缩小至鸡蛋黄大小，压之稍感隐痛。脉细濡，右不柔，关寸略大，舌苔白腻。

上方加麦门冬9g。5剂，水煎温服。

1978年1月4日五诊：右胁下可扪及如指头大块状物，已变软，压之不痛，食纳、睡眠均佳，除近日咳嗽痰多外，他无明显不适。脉细濡，关寸略大，舌苔白腻。

1977 年 12 月 21 日方加前胡 9g，炙款冬花 9g。5 剂，水煎温服。

7 月 3 日六诊：药后右胁下痞块消失，他无明显不适。脉细濡，关寸略大，舌苔白薄腻。

1977 年 12 月 21 日方再进。5 剂，水煎温服。

药尽痊愈。

例 6：许某，女，54 岁。1985 年 11 月 11 日初诊。自诉：胆结石术后半年，胆囊区仍时感隐痛，呕吐，不思食。脉细濡，关寸大，舌苔白腻。

辨证：脾湿肝郁，胆胃上逆，气滞血瘀。

诊断：胆结石术后遗症。

治则：健脾疏肝，平胆和胃，理气止痛。

处方：茯苓 9g，泽泻 9g，炒杭芍 12g，粉丹皮 9g，制首乌 20g，炒枳实 12g，瓜蒌仁 12g，法半夏 9g，广郁金 9g，延胡索 9g，川楝子 6g，广木香 3g，草果仁 4g，煨生姜 6g。5 剂，水煎温服。

11 月 18 日二诊：药后好转，呕吐已止，胁痛减轻，已能进食，仍乏困无力。脉舌同前。

上方去炒枳实、瓜蒌仁，加广橘红 9g，炒杏仁 9g，丹参 12g。10 剂，水煎温服。

12 月 11 日三诊：药后胁痛已愈，唯有时恶心。脉舌同前。

原方去炒枳实、瓜蒌仁、川楝子、广木香、草果仁、煨生姜，加广橘红 9g，炒杏仁 9g，北沙参 12g，柏子仁 9g，砂仁 4g，丹参 15g。10 剂，水煎温服。

12 月 30 日四诊：尚好，善饥，气馁。脉舌同前。

原方去泽泻、炒枳实、瓜蒌仁、川楝子、广木香、草果仁、煨生姜，加甘草 6g，广橘红 9g，炒杏仁 9g，北沙参 12g，丹参 12g，砂仁 6g。10 剂，水煎温服。

1986 年 1 月 13 日五诊：病情继续好转。脉细濡，关寸较大，舌苔白腻。

原方去炒枳实、瓜蒌仁、川楝子、草果仁、煨生姜，加广橘红 9g，炒杏仁 9g，山楂 9g，砂仁 6g，丹参 15g。10 剂，水煎温服。

药尽痊愈。

例 7：任某，男，32 岁。1984 年 3 月 20 日初诊。自诉：胃脘及右胁下痛半年，曾做"B 超"提示：肝胆未见异常。经治疗，时好时差。脉细濡、稍滞，关寸大，舌苔白薄腻。

辨证：中气不运，胆胃上逆，气滞作痛。

诊断：胆胃气痛。

治则：健脾疏肝，平胆和胃，理气降逆。

处方：茯苓9g，炒白术9g，炒杭芍12g，粉丹皮9g，制首乌30g，广橘红9g，炒杏仁9g，法半夏9g，广郁金9g，延胡索9g，牡蛎粉12g，广木香4g，草蔻仁4g，炙米壳4g，柏子仁9g。5剂，水煎温服。

4月1日二诊：药后疼痛减轻。脉舌同前。

上方去炒白术、牡蛎粉、柏子仁，增炒杭芍为15g，减炙米壳为3g，加泽泻9g，川楝子6g，丹参12g，半枝莲12g。10剂，水煎温服。

4月22日三诊：药后脘胁疼痛明显减轻，当脐痛。脉舌同前。

原方去牡蛎粉、广木香、柏子仁，加乌贼骨9g，半枝莲9g，丹参12g，炒干姜5g。10剂，水煎温服。

药尽痊愈。

噎 食

噎食系因脾湿肝郁，胆胃上逆，气滞胸膈所致。

【脉证机理】饮食劳伤，中土阳衰，脾湿增而肝气郁，胃气逆而肺气滞。气滞不降，积郁胸膈，痞塞不通，症见咽下梗塞不利，胸膈痞闷不舒，甚则饮食梗噎，咽下不利，是病噎食。肺与大肠相表里，肺气郁滞，则大肠结涩。肝与胆相表里，胆木逆升，则肝气郁陷，疏泄不利，因而症见大便涩滞不畅或干结。气滞不降，故脉现细濡，稍滞，关寸大，舌苔白腻。

【治则】平胆疏肝，理气宽胸，和胃降逆，清肺通便。

【方药】茯　苓9g　甘　草6g　粉丹皮9g　全当归9g　炒杭芍9～15g

　　　　煨生姜6g　法半夏9g　瓜蒌仁9g　广郁金9g　陈枳壳9～12g

　　　　北沙参12g

　　　　水煎温服。

【方解】茯苓、甘草健脾和中；炒杭芍、粉丹皮、全当归平胆疏肝；广郁金、北沙参、陈枳壳、瓜蒌仁、法半夏清肺破滞，宽胸降逆，消满通便；煨生姜和胃降逆。

【加减】大便干结或涩滞不利者，加郁李仁9～12g，润肠以通便；或加川厚朴9g，破滞以通便。湿盛腹胀者，去甘草，加泽泻9g，或加泽兰15～30g，利湿消胀。中下湿寒者，改煨生姜为炒干姜 6g，以温暖中下。肺热气滞，水源亏乏，不能濡润咽喉，咽喉不利者，加山豆根 6g，或加川射干 9g，或加苦桔梗 9g，以清利咽喉。气滞不开、胸闷胀者，去甘草，加昆布 9～12g，化瘀软坚以散结。

【忌宜】忌食辛辣刺激及过硬食品，以质软易消化之食物为宜。

【按语】噎食包括食道憩室、食道狭窄等咽下困难诸疾。

上述诸疾显然与食道关系密切。食道有上、中、下三段之别，其憩室之症状也有所不同，然病机均属气滞不降，因之均以胸前区胀闷、痞塞不通、咽下梗塞不利为主症。破滞气，利肠腑，则滞气开而痞塞除，憩室平而其病愈。

【临床医案】

王某，男，50 岁。1976 年 6 月 10 日初诊。自诉：咽部阻噎，吞咽困难 1 年，伴食道烧灼。某医院确诊为胸段食道憩室。经治疗，效不显。脉细濡、关寸大，舌苔白腻。

辨证：脾湿肝郁，肺胃不降，气滞血瘀。

诊断：食道憩室。

治则：健脾疏肝，清降肺胃，理气化瘀。

处方：茯苓 9g，炒白术 9g，炒杭芍 9g，全当归 9g，粉丹皮 9g，广橘红 9g，瓜蒌仁 9g，法半夏 9g，广郁金 9g，泽兰 30g，半枝莲 9g，草果仁 9g，煨生姜 9g，昆布 15g，广木香 6g。5 剂，水煎温服。

6 月 17 日二诊：药后自感效果明显，食硬物仍有噎塞感，二便调。脉细濡，关寸较大，舌苔白薄腻。

上方再进。5 剂，水煎温服。

6 月 24 日三诊：咽痛，大便干，咽下尚顺利，余症同前。脉细濡，关尺大，舌苔白薄腻。

原方改瓜蒌仁为郁李仁 12g。5 剂，水煎温服。

7 月 23 日四诊：药后纳食佳，时泛酸，二便调。脉细濡，关寸大，舌苔白腻。

原方去瓜蒌仁，加郁李仁 9g，淡吴萸 3g。5 剂，水煎温服。

8 月 7 日五诊：服药后自感尚可，咽仍不适，头昏，其他症状减轻。脉细濡，关寸大，舌苔白腻。

原方加郁李仁 9g。5 剂，水煎温服。

9 月 6 日六诊：咽下顺利，他症续减。脉细濡，关寸大，沉弱，舌苔白腻。

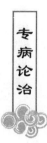

原方加肉苁蓉 15g。5 剂，水煎温服。

9 月 21 日七诊：药后诸症减轻，吞咽已利，大便干燥好转。脉细濡，关寸大，舌苔白腻。

原方改瓜蒌仁为郁李仁 9g，加肉苁蓉 12g。5 剂，水煎温服。

10 月 8 日八诊：药后诸症减轻。脉细濡，关寸略大，舌苔白腻。

原方去瓜蒌仁，加郁李仁 9g，肉苁蓉 12g。5 剂，水煎温服。

药尽痊愈。

呃　逆

呃逆因中气虚弱，甲木横冲，克伐戊土，胃气上逆所致。

【脉证机理】平人清阳左升，浊阴右降，上清下温，故呃逆不作。而阴之所以能升、阳之所以能降之关键，在于中气健旺。脾以湿土主令，胃从燥金化气，是为从令。从令不敌主令之强，所以胃家之燥，常不敌脾家之湿。

由于饥饱不均，过食寒凉，或因情志刺激，损伤中气，致使胃阳虚而脾湿增。中土不健，运化迟滞，水谷停留，阻碍甲木下行之路，必然横克戊土。胃土被贼，失其顺降之性，逆而上冲，则呃呃连声不止，是病呃逆。胃气不降，胆木横冲，故症见胸脘胀闷，纳差气短，善太息。胆胃逆冲，故脉现细濡，两寸关大，甚者脉现弦象，舌苔白薄腻或白腻。

【治则】健脾和胃，平胆疏肝，宽胸降逆。

【方药】
茯　苓 9g	甘　草 6g	炒杭芍 9g	粉丹皮 9g	肉　桂 5~6g
广橘红 9g	炒杏仁 9g	法半夏 9g	广郁金 9g	天台乌 9g
草蔻仁 6g	煨生姜 9~12g			

水煎温服。

【方解】茯苓、甘草健脾和中；炒杭芍、粉丹皮平胆疏肝；广郁金、广橘红、炒杏仁、法半夏清肺理气，降逆止呃；肉桂、草蔻仁温暖中下；天台乌、煨生姜理气和胃，降逆止呃。

【加减】胃寒木郁而泛酸水者，去甘草，加焦白术 9g，乌贼骨 9g，暖胃疏肝以除酸。胃寒苔薄者，加淡吴茱萸 3~5g，荜茇 1.5~3g，或加公丁香 3g，暖胃以降冲逆。呃逆不止者，加炙米壳 5g，暖中以止呃儿。气滞胸闷过重者，去广橘红、炒杏仁，加陈枳壳 9g，瓜蒌仁 9g，破滞降逆以宽胸。肺热苔厚、咽喉不利者，去煨生姜，加北沙参 12g，柿蒂 10 枚，清肺理气，降逆以止呃。呃逆声重、连续不止者，加代赭石 9~15g，旋覆花 9g，炙米壳 5g，暖胃顺气，镇逆以止呃。大便干结者，加炒麻仁9g，肉苁蓉15g，润肠以利便。脾湿重、运迟腹胀者，去甘草，加泽泻9g，利湿以消胀。不宜用大黄、厚朴，慎用二冬，以免败脾伤胃。

【忌宜】忌食生冷寒凉及不易消化之食物，避免情志刺激，解除思想顾虑，保持情志舒畅。

【按语】呃逆是一种常见病，有轻重之不同，系因膈肌痉挛所致。此症多因脾胃湿寒、肝胆不调、胃失和降、逆而上冲使然。

胃喜温润，而主降纳，呃久不愈，则胃之温气随呃而亡失，必致胃寒，其气更逆，呃亦愈重。

轻而偶发者，调节饮食，涵养情志，使一时逆乱之气机，复其升降之常，可不药自愈。重而频发不已者，必须凭脉辨证以治之。治当首在温中，以培其本，兼调肝胆，使脾胃冲和，肝胆调畅，则逆气顺降而呃逆自止。

【临床医案】

例1：王某，女，43岁。1976年8月24日初诊。自诉：呃呃连声不止，伴心慌气短，胸痞，不思饮食，大便干，有时大便稀，多梦，胃脘隐痛半年余，外院诊断为膈神经痉挛。经治疗，效不显。脉细濡，寸关大，舌苔白腻。

辨证：脾湿肝郁，胆胃上逆，肺气不降。

诊断：呃逆。

治则：健脾疏肝，平胆和胃，清肺理气降逆。

处方：茯苓9g，焦白术12g，炒杭芍9g，粉丹皮9g，肉桂6g，广橘红9g，炒杏仁9g，法半夏9g，广郁金9g，天台乌9g，石菖蒲9g，淡吴茱萸6g，煨生姜9g，荜茇3g，草蔻仁6g。3剂，水煎温服。

8月31日二诊：药后效不明显，仍呃逆不止，胃脘时痛，大便时干。脉沉细濡，关寸大，舌苔白腻。

上方改肉桂为川芎9g，改淡吴茱萸为柿蒂10个。3剂，水煎温服。

9月7日三诊：药后效不显，仍呃逆，胃脘痛。脉细濡，寸关大，舌苔白腻。

原方改肉桂为川芎9g，改石菖蒲为广木香6g，加柿蒂10个。3剂，水煎温服。

11月6日四诊：一直服上方，仍呃逆，脘痛，食纳好转。脉细濡、关寸较大，舌苔白薄腻。

原方加炙米壳6g。3剂，水煎温服。

11月8日五诊：药后呃逆减轻，仍脘痛，二便正常。脉细濡，稍滞，关寸略大，舌苔白腻。

原方加炙米壳6g。3剂，水煎温服。

11月20日六诊：药后无明显变化。脉沉细濡，关寸略大，舌苔白腻。

原方加炙米壳9g。3剂，水煎温服。

11月27日七诊：药后效果甚好，呃逆减轻，大便仍干。脉细濡稍弱，关寸略大，舌苔白薄腻。

原方加炙米壳6g，广木香6g。3剂，水煎温服。

11月30日八诊：药后呃逆减轻，四肢仍乏困无力，时心慌。脉细濡、弱，关寸较大，舌苔白腻。

原方加炙米壳6g，广木香9g。3剂，水煎温服。

12月21日九诊：服上方自感诸症减轻。停药半月后，又胃痛呃逆。脉细濡，寸关大，舌苔白薄腻。

原方加广木香6g，炙米壳6g。3剂，水煎温服。

1977年1月11日十诊：呃逆减轻，头昏，睡眠差，脸肿胀。脉沉细濡，关寸略大，舌苔白腻。

原方加广木香6g，炙米壳6g。5剂，水煎温服。

1月15日十一诊：药后呃逆已除，仍感头闷胀，脸肿胀，下午加重，咳嗽。脉细实，寸关大，舌苔白腻。

原方加广木香6g，炙米壳6g，减淡吴茱萸为3g。3剂，水煎温服。

1月29日十二诊：上方服9剂，面部浮肿减轻，胃痛好转，有时右胁痛，大便干，小便黄。脉细濡，关寸略大，舌苔白腻。

原方去淡吴茱萸，加北沙参12g，炙米壳5g。3剂，水煎温服。

药尽痊愈。

例2：黄某，男，35岁。1986年4月24日初诊。自诉：纳差，有时腹痛，打呃儿，半年余。在当地治疗，效不显。脉细濡、弦涩，左关尺、右关寸大，舌苔白腻。

辨证：中气不运，肝脾郁陷，肺胃上逆。

诊断：腹痛，呃逆。

治则：健脾和胃，疏肝升陷，理气降逆。

处方：茯苓9g，焦白术9g，炒杭芍12g，制首乌30g，桂枝9g，广橘红9g，炒杏仁9g，法半夏9g，广郁金9g，延胡索9g，乌贼骨9g，石菖蒲12g，砂仁

6g，肉苁蓉 12g，炙米壳 3g。5 剂，水煎温服。

4 月 28 日二诊：药后平稳。脉细濡、弦，左关尺、右关寸大，舌苔白满腻。

上方去石菖蒲、肉苁蓉，增炙米壳为 4g，加广木香 3g。5 剂，水煎温服。

5 月 4 日三诊：药后诸症有所减轻。脉细濡、弦，关尺大，舌苔白腻。疑系肝脏病变，嘱查肝功。

原方去桂枝、石菖蒲，增炙米壳为 4g，加银柴胡 9g，广木香 3g。5 剂，水煎温服。

5 月 11 日四诊：药后病情好转，肝功正常，抗原阳性。脉细濡，关寸较大，舌苔白腻。

原方去白术、桂枝、乌贼骨、石菖蒲、肉苁蓉，增炙米壳为 4g，加泽泻 9g，粉丹皮 9g，北沙参 12g，银柴胡 9g，煨生姜 6g。5 剂，水煎温服。

5 月 18 日五诊：脉证均佳。

原方去白术、桂枝、乌贼骨、石菖蒲、肉苁蓉，加建泽泻 9g，粉丹皮 9g，北沙参 12g，半枝莲 9g，银柴胡 9g，煨生姜 6g。10 剂，水煎温服。

再未来诊。

例 3：马某，女，15 岁。1983 年 1 月 18 日初诊。其母代诉：不欲食 1 年余。血色素 6.8g。1982 年 7 月开始，自感食欲不佳，每日进食 5～7 两，身体渐瘦。在某医院住院治疗 3 个月，诊断为神经性厌食症，中西医结合治疗效不显。现仍不欲食，纳食后腹胀，精神不振，有时盗汗，大便每日 1 次，略干，小便正常，体重 27kg，眼睑肿胀，面色㿠白。脉沉濡弱，关尺略显，舌苔白腻。

辨证：脾湿肾寒，肝气郁陷，胆胃不降。

诊断：纳呆，消瘦。

治则：健脾疏肝，温中暖下，平胆和胃。

处方：茯苓 9g，甘草 6g，炒杭芍 9g，粉丹皮 9g，肉桂 4g，广橘红 9g，炒杏仁 9g，法半夏 6g，广郁金 6g，砂仁 6g，炒川椒 3g，炙米壳 4g，党参 15g，乌梅 12g，炒干姜 4g。3 剂，水煎温服。

1 月 22 日二诊：药后饮食略有增加，腹胀好转，精神有所好转，二便通调。脉细濡实，关尺大，舌苔白，根稍腻。

上方再进，5 剂，水煎温服。

1 月 27 日三诊：药后饮食渐增，精神好转，二便调，心烦，右胁下痛，体重增加 0.5kg。脉细濡，稍涩，关尺略大，舌苔白腻。

原方加黄芩炭 3g。5 剂，水煎温服。

2月1日四诊：药后尚好，今晨头痛，体重 30kg。脉细濡，左关尺、右关寸大，舌苔白薄滑。

原方加鸡内金 6g。5 剂，水煎温服。

2月5日五诊：自感尚可，纳食知香，仍感腹胀。脉细濡、稍沉，关寸略大，舌苔白淡滑。

原方加鸡内金 9g。5 剂，水煎温服。

2月10日六诊：自感尚好，纳食知香，腹胀已除，仍感乏困。脉细濡、稍缓，关寸略大，舌苔白滑。

原方加鸡内金 9g。5 剂，水煎温服。

2月17日七诊：自感尚好，腹胀已愈，乏困减轻。脉细濡，较实，关寸略大，舌苔白腻。

原方加山楂 12g。5 剂，水煎温服。

2月22日八诊：昨晚腹泻 3 次，稀水样便，伴恶心、呕逆、头痛。脉细濡，稍缓，右关尺较大，舌苔白薄腻。

原方去炒干姜，加肉蔻 3g，鸡内金 9g，煨生姜 6g。5 剂，水煎温服。

3月1日九诊：腹泻已止，现无明显不适。脉细濡，稍弱，左关尺、右关寸大，舌苔淡黄，滑。

原方改广橘红为广陈皮 9g，加鸡内金 9g。5 剂，水煎温服。

3月10日十诊：上方服 10 剂，近几天纳差，稍感腹胀，睑胀已愈，咽干。脉细濡，稍弦，左关尺、右关寸大，舌苔白薄。

原方改炒川椒为鸡内金 9g，加赤石脂 9g，改炒干姜为川射干 6g。5 剂，水煎温服。

3月17日十一诊：饮食稍增加，精神好转，腹胀减轻，大便干，咽痛。脉细濡、稍弦，左关尺、右关寸较大，舌苔白薄。

原方去肉桂、炒川椒，加鸡内金 9g，川射干 9g。5 剂，水煎温服。

3月31日十二诊：药后诸症均有所好转。查血：血色素 92%，红细胞 340 万，白细胞 3200，中性 60%，淋巴 40%。脉沉细濡，右寸稍弦，舌苔白腻。

原方去甘草、法半夏、广郁金，加炒白术 9g，鸡内金 9g。5 剂，水煎温服。

4月14日十三诊：药后纳食增加，纳食后胃脘仍胀，口渴。脉细濡，关寸较大，舌苔白腻。

原方去甘草、法半夏、广郁金，加炒白术 9g，鸡内金 9g。3 剂，水煎温服。乌梅丸 3 盒，每次 1 丸，每日 3 次。

5月19日十四诊：药后自感尚好，无明显不适。查血：血色素10g，白细胞3700，中性72%，淋巴28%，血小板13万。脉细濡，右稍弦，关寸较大，舌苔白腻。

原方加减：茯苓12g，炒白术9g，炒苍术9g，炒杭芍12g，全当归9g，广橘红9g，炒杏仁9g，法半夏6g，乌梅肉9g，炒川椒1.5g，炒干姜6g，炙米壳3g，草蔻仁4g。5剂，水煎温服。

6月30日十五诊：自感尚好，体重增加，纳食佳，无其他不适。近几天感冒。查血：血色素11g，白细胞4500，中性70%，淋巴30%。脉细濡，关寸较大，舌苔白腻。

原方加减：茯苓9g，炒白术9g，炒苍术9g，炒杭芍12g，制首乌20g，广橘红9g，炒杏仁9g，法半夏6g，广郁金7g，丹参12g，北沙参12g，补骨脂7g，乌梅肉9g，草果仁3g。3剂，水煎温服。

药尽痊愈。随访至今，未复发。

例4：刘某，男，35岁。1986年11月26日初诊。自诉：吞酸烧心，半年余。经治疗，效不显。脉细濡，稍弦，关寸大，舌苔白薄。

辨证：脾湿肝郁，肺胃上逆。

诊断：吞酸。

治则：健脾疏肝，清降肺胃。

处方：茯苓9g，泽泻9g，炒杭芍9g，粉丹皮9g，肉桂4g，广橘红9g，炒杏仁9g，法半夏9g，广郁金9g，天台乌6g，乌贼骨9g，广木香3g，砂仁5g，炙米壳3g，炮干姜4g。5剂，水煎温服。

12月26日二诊：药后脉证均佳。

上方去泽泻、天台乌、广木香、炮干姜，加炒白术9g，延胡索9g，炒苍术9g，炒干姜4g。10剂，水煎温服。

药尽痊愈。

例5：杜某，女，56岁。1987年12月22日初诊。自诉：吐酸水，食道不适，便秘，半年余。经治疗，效不显。脉细濡，关寸较大，舌苔白腻。

辨证：脾湿肝郁，胆胃上逆，大肠结涩。

诊断：吞酸，便秘。

治则：健脾疏肝，和胃平胆，理气润肠通便。

处方：茯苓9g，炒苡仁9g，炒杭芍9g，粉丹皮9g，制首乌30g，广橘红9g，炒杏仁9g，法半夏9g，广郁金9g，延胡索9g，乌贼骨9g，制香附3g，白蔻仁

9g，肉苁蓉 15g，姜厚朴 12g。5 剂，水煎温服。

12 月 29 日二诊：药后好转。脉细濡，关寸较大，舌苔白腻。

上方去制香附、肉苁蓉，增乌贼骨为 12g，减制首乌为 20g，加煨生姜 4g。10 剂，水煎温服。

1988 年 1 月 20 日三诊：上方服 10 剂，吞酸、便秘基本已愈。脉细濡，关寸大，舌白薄。1987 年 12 月 29 日方再进，10 剂，水煎温服。

药尽痊愈。

例 6：张某，女，50 岁。1984 年 3 月 24 日初诊。自诉：吐酸水，大便干，不利，1 年余。服西药片，时好时差，至今未愈。脉细濡，关寸大、稍弦，舌苔白腻。

辨证：脾湿肝郁，胆胃上逆，大肠结涩。

诊断：吞酸，便秘。

治则：健脾疏肝，和胃平胆，理气润肠通便。

处方：茯苓 9g，焦白术 9g，炒杭芍 12g，粉丹皮 9g，肉桂 4g，广橘红 9g，炒杏仁 9g，法半夏 9g，广郁金 9g，延胡索 9g，乌贼骨 9g，广木香 4g，草蔻仁 9g，肉苁蓉 15g，炒麻仁 9g。5 剂，水煎温服。

4 月 19 日二诊：药后诸症好转。脉舌同前。

上方去延胡索、肉苁蓉，增肉桂为 5g，减广木香为 3g，加天台乌 6g，炙米壳 4g。5 剂，水煎温服。

5 月 1 日三诊：药后好转。脉舌同前。

4 月 19 日方再进。5 剂，水煎温服。

8 月 15 日来函称：上方服 20 剂，诸症均愈。

胃下垂

胃下垂系因中气虚弱、脾湿不运、食停不化使然。

【脉证机理】胃主受盛，脾主消磨，中土阳旺，则胃气顺降而善食纳，脾气升运而善消磨。

由于饱食未化，或因长期站立工作，或因车马颠簸，或因产后下床过早，致使中气虚弱，脾胃不和，运化迟缓，久则脘腹胀满，下坠隐痛，是病胃下垂。胃气滞而不降，故而食纳减少。旧谷不去，新谷难入，故症见不思饮食，食亦难消。中脘壅满，胆胃上逆，故兼见头昏脑涨、心慌气短等症。肝脾不升，可见腹胀，大便先干后溏，或干结难下。气滞不降，故脉现细濡、寸关大，舌苔白腻。

【治则】健脾和胃，平胆疏肝，宽胸降逆。

【方药】茯　苓9g　焦白术9g　炒杭芍9g　粉丹皮9g　炒苍术9～12g

陈枳壳9g　炒杏仁9g　法半夏9g　广郁金9g　延胡索9g

草蔻仁6g　炒干姜5～6g

水煎温服。

【方解】茯苓、焦白术健脾和胃；炒苍术健脾消胀；炒杭芍、粉丹皮平胆疏肝；陈枳壳、炒杏仁、法半夏宽胸利气降逆；广郁金、延胡索疏肝止痛；草蔻仁、炒干姜温中暖下。

【加减】脾湿肝郁、下陷不升、脉现关尺大者，加桂枝6～9g，疏肝以升陷。大便干结者，加肉苁蓉15g，润肠通便。胃脘痛胀者，加天台乌6～9g，理气止痛。胸膈闷满不适者，加薤白9g，利气宽胸。小便黄赤、舌苔厚腻者，加淡竹茹9g，焦山栀6～9g，清肺润燥，通利膀胱，以祛湿热。

【忌宜】忌食辛辣刺激及寒凉食品，以温性、高营养、宜消化食品为宜。

【按语】胃下垂属脏器下垂之一，医者多辨为中气下陷，以升提之药治之。验之临床，脾湿重而胃气逆，脉现寸关大者亦屡见不鲜。从症治疗无效必须从脉，以健脾利湿、和胃降逆、疏肝化瘀之法，使滞气开而胃纳增，清气升而宿食化，中气健运，痞满消除，则病渐愈。不可一见"下垂"二字概谓之中气下陷，径用升提之法，使肺胃更逆。病不唯不愈，反而食纳全废，日渐危笃。

【临床医案】

例1：巴某，女，30岁。1986年6月21日初诊。自诉：鸡鸣泻，打呃儿，纳差，胃胀，消化不良，消瘦，半年余。经治疗，效不显。脉细濡，关尺大，舌苔白腻。

辨证：脾湿肝郁，胆胃上逆，大肠不敛。

诊断：幽门痉挛，慢性结肠炎。

治则：健脾疏肝，平胆和胃，理气降逆，敛肠止泻。

处方：茯苓9g，泽泻9g，炒杭芍9g，粉丹皮9g，桂枝9g，党参15g，赤石脂12g，炒干姜6g，炙米壳4g，肉蔻3g，补骨脂9g。5剂，水煎温服。

6月28日二诊：药后腹泻已止，仍呃逆。某医院"钡透"提示：幽门痉挛。脉细濡，关寸较大，舌苔白腻。

上方去泽泻、桂枝、党参、炒干姜、煨肉蔻、补骨脂，减赤石脂为9g，加炒白术9g，肉桂4g，广橘红9g，炒杏仁9g，法半夏9g，广郁金9g，砂仁6g，

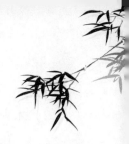
专病论治

广木香 3g，煨生姜 5g。5 剂，水煎温服。

7 月 4 日三诊：药后平稳，纳食后胃痛。脉细濡，关寸略大，舌苔白腻。

原方去泽泻、桂枝、党参、赤石脂、炒干姜、煨肉蔻、补骨脂，减炙米壳为 3g，加炒白术 9g，肉桂 4g，广橘红 9g，炒杏仁 9g，法半夏 9g，砂仁 4g，延胡索 9g，炒苍术 12g，炮干姜 5g。5 剂，水煎温服。

7 月 11 日四诊：药后有时恶心呕吐，不思饮食。脉细濡，关尺大，舌苔白腻。

原方去泽泻、党参、赤石脂、炒干姜、米壳、煨肉蔻、补骨脂，减桂枝为 7g，加炒白术 9g，广陈皮 9g，炒杏仁 9g，炒苍术 12g，砂仁 5g，延胡索 9g，炮干姜 5g，法半夏 7g。5 剂，水煎温服。

7 月 17 日五诊：药后脉证均有好转。7 月 11 日方再进。5 剂，水煎温服。

9 月 6 日六诊：上方服 15 剂，尚好，近来大便又稀，消化欠佳。9 月 2 日"钡透"提示：胃肠未见异常。脉细濡，关尺较大，舌苔白腻。

原方去泽泻、肉蔻，加炒白术 9g，砂仁 4g，石菖蒲 9g。5 剂，水煎温服。

9 月 20 日七诊：上方服 10 剂，腹泻已愈，仍恶心欲吐。脉细濡缓动，关寸略大、不匀，舌苔白腻。

原方去泽泻、桂枝、赤石脂、肉蔻、补骨脂，减炒干姜为 5g，炙米壳为 3g，加炒白术 9g，肉桂 5g，广陈皮 9g，炒杏仁 9g，法半夏 9g，砂仁 4g，炒苍术 12g，石菖蒲 12g。5 剂，水煎温服。

11 月 16 日八诊：脉证均佳。9 月 20 日方再进，5 剂，水煎温服。

再未来诊。

例 2：陈某，男，18 岁。1987 年 5 月 22 日初诊。自诉：纳差，胃胀，体瘦，遗精，1 年余。某医院"钡透"，提示：胃下垂、胃窦炎。服中药、西药，效均不显。脉细濡，关左尺、右关寸大，舌苔白腻。

辨证：脾虚肾寒，肝气下陷，疏泄不藏。

诊断：胃下垂，胃窦炎，遗精。

治则：健脾温肾，疏肝升陷，敛精止遗。

处方：茯苓 9g，甘草 9g，炒杭芍 9g，粉丹皮 9g，桂枝 9g，广陈皮 9g，炒杏仁 9g，法半夏 9g，广郁金 9g，延胡索 9g，乌贼骨 9g，广木香 3g，白蔻仁 5g，生龙骨 5g，炮干姜 4g。5 剂，水煎温服。

7 月 17 日二诊：药后诸症均有所好转。脉细濡，稍缓，关寸略大，舌苔白腻。

上方去甘草、广郁金、乌贼骨、广木香、炮干姜，减桂枝为 6g，加炒白术9g，牡蛎粉 12g，粉苍术 9g，煨生姜 4g。10 剂，水煎温服。

9 月 2 日三诊：胃痛已愈，纳食增加，他症均减。脉细濡，关寸略大，舌苔白腻。

原方去甘草、广陈皮、广郁金、乌贼骨、广木香、炮干姜，减桂枝为 6g，加炒白术 9g，广橘红 9g，牡蛎粉 12g，炒苍术 9g，煨生姜 4g。10 剂，水煎温服。

12 月 4 日四诊：诸症均愈，体重增加 10kg，气色精神如同常人。脉细濡，关寸略大，舌苔白薄。

香砂养胃丸两盒，照说明服，以善后。

例 3：刘某，女，27 岁。1984 年 5 月 28 日初诊。自诉：胃脘胀坠，纳食后尤甚，纳差运迟，半年余，某医院确诊为胃下垂。屡经中西医治疗，效均不显。脉细濡，关寸大，舌白腻。

辨证：脾湿肝郁，肺胃不降。

诊断：胃下垂。

治则：健脾疏肝，和胃理气降逆。

处方：茯苓 9g，焦白术 9g，炒苍术 12g，炒杭芍 9g，粉丹皮 9g，广陈皮 9g，炒杏仁 9g，法半夏 9g，广郁金 9g，延胡索 9g，乌贼骨 9g，广木香 3g，草蔻仁5g，炙米壳 3g。5 剂，水煎温服。

7 月 11 日二诊：药后纳食好转，他症也减。脉舌同前。

上方去延胡索，加天台乌 6g，丹参 12g。10 剂，水煎温服。

7 月 30 日三诊：药后诸症好转。脉舌同前。

原方去延胡索、广木香，减炒苍术为 9g，加天台乌 6g，黄芩炭 9g，丹参12g。5 剂，水煎温服。

9 月 10 日四诊：一直服上药，诸症均愈，体重增加。脉细濡，关寸略大，舌苔白薄。

原方再进，5 剂，水煎温服，以善后。

再未来诊。

泻　泄

泻泄系因脾湿肾寒，肝木郁陷，水谷不化，下陷二肠所致。

【脉证机理】谷入于胃，脾阳消磨，精华归于五脏，是为气血。槽粕传于大肠，而为大便。水入于胃，脾阳蒸腾，化为雾气，上归于肺，肺气降洒。其清者化为津液，濡润四肢百骸。其浊者注于膀胱，而为溲溺。糟粕贮于大肠，水液渗于膀胱，盛满之时，肝木行其疏泄之令则为便溺。因而溺不至于闭癃，便不至于滑泄，故不病泻泄。

由于劳伤中气，或因饮食不节，或因郁怒伤肝，或因外感寒湿之邪损伤脾胃，肝脾郁陷，致使水谷不分同趋二肠，摧注而下，是病泻泄。脾湿肝郁，运化迟滞，水谷难消，肝木愈郁，木郁则行其疏泄，故症见大便稀溏，或纯系黄水，或见完谷不化。脾主大腹，脾湿肝郁，必克己土，故症见大腹作痛。肝木郁冲，行其疏泄，故而腹痛即泄。泄后腹内舒和，肝郁遂减，故而泄后痛减。移时大肠壅满，土木复郁，故痛泄复作。肝郁不得上达，盘郁大腹，故症见大腹胀满。久泻不愈，摧剥脂膏，故症见便下清稀，兼杂肠垢白滑。肝脾下陷，胆胃必逆，故症见恶心呕吐，不思饮食。肝脾郁陷，故脉现细濡，稍弦，关尺大，舌苔白腻。

【治则】健脾渗湿，疏肝升陷，温暖中下，敛肠止泻。

【方药】茯　苓9g　焦白术9g　甘　草6g　粉丹皮9g　桂　枝9g
党　参15g　肉　蔻3g　炒干姜6g　炙米壳5g
水煎温服。

【方解】茯苓、焦白术、甘草健脾和胃，渗湿燥土；桂枝、粉丹皮疏肝止痛，升陷止泄；党参补中益气，升陷止泄；炒干姜、煨肉蔻、炙米壳温中暖下，敛肠止泻。

【加减】腹痛重者，加炒杭芍9g，疏肝以止痛。大便稀溏、滑泻不收者，加赤石脂12g，敛肠以止泻。恶心呕吐者，加法半夏9g，鲜生姜9g，和胃顺气，降逆以止呕。久利不止，脘腹胀满，腹内奔气冲激鸣响，脉现细濡、稍弦，关寸大，舌质红如辣椒、无苔者，为火旺血热之征，去桂枝，加川黄连3~5g，清心火凉血。夜热者，去桂枝，加炒黄柏6~9g，川黄连3~5g，乌梅肉6~9g，清君相之火以退热，酸敛以止泻。发热，下利轻，呕吐重，脉现细濡、稍弦数，关寸较大，舌苔黄腻者，径用"黄芩半夏生姜汤"加味（炒黄芩9g，法半夏9g，鲜生姜9g，炒杭芍9g，甘草6g，粳米9g），平胆和胃，降逆止呕以治之。

【忌宜】忌生冷，辣椒、酒等刺激性食物，忌腥荤，勿食不洁及难于消化之食品；以食易消化之食品为宜。

【按语】泻泄系后世病名，先秦以远统称为"泄"，汉、唐之际称为"下痢"，包括急慢性胃肠炎、消化不良等以腹泻为主症之疾患。

泻泄多因脾肾湿寒，肝木郁陷，故治疗以温燥水土、疏肝升陷为主。若大肠寒滑不收者，用"桃花汤"，温暖中下，涩肠固脱以治之。若肝郁化热生风者，脾肾仍属湿寒，谓之厥阴下痢，用"乌梅汤"，温燥水土，润肝息风以治之。若外感风寒，太阳少阳合病下痢，中下不寒，但有上热者，谓之少阳下痢，用"黄芩汤"，平胆泄热以治之。凡泻泄而不受温燥者，皆少阳、厥阴下痢之类。

急性胃肠炎，上热重而兼呕吐者，用"黄芩加半夏生姜汤"；呕吐重者，用鲜生姜煎汤送服"藿香正气丸"；盛夏贪饮冷水，及饮食不洁，致使夜热毛蒸，出虚汗，腹胀泻痢，兼见完谷不化者，为腹内有寒积之征，巴豆两枚，焙黄，取霜口服，荡涤寒积，寒积去则痢自止。

【病案举例】

例1：寇某，女，14岁。1980年4月12日初诊。其父代诉：胃痛腹泻4个月，呕吐消瘦，两个月。1979年12月因食生冷食物，致使胃脘疼痛，腹泻稀便，逐日加重。近两月来，食后即吐，嗜睡纳呆，每天仅能强食1～3两，四肢酸软无力，明显消瘦，某医院诊断为吸收不良综合征、小肠吸收不良、部分胃扭转。屡经中西医治疗无效，卧床不起，被迫停学。面色萎黄，形体消瘦，体重32.5kg，精神萎靡，下肢肿胀。脉细濡、沉，关寸较大，苔薄白。

辨证：脾虚胃逆，大肠不敛。

诊断：吸收不良综合征，泻泄。

治则：健脾疏肝，敛肠止泻。

方药：茯苓9g，炒白术9g，炒杭药9g，粉丹皮9g，肉桂5g，党参12g，赤石脂12g，炒干姜6g，肉蔻4g，炙米壳4g，乌梅3枚。3剂，水煎温服。

4月15日二诊：药后思食，仍呕吐泛酸，四肢欠温。脉细濡，右关寸略大，舌尖红，苔薄白。

上方加川黄连5g。5剂，水煎温服。

4月19日三诊：服药两剂后，呕吐、脘痛已止，大便正常，思食善饥，日食6两，精神好转。脉细濡，关寸略大，舌苔白薄腻。

原方加川黄连3g。10剂，水煎温服。

5月31日四诊：复学3周，精神、食纳均佳，日进食0.75kg，二便正常，体重43.5kg。脉细濡，关寸较大，苔白腻。

原方加川黄连3g。10剂，水煎温服。

7月12日五诊：精神、食纳均佳，二便正常，体重48.5kg。脉细濡，关寸较大，苔白腻。

乌梅丸2盒，每次1丸，每日2次，以善后。

随访至今，未复发。

例2：丛某，男，70岁。1987年9月28日初诊。自诉：腹泻，每天3～4次，纳差，胃脘时胀，乏困无力，半年。经中西医治疗，效不显。脉细濡，左关尺、右关寸大，舌苔白腻。

辨证：脾虚肾寒，肝气下陷，大肠失敛。

诊断：慢性结肠炎，泻泄。

治则：健脾温肾，和胃疏肝，敛肠止泻。

处方：茯苓9g，泽泻9g，炒杭芍9g，粉丹皮9g，桂枝6g，党参15g，赤石脂12g，炮干姜6g，炙米壳3g，白蔻仁4g，补骨脂9g。6剂，水煎温服。

10月12日二诊：药后自感尚可。脉舌同前。

上方去泽泻，增桂枝为9g，白蔻仁为5g，加甘草6g，法半夏6g。6剂，水煎温服。

11月17日三诊：药后平稳，因天冷，昨天又腹泻。脉细濡，关寸略大，舌苔白腻。

原方去泽泻、党参、白蔻仁，增桂枝为9g，炮干姜为9g，加甘草6g，红人参（另煎）5g，肉蔻3g，炒苍术12g。5剂，水煎温服。

1988年1月5日四诊：日前在某医院住院1个月，腹泻已止，仍肠鸣。脉细濡，左关尺大，舌根稍满腻。

原方去泽泻、党参、炮干姜，增桂枝为9g，炙米壳为5g，加炒白术9g，红参（另煎）6g，炒干姜6g，石菖蒲9g。6剂，水煎温服。

3月23日五诊：近来每天大便两次，较稀，仍肠鸣，腹不舒。脉细濡、关寸略大，舌苔白腻。

原方去泽泻、党参，增炮干姜为9g，白蔻仁为6g，加焦白术9g，红参（另煎）6g，炒苍术12g。6剂，水煎温服。

再未来诊。

例3：朱某，女，35岁。1988年2月24日初诊。自诉：患鸡鸣泻5年，日泻5～10次，纳差消瘦，当地医院诊断为慢性结肠炎。服黄连素、抗生素即止，然旋又犯病，至今未愈。脉细濡，右关寸大，舌苔白腻。

辨证：脾肾虚寒，肝脾下陷，大肠失敛。

诊断：慢性结肠炎，泄泻。

治则：健脾温肾，疏肝升陷，涩肠止泻。

处方：茯苓9g，泽泻9g，炒杭芍9g，粉丹皮9g，肉桂4g，党参15g，赤石脂12g，炮干姜9g，白蔻仁4g，炙米壳4g，补骨脂9g，法半夏9g。6剂，水煎温服。

3月2日二诊：药后腹泻好转，日4次，胃脘仍胀，消化欠佳。脉细濡，关寸大，舌苔白腻。

上方去泽泻、肉桂、白蔻仁，增茯苓为12g，赤石脂为15g，加焦白术9g，桂枝9g，砂仁16g，炒苍术12g。6剂，水煎温服。

3月18日三诊：药后腹泻明显好转，日两次，胃脘嘈杂不舒，口苦。脉细濡、稍紧，关寸较大，舌苔白腻。

原方去泽泻、肉桂、补骨脂，增赤石脂为15g，白蔻仁为5g，加炒白术9g，桂枝8g，炒苍术12g，川黄连3g。6剂，水煎温服。

5月10日四诊：一直服上药，大便已正常，纳食一般，嘈杂已除。脉细濡，关寸略大，舌苔白薄。

乌梅丸两盒，每次1丸，每日3次，以善后。

例4：陈某，男，59岁。1985年12月26日初诊。自诉：患慢性结肠炎3年余，经治疗，已明显好转。近因天气冷，又腹泻腹痛。脉细濡、两关偏寸较大，舌苔白腻。

辨证：中气不运，脾湿肝郁，大肠不敛。

诊断：慢性结肠炎，泄泻。

治则：健脾疏肝，敛肠止泻。

处方：茯苓9g，泽泻9g，炒杭芍9g，粉丹皮9g，肉桂5g，党参15g，赤石脂12g，炒干姜9g，炙米壳4g，煨肉蔻3g。5剂，水煎温服。

1986年1月9日二诊：上方服10剂，大便已正常。脉细濡，关寸较大，舌苔白腻。

上方去泽泻，减炙米壳为3g，加焦白术9g，补骨脂6g。5剂，水煎温服。药尽痊愈。

痢　疾

痢疾系因脾湿肝郁，乙木陷于大肠，大肠气滞不升所致。

【脉证机理】金主气而木主血，金生于土而木生于水。平人水温而土燥，金肃而气调，木舒而血畅，传导顺遂，故不病痢疾。

由于恣食生冷，饮食不洁，或时疫之气感袭，伤损脾胃，而致脾湿。脾湿

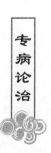

不能升庚金而达乙木，因而乙木庚金俱陷，大肠气滞，症见脐腹疼痛，里急后重，痢下赤白，是病痢疾。金性收敛而木性疏泄，庚金收敛，故出不至于遗矢，乙木疏泄，故藏不至于闭塞。乙木庚金俱陷，致使金愈郁而愈欲敛，木愈郁而愈欲泄。木气疏泄而金强敛之，致使敛而不闭：泄而不透，藏不能藏，泄不能泄，势必隧路梗阻，传导艰难，故症见里急后重。庚金涩滞，木强泄之，滞气缠绵，剥蚀摧伤，脂血俱下，故症见少腹绞痛，痢下赤白。

土湿木郁、郁而化热、陷于大肠、大肠气滞者为湿热痢，多来势急骤，赤多白少，甚则纯痢血水；肾寒脾湿、肝木郁陷、大肠湿寒者为湿寒痢，多来势较缓，白多赤少，或白滑如冻，或经年不愈，反复发作。

湿热痢因肝郁胆逆，甲木化生相火而上炎，故症见发热口渴、烦躁面赤；寒湿痢因脾肾阳虚，肝木幽沦，故症见神疲畏寒、口润不渴、面色㿠白。

（一）赤痢

赤痢因脾湿肝郁，化生湿热，陷于大肠，大肠气滞，故脉现细濡、较弦，关尺大，舌苔白腻，或白满腻，或燥腻，舌尖红。

【治则】健脾渗湿，疏肝升陷，滑肠行瘀。

【方药】茯　苓9g　泽　泻9g　甘　草6g　黄芩炭9g　炒杭芍12g
　　　　粉丹皮9g　嫩桑枝15g　广陈皮9g　肉苁蓉15g
　　　　水煎温服。

【方解】茯苓、泽泻、甘草健脾渗湿，和中缓急；嫩桑枝、炒杭芍、粉丹皮疏肝升陷，化瘀止痛；黄芩炭清泻上热；广陈皮、肉苁蓉清肺理气，滑肠祛瘀。

【加减】红白兼杂、腹痛重者，加白头翁9g，疏肝泻火，化瘀止痛。发热者，加秦皮9g，炒黄柏9g，清泄厥阴湿热。下坠重者，改广陈皮为陈枳壳9g，破滞气以除坠。夹热下痢、来势急骤者，径用"白头翁汤"（白头翁9g，川黄连3～6g，炒黄柏9g，秦皮9g），清利湿热，化瘀止痢。

（二）白痢

白痢因肾寒脾湿，肝木郁陷，大肠气滞，故脉现细濡，较沉，关尺较大，舌苔白薄腻。

【治则】健脾渗湿，疏肝升陷，滑肠祛瘀。

【方药】茯　苓9g　泽　泻9g　甘　草6g　桂　枝9g　炒杭芍9g
　　　　粉丹皮9g　广陈皮9g　肉苁蓉15g
　　　　水煎温服。

【方解】茯苓、泽泻、甘草健脾渗湿，和中缓急；桂枝、炒杭芍、粉丹皮疏肝升陷，化瘀止痛；广陈皮、肉苁蓉清肺理气，滑肠祛瘀。

【加减】春夏之季，减桂枝为6g，以防助肝家之燥。下寒腹痛者，加炒干姜5g，温暖中下以止痛。大便稀、下坠不明显者，去肉苁蓉，加炙米壳5g，暖中以止泄。春夏之季，兼见痢下色红者，加茯苓炭6～9g，以清相火。痢下黑褐，状如果酱者，多系阿米巴痢，加白头翁6～9g，清热疏肝以祛瘀。

【忌宜】忌辣椒、酒等刺激性食物，以食易消化之食品为宜。

【按语】痢疾系指急慢性细菌性痢疾等，症见腹痛、里急后重、便脓血，或见发热之疾患，分湿热痢、湿寒痢（或称虚寒痢）两大类。疫毒痢属湿热痢范畴，久痢、休息痢多属湿寒痢范畴。

痢疾之作均因脾湿，肝与大肠俱陷。木郁而化热者，则为湿热痢；湿重而肾寒者，则为湿寒痢。所以然者，木郁则生热，水郁则生寒，而寒热之源，均因足太阴脾土湿盛。湿为阴邪，与寒同类，故湿寒为痢疾之本，湿热为痢疾之标。无论湿寒、湿热均兼大肠气滞，故均见痢而不利。治疗以通利为主，山楂等涩肠之品均属禁用之列。大黄寒凉峻下，槟榔破气搜肠，用之亦属不当。病于春夏者，因系木火主令之时，所以即使痢下白多红少，治亦应以润肠行滞、凉血泄热为主；病于秋冬者，因系金水主令之时，所以即使痢下红多白少，治亦应以温中散寒为主。

疫毒痢、夹热下痢、噤口痢来势凶猛，变化迅速，应配合西药，消炎止痢以治之，必要时须用西药抢救。休息痢、久痢视其病情，一般用治湿寒痢之方加减治疗，或用巴豆两枚，去油取霜，冲服，以治休息痢之阿米巴原虫。痢疾初起、素秉体健者，可用花槟榔9g，广木香9g，炒大黄9g，川黄连6g，广藿香6g。1剂，水煎温服，以荡涤肠腑之积滞，继服"加味香连丸"，疗效尚佳。素体虚弱者，不可服；若服之，因其方中无健脾之品，可致腹泻不止，甚则因脾败而纯下黑水，是为洞风，多不易挽救。

【附方】加味香连丸

主治：腹痛腹泻，欲转为热痢者。

功能：行气化瘀，止痛止泻。

组成：广木香、炙米壳、川黄连各等份。

制法：共研细末，炼蜜为丸，每丸重3g。

服法：每次服2丸，每日两次。

【临床医案】

王某，男，21岁。1983年11月10日初诊。自诉：腹痛，里急后重，两月余。因纳食不洁，致使腹痛腹泻，脓血便，每天20～30次。某医院诊断为菌痢，住院治疗50多天，效不显。现仍腹痛，午后大便脓血三四次，里急后重，腹胀，身困乏力，纳食正常。查大便常规：脓血便，脓球（++），红细胞（+++）。脉细濡、稍弦，两关尺大，舌苔白腻。

辨证：脾湿肝郁，湿热蕴结大肠。

诊断：痢疾。

治则：健脾疏肝，清利大肠湿热。

处方：茯苓12g，泽泻9g，甘草9g，炒杭芍12g，粉丹皮9g，广橘红9g，广陈皮12g，白头翁9g，肉苁蓉15g，炙米壳4g。3剂，水煎温服。

11月17日二诊：药后大便颜色好转，较稠，腹仍隐痛。前天做结肠镜检，提示：慢性溃疡性结肠炎（因痢疾所致）、慢性菌痢。脉细濡、右弦，关寸较大，舌苔白腻。

上方去白头翁，加秦皮9g，炒干姜5g。5剂，水煎温服。

11月24日三诊：药后诸症明显减轻，大便颜色已正常，仍偏稀，晨起腹隐痛。脉细濡、右稍弦，关尺较大，舌苔白腻。

原方去白头翁，加秦皮9g，炒干姜5g。7剂，水煎温服。

12月1日四诊：药后自感尚可，日大便两次，稍稀，下午便中略带脓血，腹痛明显减轻。查大便常规：脓球（+）、红细胞（+）。脉细濡、右弦，关尺较大，舌苔白腻。

原方加炒干姜5g。5剂，水煎温服。

12月8日五诊：近几天大便前腹胀腹痛，便后痛减，下午便中稍带脓血。脉细濡、右弦，关尺大，舌苔白腻。

原方加炒干姜6g。5剂，水煎温服。

12月22日六诊：药后大便脓血已除，仍稀，每日1次。睡前与晨起时腹胀，腹痛已愈。脉细濡，右稍弦，关寸较大，舌苔白腻。

原方加炒干姜6g。5剂，水煎温服。

1984年1月5日七诊：近十几天未服药，又感腹胀，大便带脓血。脉细濡、稍弦，关寸较大，舌苔白腻。

原方去白头翁，加秦皮9g，炒干姜5g。5剂，水煎温服。

1月12日八诊：近两天未服药，腹又隐痛，大便带血。脉细濡，稍弦，关寸较大，舌苔白腻。

原方去肉苁蓉、白头翁，加秦皮9g，槐角炭6g。5剂，水煎温服。

4月2日九诊：间断服上方，诸症均愈。脉细濡、细濡，关寸略大，舌苔白薄。

健脾丸两盒，每次 1 丸，每日 3 次，以善后。

随访 3 年，未复发。

溃疡性结肠炎

溃疡性结肠炎系因脾湿肝郁、中气下陷、化生湿热、移于大肠所致。

【脉证机理】平人胃土右降而甘饮食，脾土左升而化水谷。胃降则甲木不逆，脾升则乙木不陷，二木不郁，上下冲和，故痛泄不作。

由于饮食不节，劳逸不均，致伤脾胃，累及肝胆。胆胃上逆，仓廪不开，故纳差而食少。肝脾下陷，磨化失职，不能蒸水化气，故水谷注于二肠。乙木疏泄，摧剥脂膏，混同而下，是病溃疡性结肠炎。脾湿肝郁，乙木下陷，攻冲肠间，故症见少腹彻痛。肝木以升达为性，肝气郁陷，不能升达，必下决二阴，以泄粪溺。水在二肠，不在膀胱，故小便不利，大便溏薄，混杂而下。肝者，体阴而用阳，肝气郁陷不升，久则郁生下热，伤络而腐肠，故而脂血俱下。脾气下陷，湿热淫蒸，则脂血腐化为脓，故症见脓便混杂。肝气陷于大肠，沉坠下升，故里急而后重。四肢秉气于脾胃，脾主肌肉，脾胃不健，故症见四肢乏困无力，日渐消瘦。临床偶见大便干稀混杂、结滞难下者，系因肝气陷于大肠，郁生湿热，大肠滞气不开所致。肝脾郁陷，化生湿热，故脉现细濡、弦，关尺大，舌苔白腻。

【治则】健脾疏肝，清利湿热，理气止泻。

【方药】茯苓 9g　　甘草 6g　　炒杭芍 12g　粉丹皮 9g　制首乌 12g

广橘红 12g　炒杏仁 9g　槐实炭 9g　　炙米壳 5g

水煎温服。

【方解】茯苓、甘草健脾和中；制首乌、炒杭芍、粉丹皮疏肝止痛；广橘红、炒杏仁清肺理气；槐实炭清利肠道湿热以止血；炙米壳暖中止痛。

【加减】脉现关寸大者，加法半夏 9g，和胃以降逆。便脓血者，加阿胶珠 9g，润肝以止血。下寒腹冷者，加炒干姜 6g，以温暖中下。中下湿寒、肝气郁陷、大便不利者，去槐实炭，加桂枝 6g，疏肝以升陷。大便结涩难下者，去炙米壳，加肉苁蓉 15g，润燥滑肠以利便。

大便如痢

大便如痢，脉现细濡、稍弦，关尺大，舌苔白薄腻者系肝脾郁陷，清阳不升。

【治则】健脾柔肝，升陷止泻。

【方药】茯　苓9g　　泽　泻9g　　炒杭芍9g　　粉丹皮9g　　桂　枝6～9g

　　　　赤石脂12g　　槐实炭9g　　党　参12～15g　　　　炙米壳4～6g

　　　　水煎温服。

【方解】茯苓、泽泻健脾利湿；炒杭芍、粉丹皮、桂枝柔肝升陷；党参补中升陷；赤石脂、炙米壳敛肠止泄；槐实炭清利肠道湿热以止血。

【加减】中下虚寒者，去槐实炭，加草蔻仁6g，或加炒干姜5～6g，温暖中下以止泄。

【忌宜】忌食生冷、油腻及辛辣刺激之品，以柔软、易消化吸收、营养丰富食物为宜。

【按语】溃疡性结肠炎是以腹泻腹痛、大便中杂有脓血及黏液为主症、酷似慢性痢疾的一种慢性肠道病，可因饮食不节而发病，亦可因情绪紧张而加重。其病机为脾湿肝郁，化生下热，大肠气滞。治应渗脾湿而莫伤肝阴，滋肝阴而莫助脾湿，顾护中气，理气开滞，使中气续复，则病可向愈。切不可见其泻痢后重，夹杂脓血，而辨为"滞下"，投以寒凉伐泄之品，败其脾阳。脾阳虚败，则其清气愈陷而肝气愈郁，病不唯不愈，反而痛泄愈加。

【临床医案】

例1：张某，男，64岁。1987年3月6日初诊。自诉：腹痛，腹泻，状如脓团，口干口苦，消瘦，乏困无力3年，当地医院诊断为溃疡性结肠炎。经多方治疗，效不显。脉细濡，滞涩，关寸大，舌苔白满腻，舌尖红。

辨证：中气不运，脾湿肝郁，君相不藏。

诊断：溃疡性结肠炎。

治则：健脾疏肝，清上温下。

处方：茯苓9g，泽泻9g，炒杭芍9g，粉丹皮9g，桂枝9g，党参15g，赤石脂12g，炒干姜9g，炙米壳4g，煨肉蔻4g，川黄连3g，补骨脂9g。5剂，水煎温服。

3月30日二诊：药后平稳。脉舌同前。

上方去党参、炒干姜、川黄连、补骨脂，加红参（另煎）6g，炮干姜9g。5剂，水煎温服。

4月15日三诊：药后平稳，脉舌同前。

原方去党参、炒干姜、川黄连、补骨脂，增赤石脂为15g，加红参（另煎）6g，炮干姜9g。6剂，水煎温服。

5 月 5 日四诊：药后腹泻减轻。脉舌同前。

原方去党参、炒干姜、川黄连，增赤石脂为 15g，加红参（另煎）6g，炮干姜 9g。6 剂，水煎温服。

7 月 1 日五诊：近来每天大便 1 ~ 2 次，质稀色黄，腹痛已愈。脉细濡，关大而牢，舌白涩腻。

原方去桂枝、党参、肉蔻、川黄连、补骨脂，减炙米壳为 3g，炒干姜为 4g，加肉桂 4g，广陈皮 9g，炒杏仁 9g，法半夏 9g，白蔻仁 6g。6 剂，水煎温服。

9 月 10 日函称：一直服上方，大便已基本正常，他无明显不适。

例 2：李某，女，51 岁。1986 年 6 月 30 日初诊。自诉：患胃溃疡 3 年，经治疗效不佳，3 个月前行胃次全切除术。术后纳差，刀口时痛，泛酸。脉细濡、稍弦，关寸大，舌苔白腻。

辨证：脾胃虚弱，气血瘀阻。

诊断：胃切除后遗症。

治则：健脾和胃，理气行瘀。

处方：茯苓 9g，炒白术 9g，炒杭芍 12g，粉丹皮 9g，制首乌 20g，广陈皮 9g，炒杏仁 9g，法半夏 9g，广郁金 9g，延胡索 9g，乌贼骨 9g，广木香 3g，砂仁 4g，炙米壳 3g，三七粉（分两次冲服）3g。5 剂，水煎温服。

7 月 8 日二诊：药后自感尚好，每天食 4 ~ 5 两。脉细濡，关寸略大，舌苔白腻。

上方去广木香、三七粉，加泽兰叶 15g，炮干姜 4g。6 剂，水煎温服。

7 月 16 日三诊：药后疼痛好转，仍泛酸。脉细濡，不柔，关寸较大，舌白苔腻。

原方去白术、陈皮、郁金、乌贼骨、广木香、三七粉，加甘草 6g，广橘红 9g，降真香 5g，北沙参 9g，炒干姜 4g。6 剂，水煎温服。

7 月 25 日四诊：药后自感尚好，诸症均减轻。

原方去延胡索、乌贼骨、广木香、三七粉，加泽兰叶 15g，牡蛎粉 15g，炮干姜 4g。6 剂，水煎温服。

再未来诊。

例 3：杜某，男，65 岁。1987 年 10 月 11 日初诊。自诉：纳差，胃痛，消瘦 4 年余。两年前某医院诊断为贲门癌。近半年加重，屡服中西药效不显。脉细濡、稍滞，关寸大，舌苔白腻。

辨证：脾虚胃逆，气滞不降。

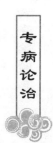

专病论治

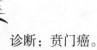

诊断：贲门癌。

治则：健脾和胃，理气宽胸。

处方：茯苓 9g，炒白术 9g，炒杭芍 12g，粉丹皮 9g，制首乌 30g，炒枳壳 9g，全瓜蒌 12g，法半夏 9g，降真香 4g，昆布 12g，山豆根 7g，半枝莲 12g，白蔻仁 6g，肉苁蓉 15g，番泻叶 1.5g。6 剂，水煎温服。

10 月 25 日二诊：药后平稳，脉舌同前。

上方去降真香、肉苁蓉、番泻叶，增山豆根为 9g，加广郁金 9g，苦桔梗 9g，姜厚朴 12g，白花蛇舌草 9g。6 剂，水煎温服。

11 月 5 日三诊：近来能咽下泡馍，大便尚可。脉涩、细濡，关寸略大，舌苔白腻。

原方去降真香、肉苁蓉、番泻叶，增昆布为 15g，山豆根为 9g，加广郁金 9g，苦桔梗 9g，姜厚朴 12g，白花蛇舌草 9g，炙米壳 3g，鸡内金 9g，制香附 5g。6 剂，水煎温服。

再未来诊。

肠结核

肠结核多因中气下陷、脾湿肝郁、郁生下热、积瘀肠道、堵塞不畅所致。

【脉证机理】肺主气，肾主水，人身中半以上为阳，是为气分；中半以下为阴，是为水分，所以气盛于上而水盛于下。气降则生水，水升则化气，此即阴阳互根，气水循环者也。而其转化之枢机，则在于中土脾胃。平人中气健旺，肺胃自右而下降，所以气能化水，而不病气鼓。肝脾自左而上升，所以水能化气，而不病水胀。

气自上降，而推原其本，实自下升。所以然者，坎中之阳，气之根也，故气盛于上，而实根于下。肝脾左升，温暖而化清阳，气者阳也，所以气自下升。水自下升，而推原其本，实自上降。所以然者，离中之阴，水之根也，故水盛于下，而实根于上。肺胃右降，清凉而化浊阴，水者阴也，所以水自上降。

素患肺痨或其他痨疾之人，痨虫串腹，或因不慎，痨虫随饮食而入肠胃，致使脾胃虚弱，中气下陷。脾家湿盛，肝脾郁迫，不能升运，在下之气，湮郁凝滞，而作脐腹胀满，是病肠结核。肝郁克脾，故症见脐腹隐痛，或绞痛难忍。肝以疏泄为性，肝气郁陷，疏泄不遂，庚金敛闭，故症见大便断续不连，或干结难下，难得矢气。或因脾家湿重，清阳下陷，而见大便稀溏。或因肝郁化热，夹脾湿瘀陷二肠，蒸血腐肉，而见便下恶臭，甚则便下脓血。肝脾郁陷，肺胃必逆，故症见厌食纳差，恶心呕吐，胸闷气短。肺胃壅滞不降，碍胆降路，上逆而化相火，不能蛰藏，故而发热盗汗。脾湿胃逆，化源不开，水谷精微不继，无以温养肌肉，故而日渐消瘦，虚乏无力，面色㿠白。肝脾郁陷，化生湿热，故脉现细濡、弦，关尺较大，舌苔白腻。

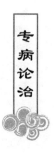

【治则】健脾疏肝，利气消胀，化瘀止痛，疏利肠道。

【方药】茯苓 12g　泽泻 9g　炒杭芍 9g　粉丹皮 9g　桂枝 9g　鹅枳实 12g　炒杏仁 9g　川厚朴 20g　炒麻仁 9～15g　砂仁 6～9g　泽兰 30～60g

水煎温服。

【方解】茯苓、泽泻健脾渗湿；炒杭芍、粉丹皮、桂枝疏肝升陷；炒杏仁理气降逆；鹅枳实、川厚朴破瘀利气消胀；炒麻仁润燥滑肠；泽兰化瘀消胀；砂仁暖脾行瘀。

【加减】大便不畅者，加炒西吉 9g，导滞通便。瘀后中气未复，脾湿盛而痰涎多，脉现关寸大者，加法半夏 9g，降浊化痰。

【忌宜】忌生冷、辣椒、酒醯、鸡、鸭、牛羊肉，以食营养丰富、容易消化食品及植物蛋白为宜。

【按语】肠结核是一种继发于肺结核或腹腔其他器官结核，或因结核杆菌随饮食进入肠道而原发于肠道的一种慢性传染病，以溃疡型及增生型为临床所常见，类似于中医学的气鼓，尤其增生型肠结核更为相似。

本病因肠道有溃疡或有增生结节，可因进食等引起肠道痉挛，而作腹痛，气滞不通，而作腹胀。其腹胀之状，如《金匮要略》所云："腹满不减，减不足言。"患者极难得一矢气。一次矢气，甚者可持续一小时之久。腹满随矢气稍减，旋即胀满复如故。治疗以破瘀消胀为主，以厚朴七物汤加减治之。去其味甘令人中满之甘草、大枣，重用泽兰、砂仁、枳实等破瘀消胀之味，以增其破瘀消胀之力。泽兰化瘀消胀，为治此症之佳品，伍以厚朴，效力尤捷。

西吉即岷山所产之大黄去皮者，为大黄佳品之一。其心深黄近红，导滞通便之力甚强。大黄皮有收涩作用，于本病不利，故不用一般的连皮大黄，而用西吉。

鸡鸭肉均系发物，牛羊肉气膻，故本病均不宜食。

梅核气

梅核气系因脾湿肝郁，中气不运，胆胃上逆，浊阴壅滞咽喉所致。

【脉证机理】咽通六腑，喉通五脏，为清升浊降之道路。六腑为阳，主气分；五脏为阴，主血分。咽病者，病在气分，偏于上；喉病者，病在血分，偏于下。梅核气为气血双病，而偏于气分。

由于情志不舒，致使肝气郁滞，胆胃不调。胃逆不降，肺热不敛，浊阴上逆，壅聚咽喉，梗塞不利，状如梅核，吐之不出，咽之不下，是病梅核气，《金匮要略》谓咽中如有炙脔者是也。胆胃上逆，肺失清肃，可兼见头昏恶心、胸闷心烦、口燥咽干、痰黏难出诸症。肝郁不升，可兼见少腹胀满。

胆胃上逆，浊阴不降，则咽病。肝脾郁陷，清阳不升，则喉病。气分病多者，为咽病，脉现细濡滞，关寸大，舌苔白腻；血分病多者，为喉病，脉现细濡、稍弦，关寸较大，舌苔白腻。

【治则】健脾疏肝，平胆和胃，清利咽喉。

【方药】
茯苓9g	甘草6g	生杭芍9g	粉丹皮9g	干生地12g
广橘红9g	瓜蒌仁9g	法半夏9g	川射干9g	苦桔梗9g
山豆根6～9g				

水煎温服。

【方解】茯苓、甘草健脾和中；生杭芍、粉丹皮、干生地平胆疏肝；广橘红、瓜蒌仁、法半夏清肺理气，宽胸降逆；川射干、苦桔梗、山豆根清利咽喉。

【加减】声音重浊者，加马勃9g，利咽扬声。胸闷恶心者，加淡竹茹9g，和胃止呕。情志不舒、胸胁满闷者，加广郁金9g，疏肝理气以行郁。咽炎、咽肿咽痛咽红者，加黑元参9g，或加麦冬12g，清热润肺消肿，禁用升麻。喉炎、肝胆燥热者，去茯苓，酌加柴胡、黄芩，以清相火，或加升麻、葛根，以解毒消肿。喉咙红肿者，加蚤休9g，凉血消肿。气滞腹胀、脾湿不重者，酌加川厚朴6～9g，行郁消胀。

【忌食】忌食辛辣刺激之品，解除思想顾虑，保持情志舒畅，以素食为佳，荤腥助热，于本病不利。

【按语】梅核气包括慢性咽炎、喉头歇斯底里等症。

心脉上夹咽，肾脉循喉咙，梅核气属咽喉俱病，所以多系气血郁滞，内连心肾。

咽喉为阴阳升降之道路，胆、胃、肺之气机上逆，壅聚于咽喉，致使道路梗阻，浊阴无下降之路，气滞血瘀，则作此症。其病在上多属火热，治以清降为主。清降肺胃之气，浊阴悉降，则清阳遂升。清升浊降，气道清利，则病可向愈。偏于气分者以清肺为主，偏于血分者以疏肝为主。

咽病，胃气偏寒，慎用葛根，禁用升麻；喉病，胃气偏热，参合脉证，升麻、葛根均有用武之地。

【临床医案】

例1：王某，男，60岁。1988年3月22日初诊。自诉：咽喉不利，咽下时如有物阻碍近1年。经数家医院检查，咽喉未见异常。经治疗，效不显。脉细濡、右弦，关寸较大，右关动，舌苔白腻。

辨证：中气不运，胆胃上逆，气滞血瘀。

诊断：梅核气。

治则：健脾疏肝，平胆和胃，理气降逆，清利咽喉。

处方：茯苓9g，甘草6g，炒杭芍15g，制首乌30g，粉丹皮9g，广橘红9g，炒杏仁9g，法半夏9g，川射干9g，苦桔梗9g，北沙参20g，山豆根9g，白蔻仁5g，嫩桑枝12g，半枝莲9g。5剂，水煎温服。

3月28日二诊：药后无明显好转，仍痰多。脉细濡，关寸较大，舌苔白腻。

上方去炒杏仁、桑枝，增甘草为9g，加全瓜蒌12g，昆布9g。6剂，水煎温服。

4月15日三诊：药后诸症明显好转，咽喉仍干。脉细濡，关寸较大，舌苔白腻。

原方去炒杏仁、桑枝，增甘草为9g，加全瓜蒌12g，昆布9g，黑元参12g。6剂，水煎温服。

5月26日四诊：药后自感甚佳，现无明显不适。脉细濡，关寸略大，舌苔白厚腻。

原方去山豆根、半枝莲。5剂，水煎温服。

药尽痊愈。

例2：陈某，男，65岁。1987年10月26日初诊。自诉：患肺气肿十余年，秋冬剧，春夏差。经治疗，效果不佳。近年又患咽喉不利，如有物壅塞，吐之不出，咽之不下。脉细濡、滞，关寸较大，舌苔白腻。

辨证：中气不运，肝胆不调，肺胃不降。

诊断：梅核气，肺气肿。

治则：健脾疏肝，平胆和胃，理气降逆。

处方：茯苓9g，甘草6g，炒杭芍12g，粉丹皮9g，制首乌30g，广陈皮9g，炒杏仁9g，法半夏9g，川射干9g，川贝母9g，北沙参15g，炙款冬花9g，苦桔梗9g，炙米壳3g。6剂，水煎温服。

11月12日二诊：药后诸症减轻。脉濡，关寸较大，舌苔白腻。

上方增炙米壳为4g，加炒枣仁12g。6剂，水煎温服。

11月10日三诊：药后咽喉已利，胸闷、咳嗽、痰多亦减轻。脉细濡，关寸略大，舌苔白薄腻。

原方再进。6剂，水煎温服。

再未来诊。

胆道蛔虫

胆道蛔虫系因中土湿寒，木气郁滞，蛔不得安，上窜胆道，动扰不宁所致。

【脉证机理】 木生于水，长于土，而化火，为水火之中气。乙木生于癸水，长于己土，而生君火。其性升发，升则水亦随之上升，而化清阳，因而火不上热；甲木生于壬水，降于戊土，而化相火。其性潜降，降则火亦随之下降，而化浊阴，所以水不下寒。中土健旺，乙木升而甲木降，则火清而水暖，故蛔厥弗作。

由于感冒风寒，饮食不节，内伤脾胃，脾湿增而胃家寒，肝胆郁遏，蛔不得安，上窜胆道，动扰不宁，症见右胁下冲击作痛，是病胆道蛔虫。胆木上逆，贼克胃土，胃气冲逆不降，故痛连右侧肩背。寒则气凝，凝则不通，不通之极，故见四肢厥冷。蛔虫扰动，胆胃上逆，故症见恶心呕吐，甚则吐蛔，烦躁不安。木郁克土，土色外现，可见全身发黄。气滞不通，故脉现弦紧，关寸较大，舌苔白薄，或白腻。

【治则】 健脾疏肝，平胆和胃，理气止痛。

【方药】

茯 苓9g	甘 草6g	炒杭芍9g	粉丹皮9g	肉 桂6g
陈枳壳9g	炒杏仁9g	法半夏9g	广郁金9g	吴茱萸6~9g
草蔻仁6g				

水煎温服。

【方解】 茯苓、甘草健脾和中；炒杭芍、粉丹皮平胆疏肝；陈枳壳、炒杏仁、广郁金、法半夏破滞宽胸，理气降逆；吴茱萸、草蔻仁、肉桂温暖中下。

【加减】 恶心呕吐者，加煨生姜9g，降逆止呕。脘胁痛重者，加乌梅肉6~9g，酸敛安蛔止痛。发黄者，加茵陈15g，疏肝利胆退黄。脉沉细、四肢厥冷者，加炒干姜5~6g，或酌加制附片6~9g，温肾祛寒。

【忌宜】 忌食生冷，保暖。

【按语】 胆道蛔虫系因蛔虫窜入胆道，致使胆道痉挛而引起的以阵发性绞痛甚则四肢厥冷为主症的胆道疾患，属中医学"蛔厥"范畴。多因饮食寒凉，天时寒冷，感冒风寒，致使胃寒，蛔不得安，上窜胆管使然。《金匮要略》所谓"脏寒，蛔上入膈"者也。治疗以暖胃散寒为主，佐以平胆疏肝，安蛔止痛。若发热发黄，系因蛔虫阻塞胆管，导致胆管发炎，胆汁外溢，当佐以清利胆道之品治之。

吴茱萸大辛大热，功能暖胃疏肝止痛，安蛔最捷。蛔虫见吴茱萸之辛热则收缩，收缩则可退出胆管而痛止，所以吴茱萸可谓安蛔之圣药。但不可过用，以3~9g为宜，过用则因其大辛大热而致肝家燥热，令人瞑眩。

急性黄疸型肝炎

急性黄疸型肝炎系因土湿木郁，复感不正之气，化生湿热，熏蒸淫泆，泛于肌表所致。

【脉证机理】平人谷入于胃，脾阳消磨，蒸其精气，化为气血，所谓脾为生血之本，胃为化气之源者也。足太阴脾以湿土主令，肺气宣扬，则其湿外发于皮毛而为汗，手太阴肺从令而化湿，内渗膀胱而为溺。虽湿气淫蒸，得汗溺疏泄，故土不伤湿，木气条达，黄疸弗作。

由于饮食不洁，劳逸不均，或因酒色失度，致使中土郁滞，脾湿不运，肝木郁迫。当此之时，若感受不正之气，必致水谷消迟，俗精湮郁，不能化气，陈腐壅滞。肝主五色，入脾为黄，脾土不运，木郁不达，土木双郁，则化生湿热，而病黄疸。湿热移于膀胱，故症见溺黄赤涩。湿热淫蒸，泛于周身，故皮肤、面目、全身皆黄，鲜明如橘。木郁克土，故症见右胁下作痛。湿热郁蒸，中气不运，升降失职，肝脾郁陷，故见大便稀溏。胆胃上逆，故症见胸脘痞闷，恶心呕吐，纳差厌油。浊气蒸腾，故恶闻食臭。食则胆胃愈逆，而致头眩心烦，口苦咽干。湿热不解，肝胆郁蒸，故而发热。湿热熏蒸，故脉濡，浮数，舌苔白腻，或白厚腻，或黄厚腻。

【治则】健脾疏肝，清降肺胃，利尿退黄。

【方药】猪苓片9g　　泽　泻9g　　炒杭芍9g　　粉丹皮9g　　制首乌30g
　　　　佛手片9g　　全瓜蒌9g　　广郁金9g　　茵　陈30g　　连　翘9g
　　　　山　栀9g　　赤小豆12~15g

水煎温服。

【方解】猪苓片、泽泻健脾利湿；炒杭芍、粉丹皮、制首乌平胆疏肝；广郁金、佛手片、全瓜蒌清肺降逆，利气止痛；茵陈、连翘、山栀、赤小豆清利膀胱湿热，利尿以退黄。

【加减】胸胁满闷、呕吐重者，加法半夏9g，降浊以止呕。身热不退者，加炒黄柏6～9g，清利膀胱湿热以退烧。发热汗出、二便不利者，加生大黄9～12g，荡涤脏腑以退热。大便稀溏者，加滑石粉15g，利尿以实便。胆道阻塞（梗阻性黄疸）、脉现虚大而涩、舌苔厚腻、大便色白、身黄重者，"茵陈蒿汤"化裁，通利湿热以退黄。禁用生姜、大枣，以免助湿热而滞中气。

【忌宜】忌食腥荤及辛辣刺激食品，以清淡饮食，鲜菜、高糖、高蛋白食品为宜。注意休息，勿劳累。须隔离。

【按语】黄疸包括急性黄疸型肝炎等发黄之疾病。黄疸有阴黄、阳黄之分，有谷疸、酒疸、女劳疸之别，其病机均因脾家湿旺，木气郁滞。湿在上者，阳郁而为湿热，则病阳黄；湿在下者，阴郁而为湿寒，则病阴黄。急性传染性黄疸型肝炎系阳黄之一。脾虚发黄则多为阴黄。谷疸由于脾湿运迟，复感外邪，水谷难消，土木郁蒸。酒疸由于嗜好饮酒，化生湿热，汗溺闭塞，湿热遏瘀。女劳疸由于纵欲伤肾，火泄水寒，阳亏土湿，肝木郁陷，化生湿热。

治黄疸之法首在健脾利湿，疏肝解郁。属湿热者兼以清利湿热，属寒湿者兼以暖水行瘀，且应恪守利脾湿莫伤肝阴、滋肝阴莫助脾湿之原则。急性黄疸型肝炎为肝胆燥热，脾家湿旺，用上方治疗甚捷，或以"茵陈蒿汤"加丹皮、芍药、首乌等疏木柔肝之品，祛湿退黄，其效亦捷，总以保护肝脏、助其肝功之恢复为原则。

临床所见胰腺炎、胰头癌等病也发黄，因其病因病机不同，则另当别论。

【临床医案】

例1：宋某，男，2个月。1984年12月16日初诊。其母代诉：1月前发现患儿目黄，身黄，面黄，腹胀。在某医院查肝功（数据不详），诊断为急性黄疸型肝炎。住院半月余，有所好转，自动出院。脉稍数，舌苔白腻。

辨证：脾湿肝郁，肺胃不降，湿热发黄。

诊断：急性黄疸型肝炎。

治则：健脾疏肝，清降肺胃，利尿退黄。

处方：茯苓5g，泽泻5g，炒杭芍5g，粉丹皮3g，制首乌9g，广橘红5g，炒杏仁5g，法半夏3g，广郁金5g，连翘5g，北沙参5g，半枝莲5g，茵陈9g，草果仁2g，赤小豆5g。5剂，水煎温服。每剂分4次服。

12月29日二诊：药后诸症均减轻。脉舌同前。

上方去北沙参，增粉丹皮为5g，制首乌为12g，赤小豆为6g，草果仁为3g，加焦山栀5g。5剂，水煎温服。

1985年1月7日三诊：药后黄疸减轻。脉舌同前。

原方去北沙参，增粉丹皮为5g，制首乌为12g，赤小豆为7g，半枝莲为6g，果仁为3g，减炒杏仁为3g，加焦山栀5g。5剂，水煎温服。

2月1日四诊：药后诸症逐渐好转。脉舌同前。

原方去炒杏仁、北沙参，增茯苓为6g，泽泻为6g，炒杭芍为6g，制首乌为12g，粉丹皮为5g，广橘红为6g，广郁金为6g，赤小豆为9g，半枝莲为6g，草果仁为3g，加瓜蒌仁5g，焦山栀5g。5剂，水煎温服。

2月24日五诊：黄疸基本消退，精神佳。脉平，舌苔白薄。

原方去北沙参，增粉丹皮为5g，制首乌为12g，赤小豆为8g，半枝莲为6g，草果仁为3g，减炒杏仁为4g，茵陈为8g，加焦山栀3g。10剂，水煎温服。

药尽痊愈。

例2：李某，男，67岁。1985年3月12日初诊。自诉；患黄疸型肝炎1月余，经治疗有所好转。患慢性胆囊炎两年余，时好时差。现仍目黄、尿黄，右胁下隐痛，纳差呕吐，大便干结，身困乏力。脉细濡，右弦关寸较大，舌苔白腻。

辨证：脾湿肝郁，胆胃上逆，湿热发黄。

诊断：急性黄疸型肝炎，慢性胆囊炎。

治则：健脾疏肝，平胆和胃，清利膀胱湿热。

处方：茯苓9g，泽泻9g，炒杭芍12g，生首乌20g，粉丹皮9g，广橘红12g，瓜蒌仁9g，法半夏9g，广郁金9g，延胡索9g，川楝子9g，赤小豆12g，茵陈15g，连翘9g。5剂，水煎温服。

3月18日二诊：药后胁痛减轻，大便干结，呕吐，不能食。脉细濡，关寸大，舌苔白腻。

上方去炒杭芍、瓜蒌仁、赤小豆，增生首乌为30g，法半夏为12g，加炒黄芩9g，炒杏仁9g，丹参15g，西大黄9g。3剂，水煎温服。

3月21日三诊：药后黄疸基本消退，大便正常，呕吐已止，已能纳食，胁痛已除。脉细濡，关寸大，舌苔白薄腻。

原方去瓜蒌仁、赤小豆，增生首乌为30g，连翘为12g，加炒杏仁9g，丹参15g。5剂，水煎温服。

4月20日四诊：上方服15剂，诸症均不明显，纳食、二便正常。脉细濡，关寸略大，舌苔白薄腻。

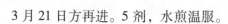

3月21日方再进。5剂，水煎温服。

再未来诊。

例3：任某，男，22岁。1986年11月12日初诊。自诉：患胆结石两年余，经治疗好转。近1月来，目黄，身黄，尿黄，大便不利，夜间右胁疼痛。某医院诊断为胆道阻塞性黄疸。脉细濡，短紧，左关尺、右关寸大，舌苔白腻。

辨证：脾湿肝郁，胆胃不降，湿热瘀阻发黄。

诊断：胆道阻塞性黄疸。

治则：健脾疏肝，平胆和胃，泄热退黄。

处方：茯苓9g，泽泻9g，炒杭芍12g，制首乌30g，粉丹皮9g，广橘红9g，瓜蒌仁12g，法半夏9g，广郁金9g，延胡索9g，北沙参12g，广木香3g，茵陈15g，生大黄5g。3剂，水煎温服。

11月16日二诊：药后胁痛已愈，大便仍不利。脉细濡，关寸大，舌苔白腻。

上方去广木香，增生大黄为6g，加连翘9g，赤小豆12g。5剂，水煎温服。

11月21日三诊：药后巩膜黄染明显减轻，自感尚可。脉细濡，弦短紧，关寸大，舌苔白腻。

原方去瓜蒌仁、广木香，减生大黄为3g，加炒杏仁9g，连翘9g，丹参15g，旋覆花6g。10剂，水煎温服。

12月7日四诊：药后自感尚可，1周前夜间又胁痛。脉细濡弦，关寸较大，舌苔白腻。

原方去生大黄，增广橘红为12g，减北沙参为9g，茵陈为12g，加柴胡9g，砂仁4g。6剂，水煎温服。

12月14日五诊：药后尚可。感冒1天，发烧，咽干，大便干。脉细濡弦，关寸较大，舌苔白腻。

原方去泽泻、广木香、生大黄，减茵陈为12g，加生苡仁9g，炒麻仁9g，柴胡9g，砂仁4g。6剂，水煎温服。

12月22日六诊：药后好转。昨晚又感胁痛不适。脉细濡弦，关寸大，舌苔白薄腻。

原方去广橘红、瓜蒌仁、广木香、生大黄，加炒枳实9g，炒杏仁9g，半枝莲9g，柴胡9g，连翘7g，番泻叶1.5g。10剂，水煎温服。

1987年1月2日七诊：黄疸已退。脉细濡，左弦，关寸较大，舌苔白腻。

原方去广橘红、瓜蒌仁、广木香、生大黄，加炒枳实9g，炒杏仁9g，半枝

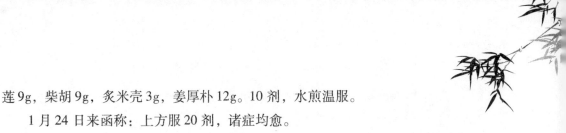

莲9g，柴胡9g，炙米壳3g，姜厚朴12g。10剂，水煎温服。

1月24日来函称：上方服20剂，诸症均愈。

例4：吴某，女，71岁。1988年4月22日初诊。自诉：去年2月患传染性黄疸型肝炎，经治疗，时好时差。近来加重，胸胁胀闷，呃逆，目黄，尿黄。脉濡滞浑，稍弱，关寸略大，舌质淡，苔黄腻。

辨证：脾湿肝郁，胆胃上逆，湿热瘀阻发黄。

诊断：急性黄疸型肝炎。

治则：健脾渗湿，疏肝平胆，和胃降逆，泄热退黄。

处方：猪苓片12g，泽泻9g，炒杭芍15g，制首乌30g，粉丹皮9g，广橘红9g，焦山栀9g，炒大黄6g，茵陈30g，连翘9g，半枝莲9g，白花蛇舌草9g。2剂，水煎温服。

4月25日二诊：药后腹泻数次，诸症均减轻。脉细濡，稍浑，关寸较大，舌质淡，苔黄腻。

上方去炒大黄，增制首乌为40g，半枝莲为12g，白花蛇舌草为12g，减猪苓片为9g，加全瓜蒌9g，法半夏9g，淡竹茹9g，赤小豆12g。5剂，水煎温服。

4月30日三诊：药后诸症好转，思食，黄疸减轻，精神好转，大便正常，尿已利。脉细濡，右弦，两关、左寸较大，舌质淡，苔白腻。

原方去广橘红、炒大黄，增制首乌为40g，半枝莲为12g，白花蛇舌草为12g，减猪苓片为9g，加炒枳壳9g，全瓜蒌12g，法半夏9g，淡竹茹9g，赤小豆12g。5剂，水煎温服。

5月14日四诊：脉证均好转。近日检查：黄疸指数14U，肝功正常，胰腺管、胆管下端均扩张。

原方增制首乌为40g，半枝莲为12g，白花蛇舌草为12g，减猪苓片为9g，茵陈为20g，炒大黄为5g，焦山栀为7g，加全瓜蒌12g，法半夏9g，广郁金9g，淡竹茹9g。6剂，水煎温服。

5月21日五诊：药后精神好转，每天能食4~5两，大便日1~2次。脉细濡，关寸较大，舌苔白厚黏腻。

原方去广橘红，增制首乌为40g，半枝莲为12g，白花蛇舌草为15g，减猪苓片为9g，炒大黄为5g，加炒枳壳9g，全瓜蒌12g，法半夏9g，广郁金12g，北沙参30g。6剂，水煎温服。

5月28日六诊：药后诸症消退，黄疸继续消退，大便每天1次，仍呃逆。脉细濡，关寸较大，左寸关滞，舌苔白腻。

原方去广橘红、焦山栀,减茵陈为20g,炒大黄为4g,加炒枳壳9g,全瓜蒌12g,法半夏9g,广郁金9g,炙米壳3g,北沙参30g,姜厚朴12g。6剂,水煎温眼。

6月18日七诊:药后尚可,巩膜轻度黄染,胸痞闷,纳食尚可。脉细濡。关寸较大,舌苔白薄腻。

原方去炒大黄,增制首乌为40g,半枝莲为12g,白花蛇舌草为15g,减茵陈为20g,焦山栀为7g,加全瓜蒌12g,法半夏9g,广郁金9g,北沙参20g,车前草9g。6剂,水煎温服。

7月2日八诊:近因天气热,不思食,喜食瓜果,精神欠佳。脉细濡,关寸较大,舌苔白满腻。

原方去炒大黄,增制首乌为40g,半枝莲为12g,白花蛇舌草为15g,减猪苓片为9g,茵陈为20g,加全瓜蒌12g,法半夏9g,广郁金9g,北沙参9g,车前草9g。6剂,水煎温服。

再未来诊。

急性传染性无黄疸型肝炎

急性传染性无黄疸型肝炎系因脾湿肝郁,胆胃气逆,木郁克土,感受不正之气所致。

【脉证机理】平人脾土健运,肝木条达而不郁,故胁痛不作。

由于饮食劳倦而伤脾,脾失健运而运迟,情志不遂而伤肝,肝气郁滞而化热。脾湿肝郁,致使胆胃不和,湿热内蕴,易感外邪。当此之时,若感受不正之气,虽因湿热较轻,而不发黄。然土湿木郁,肝气不舒,横冲胁肋,则病胁痛。脾湿肝郁,故症见脘腹胀满,倦怠无力,心烦易怒。肝木郁滞,化热传脾,移于膀胱,故溲溺黄少而不利。脾湿肝郁,致使胆胃不降,故而食欲不振,恶心厌油,胸胁胀满。胆胃上逆,相火上扰,故而口苦口臭,头目晕眩。脾湿肝郁,胆胃不降,故脉现细濡,稍弦,关寸较大,或右脉偏弦,舌苔白腻。

【治则】健脾疏肝,平胆和胃,清肺理气,化瘀止痛。

【方药】
茯　苓9g　　泽　泻9g　　炒杭芍12g　　粉丹皮9g　　制首乌20g
佛手片12g　　全瓜蒌9g　　法半夏9g　　广郁金9g　　川楝子9g
延胡索9g　　泽兰30g　　草蔻仁6g
水煎温服。

【方解】茯苓、泽泻健脾渗湿;炒杭芍、粉丹皮、制首乌平胆疏肝;广郁金、佛手片、全瓜蒌、法半夏清肺理气，宽胸降逆；延胡索、川楝子疏肝止痛；泽兰化瘀消胀；草蔻仁健脾行瘀。

【加减】上热重者，去制首乌，加黄芩炭6~9g，平胆以清上热。肺气壅滞、胸闷明显者，改佛手片为陈枳壳9g，开滞顺气以宽胸。肝气郁滞、胁痛明显者，加制香附6~9g，丹参15g，疏肝化瘀以止痛。肝气郁滞、胁痛明显、热象不重者，加天台乌9g，行气以止痛。脾湿肝郁、腹胀尿少者，加滑石粉12~15g，清利湿热以消胀。转氨酶高者，加半枝莲15g，或加炒五味子15g，或加大青叶6g，化瘀解毒以降转氨酶。胃气上逆、呕恶、不思食者，加煨生姜6g，降冲逆而止呕。脾大者，加炙鳖甲15g，化瘀以消痞块。

【忌宜】忌食辛辣刺激及腥荤食品，切忌酒类，以清淡食品，高糖、高蛋白饮食为宜。

【按语】急性传染性无黄疸型肝炎包括"乙肝"等无黄疸型肝炎，以胁痛为主，属肝郁胁痛范畴。因脾胃不和，升降失司，肝胆不调，化生湿热，复感不正之气而发病。其湿热程度较黄疸为轻，所以不见发黄；其脾湿肝郁程度较黄疸为重，所以胁痛明显。治疗重在调理肝脾，清降肺胃，兼以化瘀止痛，使土木冲和，气血调畅，病可向愈。

【临床医案】

例1：武某，男，43岁。1972年10月4日初诊。自诉：头昏，心慌，脘腹作痛，腹胀，肝功不正常（数据不详）1年余，某医院诊断为无黄疸型肝炎。经住院治疗已减轻，然诸症仍存在。脉细濡，稍弦，关寸大，舌苔白腻。

辨证：脾湿肝郁，胆胃上逆，气滞血瘀。

诊断：慢性乙型肝炎。

治则：健脾疏肝，平胆和胃，理气化瘀止痛。

处方：茯苓12g，泽泻9g，黄芩炭9g，炒杭芍9g，粉丹皮9g，广橘红9g，全瓜蒌9g，法半夏9g，广郁金9g，天台乌9g，川楝子9g，草蔻仁9g，白茅根30g，泽兰30g。3剂，水煎温服。

10月19日二诊：药后腹胀减轻，肝区仍时痛，纳食尚可。脉细濡、弱，关寸略大，舌苔白腻。

上方加炒枳壳9g，茵陈15g。3剂，水煎温服。

10月26日三诊：近几天又腹胀，不欲饮食，大便不利，有时肝区作痛。查：肝在剑下3cm，肋下2cm，压痛不明显。脉细濡，关寸大，舌苔白腻。

原方去天台乌，加延胡索6g，厚朴花12g。5剂，水煎温服。

11月3日四诊：肝区痛减轻，烦热不适。查肝功：转氨酶300U，碘（+++），絮浊（+++），硫酸锌20U。脉细濡，关寸大，舌苔白腻。

原方加丹参15g，厚朴花12g，延胡索6g，炒枳壳9g，去天台乌。5剂，水煎温服。

11月14日五诊：近几天腹胀，小便黄，面目浮肿，肝区痛不显，不思饮食。脉细濡，稍涩，右关寸略大，舌苔白灰腻。

原方去草蔻仁、天台乌，加炒枳壳9g，厚朴花12g，延胡索6g。5剂，水煎温服。

12月2日六诊：午后腹胀较前好转，肝区时痛，二便尚调。脉细濡，右稍涩，关寸较大，舌苔白腻。

原方去草蔻仁、天台乌、炒杏仁，加炒枳壳9g，厚朴花12g，延胡索9g。5剂，水煎温服。

1973年1月7日七诊：上药服10剂，服药期间腹胀减轻，纳食增加，日食7~8两。查肝功：转氨酶正常，麝浊16U，锌浊18U，高田氏（±），絮浊（++）。脉细濡，稍浑，关寸较大，舌苔白花腻。

原方加柴胡9g，丹参15g。5剂，水煎温服。

1月21日八诊：肝区时痛，时腹胀，胸闷胀，天气变化时明显。脉细濡，尺大而涩，舌苔白腻。

原方加柴胡9g，车前草18g，延胡索6g。5剂，水煎温服。

2月12日九诊：诸症减轻，有时肝区微痛，大便正常，小便稍黄，腹部时胀。日前查肝功，正常。脉细濡，两关寸较大，舌质淡，苔白腻。

原方加柴胡9g，佛手片15g，去广橘红。5剂，水煎温服。

再未来诊。

例2：全某，女，39岁。1988年5月2日初诊。自诉：胸胁闷胀，肝区痛，半年余。在当地医院查肝功，提示：表面抗原阳性，诊断为慢性乙型肝炎。经治疗，无明显好转。脉细濡、滞，关寸较大，舌苔白腻。

辨证：中气不运，肝胆不调，气滞血瘀。

诊断：慢性乙型肝炎。

治则：健脾疏肝，平胆和胃，化瘀止痛。

处方：茯苓9g，泽泻9g，炒杭芍12g，制首乌30g，粉丹皮9g，广橘红9g，炒杏仁9g，法半夏9g，广郁金9g，泽兰15g，半枝莲9g，白蔻仁5g，柴胡9g，白花蛇舌草12g。6剂，水煎温服。

5月9日二诊：药后脉证稍有好转。

上方去泽兰，加延胡索9g，丹参15g，北沙参12g。10剂，水煎温服。

5月21日三诊：药后诸症好转。脉细濡，关寸较大，舌苔白腻。

原方去炒杏仁、泽兰，增炒杭芍为15g，半枝莲为12g，加全瓜蒌12g，延胡索9g，丹参20g，北沙参15g。10剂，水煎温服。

6月6日四诊：药后诸症明显好转，精神、食纳均佳。脉细濡，关寸较大，舌苔白腻。

原方去炒杏仁、泽兰，增炒杭芍为15g，制首乌为40g，半枝莲为12g，白花蛇舌草为15g，加全瓜蒌12g，延胡索9g，北沙参20g，丹参15g。10剂，水煎温服。

6月20日五诊：药后诸症明显好转，无明显不适。近日查肝功，正常。脉细濡，关寸略大，舌苔白腻。

原方去泽兰，减柴胡为7g，加延胡索9g，丹参15g，炮干姜3g。10剂，水煎温服。嘱查"两对半"。

7月25日六诊：药后尚好。查"两对半"，1、4、5阳性。脉细濡，关寸略大，舌苔白腻。

原方去泽兰，增炒杭芍为15g，半枝莲为12g，减柴胡为9g，加连翘9g，丹参15g。10剂，水煎温服。

再未来诊。

慢性肝炎、早期肝硬化

慢性肝炎、早期肝硬化系因脾湿肝郁，胆胃不降，二木横克二土所致。

【脉证机理】木生于水而长于土，平人水土温暖，肝木调畅而不郁，所以胁痛不作，痞积不生。

由于情志抑郁，饮食不节，致使脾湿增而中气不能运化。肝气郁而疏泄不利，或病黄疸。黄疸虽退，正气未复，可致肝木横冲，气血瘀滞于胁下，而作胁痛，久之则作痞积。肝胆同气，脾胃同源，脾湿肝郁，胆胃必逆，故症见恶心呕吐，食少厌油。胃气上逆，阻隔相火，不能下潜，弥漫于上，故而头目晕眩，口苦咽干，心烦易怒。肝脾双郁，运化迟缓，故而脘腹胀满，乏困无力。肝藏血而华色，久病正气耗伤，气血瘀滞，故而面色晦暗不鲜，精神萎靡不振，胁肋胀痛或刺痛，肝脾肿大，而成肝脏早期硬化，是为痞积。血瘀脉络，气滞不行，故体表出现蜘蛛痣及肝掌。肝脾郁而不升，胆胃逆而不降，甲木化生相火，逆刑肺金，肺热不能降敛，而成上热下寒，升降反作，诸症相继而生。肝脾瘀滞，故脉现细濡，右偏弦，关尺较大，舌苔白腻，或见舌质暗淡，或有瘀斑。

【治则】健脾渗湿，平胆疏肝，清降肺胃，化瘀止痛。

【方药】茯苓9g　　　泽泻9g　　　炒杭芍12g　粉丹皮9g　制首乌30g

佛手片12g　全瓜蒌9g　　法半夏9g　　广郁金9g　川楝子9g

延胡索9g　　北沙参12g　半枝莲9～12g

水煎温服。

【方解】茯苓、泽泻健脾渗湿；炒杭芍、粉丹皮、制首乌疏肝平胆；广郁金、北沙参、佛手片、全瓜蒌、法半夏清肺和胃，行瘀降逆；延胡索、川楝子、半枝莲疏肝止痛，清热解毒。

【加减】纳差者，加白蔻仁6g，或加草果仁5g，和胃健脾，以增食纳。腹胀运迟者，加鸡内金9g，砂仁6g，或加草蔻仁6g，健脾和胃，化瘀消胀。胸膈闷满者，改佛手片为陈枳壳9g，利气降逆以宽胸。胁痛重者，加丹参12g，嫩桑枝30g，疏肝行瘀以止痛。肝脾大、早期肝硬化者，加泽兰30g，炙鳖甲15g，化瘀消胀，散结止痛。偶见轻度黄疸，在10～20个单位之间者，加茵陈蒿15～20g，改制首乌为生首乌30g，清利湿热，滋肝以退黄。舌苔厚腻、口臭难闻者，加天花粉12g，或加粉葛根9g，清肺降胃以除浊。转氨酶高者，加板蓝根9g，增半枝莲为15g，清热解毒以化瘀。脉左弦，关尺大，偏于肝脾郁陷者，去泽泻，加甘草6g，柴胡9g，丹参15g，泽兰15g，甘缓疏肝，活血化瘀，以升肝脾之郁陷。脉沉细、关尺略显、无热象者，加桂枝6～9g，疏肝以升陷。生姜辛辣，助肝胆之燥热，非气逆作呕、饮食即吐者酌加煨生姜6g，降冲逆以止呕吐外，一般不用。

【附方】慢肝丸

主治：慢性肝炎，早期肝硬化。

功能：健脾疏肝，和胃平胆，化瘀止痛，滋养精血。

组成：茯苓75g，泽泻60g，银柴胡45g，炒杭芍60g，粉丹皮45g，制首乌75g，全当归45g，广橘红60g，炒杏仁60g，法半夏60g，广郁金60g，延胡索45g，丹参75g，泽兰150g，降真香60g，川厚朴45g，鹅枳实30g，生白术45g，大野党75g，焦鸡内金45g，砂仁45g，桑白皮60g，怀山药150g，广木香30g，草蔻仁45g。

制法：共为细粉，炼蜜为丸，每丸重10g。

服法：每日早、晚各服2～3丸，温开水送服。头痛、胸闷不适者，用柴胡煎汤送服。腹痛腹胀者，用生姜煎汤送服。

【忌宜】忌食腥荤及辛辣刺激食品，戒烟、酒、色；以清淡饮食，高糖、高蛋白食品为宜。注意休息，勿劳累。

【按语】慢性肝炎、早期肝硬化均以肝脾大、胁痛为主症，在治疗上大同小异，所以一并论述。

慢性肝炎系因黄疸型肝炎或无黄疸型肝炎治疗不及时或不当，迁延不愈而成。既成慢性肝炎，治疗仍不及时或不当，一误再误，可转化为早期肝硬化。再度延误可转化为晚期肝硬化合并腹水。肝炎患者，不戒酒色，或因过劳，有转化为肝坏死者，出现重度黄疸，危症迭见。

慢性肝炎之病机多为脾家湿盛，致使脾胃不和，肝胆失调，郁生湿热，因而气滞血瘀，胁肋作痛。脾湿则脾胃不和，升降失司，出纳不利。脾胃不和则肝胆失调，气滞血瘀，胁肋作痛。木郁克土，清阳不升，则脘腹胀满，小便短涩；浊阴不降，则胸胁胀闷，恶心纳减。血源于肾，统于脾，藏于肝。气源于胃，统于肺，纳于肾。而气血之充旺调和，实赖中土之健运。所以然者，气血本由水谷精微所化，而水谷之受纳消磨，赖于中土脾胃之健运。脾胃为气血之源本，中土健运，则气血充旺调畅，而不瘀滞；中土不健，肝胆失调，必气滞血瘀。所以治疗肝炎以健中为主，兼以疏肝理气，化瘀止痛。《金匮要略》云："见肝之病，知肝传脾，当先实脾。"此论虽系"治未病"之大则，也可谓治疗肝炎之大法也。

验之临床，此症可分早、中、晚三期。早期者初转为慢性肝炎，湿热尚较明显，故治疗仍需偏于清利湿热，以轻清不伤正气之品为宜。中期者系慢性肝炎迁延不愈，气滞血瘀明显，治疗以疏调气血为宜。晚期者肝脾均已肿大，肝脏硬变，既见脾肾寒湿之象，又见肝胆燥热之征，故治疗既要健脾渗湿，柔肝止痛，又需化瘀软坚。能攻则攻，不能攻则守，攻守适宜，步步为营。俾使正气渐复，邪气渐退，病自可随之逐渐好转，以至痊愈。

鼓　胀

鼓胀系因阳败土湿，中气不运，金木郁而升降滞使然。

【脉证机理】气从上降，而推原其本，实自下升，坎中之阳，是气之根。肝脾左旋，温暖而化清阳，有阳则升，是气升于水分。水从下升，而推原其本，实自上降，离中之阴，是水之根。肺胃右转，清凉而化浊阴，有阴则降，是水降于气分。

肺主气而肾主水，气降则生水，水升则化气，而气水升降循环之权，全恃于中气之健运。平人中气健旺，肺胃右降在上之气，清肃敛降而化水。肝脾左升在下之水，温暖升发而化气。气能化水，水能化气，所以鼓胀弗作。

由于情志抑郁，饮食不节，或肝病久而不愈，致使肝脾俱伤。木郁克土，阳败土湿，中气不运，肝脾不升，阴分之气湮郁不升，而病气鼓。肺胃不降，阳分之水淫泆不降，而病水胀，由是而鼓胀成矣。

阳败土湿，中气不运，肝木郁陷，疏泄不行，三焦通调失司，水湿内停，故症见腹胀大如鼓。气血瘀阻，结于胁下，故症见肝脾肿大硬痛，按之不移。脾湿肝郁，郁而化热，传于膀胱，故而溲溺短涩，或见黄赤。血瘀脉络，碍气血运行，故症见青筋暴露、蜘蛛痣等。久病不愈，中气伤残，致使升降反作。胆胃上逆，故食纳俱废，心慌气短。肺热气逆，故症见咳嗽、鼻衄。肺热不降，气不化水，故而小便涩少。脾主大腹、肌肉、四肢，脾湿肝郁，郁而克土，故症见脘腹胀满，水谷不消，四肢消瘦，肌肤萎黄暗淡。肝郁下陷，故而大便稀溏，或见色黑。升降紊乱，气血瘀滞，故脉现细濡、稍滞涩，右偏弦，或革、关寸大，或关尺较大，舌苔白腻，或黄腻，或见舌质暗紫。

【治则】健脾利湿，润血柔肝，清降肺胃，利水消胀。

【方药】猪苓片9~12g　泽　泻9~12g　粉丹皮9g　炒杭芍9g　草蔻仁6g
制首乌15~30g　广橘红9~12g　炒杏仁9g　法半夏9g　丹　参15g
广郁金9~12g　泽　兰30g　　木防己9g　车前子9g
水煎温服。

【方解】猪苓片、泽泻健脾利湿；炒杭芍、粉丹皮、制首乌润血柔肝；广郁金、广橘红、炒杏仁、法半夏清肺理气，和胃降逆；泽兰、丹参化瘀通络，消胀利水；木防己、车前子疏通水道，利尿消胀；草蔻仁暖脾行瘀。

【加减】肺家燥热、舌苔厚腻、小便少者，加北沙参12~15g，或加淡竹茹9~12g，清肺润燥，以启生水之源。腹胀尿少、精神不振者，加炒苍术12~15g，或加地肤子12~15g，健脾利湿，行瘀以消胀。脾虚运迟、消化不良者，改草蔻仁为砂仁9g，加鸡内金9g，健脾行瘀以消食。肝脾郁滞、化生湿热、下陷膀胱、膀胱热涩、小便不利者，加焦山栀6g，清利膀胱湿热。肝气下陷、湿寒之象明显者，加桂枝6~9g，温升肝气。

【忌宜】忌食辛辣刺激及腥荤之物，忌盐，以高糖、高蛋白及清淡食品为宜。避免劳累，必要时需卧床休息。

【按语】鼓胀包括肝硬化合并腹水和单腹胀大如鼓之疾患。

肝硬化合并腹水系肝硬化之晚期。导致此症的原因很多，不仅限于肝炎不愈，转化而成，其他病证经久不愈也可病此。此症多系中气虚败，正气伤损，不能御邪，正虚邪实，故其见症寒热错杂，虚实兼见，层出不穷，危症迭出。发病机制本属虚寒，标属虚热。治疗此症在健脾柔肝、通利水道之中需酌加扶正之品，以使邪去而正气续复。

【临床医案】

例1：张某，男，47岁。1972年8月29日初诊。自诉：胃胀，不思食，恶闻食臭，有时恶心呕吐，大便稀，小便黄，近1年。去年8月份患急性黄疸型肝炎，住院治疗，黄疸消退后出院。今年4月份化验肝功，不正常，住院3个月，效果不明显而出院。现在转氨酶500U，他项正常。肝剑下6cm，肋下3cm。脉细濡、浑，关寸大，舌苔白腻。

辨证：中气不运，脾湿肝郁，胆胃上逆，肺失通调，水湿不行。

诊断：早期肝硬化合并轻度腹水。

治则：健脾疏肝，平胆和胃，清肺化瘀利尿。

处方：茯苓12g，泽泻9g，黄芩炭9g，炒杭芍9g，粉丹皮9g，广橘红9g，全瓜蒌9g，法半夏9g，广郁金12g，泽兰30g，车前子12g，炒枳壳9g，木防己12g，白茅根30g，麦冬9g。3剂，水煎温服。

9月2日二诊：药后腹胀减轻，纳食稍增加，鼻干。脉细濡，关寸较大，舌苔白腻。

上方再进。3剂，水煎温服。

9月5日三诊：脉症继续好转，可进少量饮食。9月3日查肝功：黄疸指数20U，碘试验（＋＋＋），高田氏（＋＋＋），麝浊12U，锌浊20U，总蛋白9.0g%，白蛋白4.6g%，转氨酶280U，球蛋白4.4g%。脉细濡，关寸略大，舌苔白腻。

原方去麦冬，加嫩桑枝15g，茵陈15g。3剂，水煎温服。

9月11日四诊：肝区隐痛，晚上腹胀，矢气后减轻，小便黄，大便正常。脉细濡，关寸略大，舌苔白腻、根稍厚。

原方去黄芩炭，加制首乌12g，茵陈15g。6剂，水煎温服。

9月18日五诊：精神好转，纳食增加，每天食6两左右，矢气不畅，小便淡茶色。查：肝剑下3cm，肋下刚扪及，稍有压痛。脉细濡，稍涩，关寸略大，舌苔白涩腻。

原方加制首乌15g，茵陈15g，减黄芩炭为6g。7剂，水煎温服。

9月26日六诊：近来饮食增加，小便利，大便稍稀，精神好。脉细濡，关寸略大，舌苔白腻。

原方加制首乌15g，茵陈15g。7剂，水煎温服。

10月5日七诊：药后纳食增加，小便较黄，精神佳。脉细濡，关寸略大，舌苔白腻。

原方加制首乌12g，茵陈15g，减防己为9g。7剂，水煎温服。

10月14日八诊：药后小便已利，大便正常，纳食增加，肝区有时稍痛，睡眠差。查肝功：黄疸指数4U，碘（＋），高田氏（＋＋），麝浊15U，锌浊20U以上，转氨酶172U。脉舌同上。

原方去防己，加制首乌12g，丹参15g。10剂，水煎温服。

10月27日九诊：肝区有时稍痛，纳食增加，吐白沫痰，肝剑下右侧两指，不硬，压痛不显，二便正常。脉细濡，关寸略大，舌苔涩腻。

原方去防己，加制首乌15g，丹参15g，川贝母9g。10剂，水煎温服。

11月7日十诊：症状继续好转，吐痰也减轻，偶尔肝区隐痛，纳食已正常，二便调。查肝功：转氨酶正常，碘（＋＋），高田氏（＋＋），麝浊13U，锌浊17U，总蛋白7.60g%，白蛋白5.20g%，球蛋白2.4g%。脉细濡、稍紧，关寸大，舌苔白腻。

原方去防己，加制首乌15g，丹参15g，川贝母9g。5剂，水煎温服。

12月3日十一诊：上药服20剂，症状明显好转，肝区痛已除，偶感烦热，二便正常。脉细濡，关寸略大，舌苔白薄腻。

原方去防己，加制首乌15g，丹参15g，川贝母9g，去麦冬，改车前子为车前草15g。10剂，水煎温服。

12月19日十二诊：12月16日查肝功，各项均正常。脉症均佳。

原方去瓜蒌、车前子、防己、麦冬，加炒杏仁9g，丹参15g，川贝母6g，制首乌12g，高良姜3g。5剂，水煎温服。

1973年1月18日十三诊：无明显不适，纳食、睡眠均佳，二便正常，偶感肝区抽动不舒。脉细濡，稍不柔，关寸略大，舌苔白淡，根腻涩。

原方加减：茯苓9g，泽泻9g，炒杭芍9g，制首乌12g，粉丹皮9g，广橘红9g，天花粉9g，法半夏9g，广郁金9g，泽兰30g，车前子9g，炒枳壳9g，麦门冬9g，丹参12g，草蔻仁3g，全当归9g。5剂，水煎温服。

2月23日十四诊：食纳、睡眠、精神均佳，唯有时腹胀，口干。脉细濡、稍滞，关寸大，舌质淡，苔白薄腻。

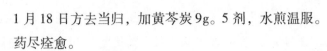

1 月 18 日方去当归，加黄芩炭 9g。5 剂，水煎温服。

药尽痊愈。

例 2：景某，女，33 岁。1988 年 5 月 27 日初诊。自诉：患"乙肝"数年，经治疗，不理想。现腹水（＋＋），肝脾均大，尿少。"B 超"提示：肝、脾、胰均不正常，外院诊断为肝硬化合并腹水。脉细濡，稍牢，关寸较大，舌苔白腻。

辨证：中气不运，脾湿肝郁，肺胃不降，水湿不行。

诊断：肝硬化合并腹水。

治则：健脾疏肝，清降肺胃，化瘀利尿。

处方：猪苓片 15g，泽泻 12g，炒杭芍 15g，粉丹皮 9g，制首乌 30g，广橘红 9g，炒杏仁 9g，法半夏 9g，广郁金 9g，泽兰 20g，炙鳖甲 18g，炒苍术 15g，砂仁 6g，木防己 9g，车前草 12g，白花蛇舌草 12g。5 剂，水煎温服。

6 月 6 日二诊：药后腹水明显减轻，精神、食欲均好转。脉细濡，关寸较大，舌苔薄腻。

上方增炙鳖甲为 20g，减猪苓片为 12g，泽泻为 9g，加白茅根 9g。5 剂，水煎温服。

6 月 13 日三诊：药后腹水已消失大半。脉细濡，关寸略大，舌苔白腻。

原方增炙鳖甲为 20g，加柴胡 7g。6 剂，水煎温服。

6 月 20 日四诊：药后腹水已消失，脾大 12cm。脉细濡，不柔，关寸较大，舌苔白腻。

原方去防己、车前草，增炙鳖甲为 20g，减猪苓片为 12g，泽泻为 9g，炒杭芍为 12g，加柴胡 9g，丹参 20g。6 剂，水煎温服。

6 月 27 日五诊：药后脉症继续好转。脉细濡，关寸大，舌苔白腻。

原方去猪苓片、砂仁、防己、车前草，增制首乌为 40g，炙鳖甲为 20g，减泽泻为 9g，炒杭芍为 12g，加茯苓 12g，白蔻仁 5g，柴胡 9g，丹参 20g，桉树叶 2 片。10 剂，水煎温服。

8 月 5 日六诊：上药服 20 剂，并食獾肉十几斤，病情明显好转，面色好转，体重、食欲均增加，脾仍大。脉细濡，关寸略大，舌苔白腻。

原方去炒苍术、砂仁、防己、车前草，增炙鳖甲为 20g，减猪苓片为 9g，泽泻为 9g，炒杭芍为 12g，加白蔻仁 5g，柴胡 9g，半枝莲 12g，海藻 12g，桉树叶 2 片。10 剂，水煎温服。

8 月 22 日七诊：药后体重增加 2.5kg，脾大减少一指。脉细濡，关寸略大，

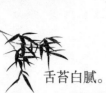

舌苔白腻。

原方去砂仁、防己、车前草，增炙鳖甲为20g，减猪苓片为12g，泽泻为9g，炒杭芍为12g，加白蔻仁5g，海藻12g，半枝莲12g。10剂，水煎温服。

12月6日八诊：上方服50剂，肝功、转氨酶均正常，"两对半"1、4、5阳性，脾大有所缩小。脉细濡，关寸略大，舌苔白腻。

原方去猪苓片、砂仁、防己、车前草，增炙鳖甲为20g，减泽泻为9g，炒杭芍为12g，白花蛇舌草为9g，加茯苓9g，白蔻仁5g，丹参20g，半枝莲12g，石菖蒲15g，海藻15g，炮干姜6g。10剂，水煎温服。

1989年5月5日九诊：上药间断服用，自感尚好。又食獾两只。脾大减至如掌大，较原来缩小三分之二，精神、体质均佳。脉细濡，关寸略大，舌苔白腻。

原方去防己、车前草，增炙鳖甲为20g，减猪苓片为9g，泽泻为9g，炒杭芍为12g，砂仁为4g，白花蛇舌草为9g，加丹参30g，半枝莲12g，海藻12g，柴胡9g，延胡索9g，京三棱6g，桉树叶4g。10剂，水煎温服。

再未来诊。

例3：安某，男，22岁。1986年6月9日初诊。自诉：半年前某日突然大吐血，赴某医院住院治疗，血虽止而未确诊。其后又吐血几次，均以止血药止住。近1周又吐血，量多色鲜。脉细濡弦，关寸大，舌苔白腻。

辨证：脾虚肝郁，肺胃上逆。

诊断：肝硬化。

治则：健脾疏肝，清肺降胃，化瘀止血。

处方：茯苓9g，焦白术9g，炒杭芍9g，粉丹皮9g，制首乌20g，广橘红9g，炒杏仁9g，法半夏9g，降真香6g，棕榈炭12g，乌贼骨9g，刘寄奴6g，砂仁6g，炒山药12g，炮干姜4g，三七片（分两次服）6片。5剂，水煎温服。

6月20日二诊：药后吐血稍有好转，仍乏困无力。脉细濡弦，关寸较大而紧，舌苔白腻。

上方去白术、刘寄奴、砂仁、山药、炮干姜，增炒杭芍为12g，减粉丹皮为7g，加甘草6g，炒干姜4g，草果仁4g，炙米壳3g。5剂，水煎温服。

7月24日三诊：近在他院检查，脾大8cm，肝右肋下可及，肝功基本正常。吐血系食道静脉曲张破裂而致。脉细濡，右关滑动，右关寸较大，舌苔白腻。

原方去白术、橘红、降香、棕榈炭、乌贼骨、山药、炮干姜、三七片，增炒杭芍为12g，制首乌为30g，加泽泻9g，广陈皮9g，广郁金9g，泽兰15g，北沙参9g，三七粉（分两次冲服）2g。5剂，水煎温服。

8月10日四诊：近来未吐血，脾大较前好转。脉细濡，关寸较大，舌苔白腻。

原方去白术、降香、棕榈炭、乌贼骨、刘寄奴、山药、炮干姜、三七片，增炒杭芍为12g，制首乌为30g，加泽泻9g，广郁金9g，泽兰20g，炙鳖甲18g，丹参15g，白茅根9g，三七粉（分两次冲服）2g。10剂，水煎温服。

9月1日五诊：近来病情稳定，食纳、睡眠尚好。脉细濡，关寸大，两寸稍弦，舌苔白腻。

原方去白术、降香、棕榈炭、乌贼骨、刘寄奴、山药、炮干姜、三七片，增炒杭芍为12g，制首乌为30g，加广郁金9g，泽兰20g，炙鳖甲18g，丹参15g，柴胡6g，炒苍术9g。10剂，水煎温服。

上方服48剂，诸症均除，脉舌均正常。停药。

随访3年，吐血未复发。

例4：刘某，男，61岁。1987年6月15日初诊。自诉：肝区不舒，疼痛，消瘦，1年余。经治疗，不愈。1月前目睛发黄，继之全身发黄，尿黄，胃脘时痛。在他院检查，提示：肝右叶癌变，诊断为肝癌。脉濡涩，左寸独弦，舌苔白厚腻，舌质淡。

辨证：中气虚败，脾湿肝郁，气血瘀结。

诊断：肝癌。

治则：健脾疏肝，清降肺胃，化瘀消积。

处方：猪苓片9g，泽泻9g，炒杭芍12g，制首乌30g，粉丹皮9g，广橘红9g，全瓜蒌12g，法半夏9g，广郁金12g，泽兰20g，半枝莲12g，白蔻仁6g，柴胡9g，北沙参15g，茵陈15g，白花蛇舌草12g。10剂，水煎温服。

6月25日二诊：药后病情有所好转，肝区仍胀闷，纳食尚可。脉细濡，关寸较大、不匀，舌苔白腻。

上方去猪苓片、全瓜蒌、白花蛇舌草，减广郁金为9g，茵陈为12g，加茯苓9g，炒杏仁9g，丹参15g。6剂，水煎温服。

7月3日三诊：药后面黄已愈，精神、食欲均好转，巩膜微黄。脉细濡，关寸较大，不匀，左寸弦，舌苔白腻。

原方去猪苓片、全瓜蒌、泽兰，增炒杭芍为15g，减广郁金为9g，白花蛇舌草为9g，茵陈为12g，加茯苓9g，炒杏仁9g，丹参15g，连翘7g。6剂，水煎温服。

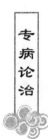

7月31日四诊：上药服24剂，目黄已愈，其他症状明显好转。脉细濡，关寸略大，舌苔白腻。

原方去猪苓片、全瓜蒌、泽兰、柴胡、北沙参、茵陈，减广郁金为9g，半枝莲为9g，白花蛇舌草为9g，加茯苓9g，炒杏仁9g，连翘7g，丹参15g，嫩桑枝12g，炒苍术9g。6剂，水煎温服。

8月19日五诊：上药服12剂，赴外地出差，往来6天。脉症均佳。

原方去猪苓片、全瓜蒌、泽兰、柴胡、北沙参、茵陈，减广郁金为9g，半枝莲为9g，白花蛇舌草为9g，加茯苓9g，炒杏仁9g，连翘9g，嫩桑枝12g，丹参15g，炒苍术9g。7剂，水煎温服。

10月16日六诊：上药服37剂，自感尚好。脉细濡，左关寸大，舌苔白腻。

原方去猪苓片、全瓜蒌、泽兰、白蔻仁、北沙参、茵陈，减广郁金为9g，半枝莲为9g，白花蛇舌草为9g，加茯苓9g，炒杏仁9g，丹参15g，砂仁9g，炒苍术15g，炒干姜5g。6剂，水煎温服。

11月6日七诊：上药服18剂，自感尚好。脉细濡，左滞，左寸较大，舌苔白腻。

原方去猪苓片、全瓜蒌、泽兰、白蔻仁、北沙参、茵陈，减广郁金为9g，半枝莲为9g，白花蛇舌草为9g，加茯苓9g，炒杏仁9g，丹参20g，砂仁6g，炒苍术15g，炒干姜5g。6剂，水煎温服。

再未来诊。

例5：屈某，女，68岁。1988年4月7日初诊。自诉：两年前患胆结石，行胆囊切除术。半年前因肠梗阻，二次手术。近来右胁下及后背疼痛，"B超"示肝脏内有一鸡蛋大包块。经治疗，疼痛不减。脉细濡、稍滑，关寸较大，舌光无苔。

辨证：中气虚败，肝胃不调，气血瘀结。

诊断：肝癌。

治则：健脾疏肝，清降肺胃，化瘀消积。

处方：猪苓片9g，泽泻9g，炒杭芍9g，粉丹皮9g，制首乌30g，广橘红9g，炒杏仁9g，法半夏9g，广郁金9g，延胡索9g，半枝莲9g，白蔻仁5g，柴胡7g，炙米壳3g，广木香2g，白花蛇舌草12g。3剂，水煎温服。

4月10日二诊：药后脉证有所好转，肝区仍痛，头痛，颈右侧淋巴结疼痛，肩背困痛，大便三日未解。脉细濡，稍滑，关寸较大，舌苔白腻。

上方去粉丹皮、炙米壳、广木香，增炒杭芍为12g，半枝莲为12g，柴胡为

9g，加黄芩炭9g，丹参15g，姜厚朴12g，番泻叶1g。5剂，水煎温服。

4月5日三诊：药后胁痛减轻，大便已利，睡眠好转，已能走动。脉濡、滞、左稍牢，关寸较大，舌苔白腻。

原方去粉丹皮、柴胡、炙米壳、广木香，增炒杭芍为12g，加黄芩炭7g，泽兰15g，丹参15g，银柴胡9g。6剂，水煎温服。

再未来诊。

结核性腹膜炎

结核性腹膜炎系脾湿肝郁、瘀久化热结于大腹所致。

【脉证机理】 木生于水而长于土，平人水土温暖，生长之令畅，所以木气不郁，肝木温升，故腹痛不作。

素患痨虫所致腹部其他疾之人，脾家湿旺，致使肝木郁而不升，脾主大腹，瘀积日久，积温成热，盘瘀大腹，而作大腹疼痛，是病腹膜结核。肝主疏泄，脾湿肝郁，疏泄不利，湿无去路，瘀积大腹，故症见大腹胀满，甚则腹大如鼓。瘀而化热，陷于膀胱，膀胱热涩，故小便黄赤不利。肝郁疏泄不畅，故大便初干后溏。或因肝郁，而生下热，结于大肠，而见大便干结难下。或因肝脾郁陷，而见大便稀溏。脾湿肝郁，碍肺胃降路，肺胃上逆，胆火不藏，故症见发热口苦，咽干口燥，脘闷纳差，胸胁胀满。脾主肌肉，脾湿不运，化源不开，水谷精微乏竭，气血虚弱，不能温养肌肤，故见头面、四肢消瘦，疲乏无力，面色㿠白。湿热熏蒸，可见口舌糜烂，口气腥臭。脾湿肝郁，湿热瘀积，故脉现细濡，较弦，关寸稍大，两尺涩，舌苔白满腻，或黄厚腻。

【治则】 健脾利湿，疏肝止痛，化瘀消胀，清利湿热。

【方药】 猪苓片15g　　泽　泻12g　　炒杭芍9g　　粉丹皮9g　　制首乌25g

广橘红12g　　炒杏仁9g　　法半夏9g　　广郁金12g　　泽　兰60g

车前子9～12g　冬葵子9～12g　木防己12g　草蔻仁9g

水煎温服。

【方解】 猪苓片、泽泻健脾利湿；炒杭芍、粉丹皮、制首乌疏肝止痛；广郁金、广橘红、炒杏仁、法半夏清肺利气，宽胸降逆；泽兰疏肝化瘀，利水消胀；车前子清利湿热；冬葵子滑窍利尿；木防己疏肝利水；草蔻仁暖脾行瘀。

【加减】 肝脾郁陷较重、脉现关尺大、大便不干者，去制首乌，加桂枝9g，疏肝升陷。腹痛重者，加延胡索9g，疏肝止痛。大便干结者，加肉苁蓉15g，润肠利便。腹胀不消者，加滑石粉15g，利尿消胀。口鼻干燥、胸膈胀满者，去炒杏仁,加生瓜蒌仁9～12g,清肺利气宽胸。腹水消退后,腹部肿块不消、脐腹彻痛者,加石菖蒲12g,行瘀消痞止痛。腹水消退后,中气未复、肠鸣者,加葳蕤30g,润肠固正止肠鸣。

【忌宜】忌食鸡、鸭、鱼、肉和一切腥荤酒醪等物及宿根菜,以清淡饮食为宜,宜多食植物蛋白;忌房事,勿劳累。

【按语】结核性腹膜炎多因腹腔器官结核病变,或因肺结核通过血行播散而致的一种慢性传染病,属中医学的腹痛、鼓胀范畴。病机为脾湿肝郁,以腹痛、腹胀、发热、消瘦为主症。治疗重在健脾利湿,疏肝止痛,使腹水消而胀满除,肝气畅而腹痛止,病可渐而向愈。总之,以疏利为本,切忌固涩。腹水消退后,腹部肿块不消者,虽无明显症状,亦较难去根。

治疗本病之主药泽兰、草蔻仁健脾行瘀,利水消胀,俾使中气运转,瘀积消除,则腹胀、腹水随之减轻,以至消除,病自向愈。

三、心脑血管疾病

冠状动脉粥样硬化性心脏病

冠状动脉粥样硬化性心脏病多因脾湿胃逆、气血瘀滞、宗气不固所致。

【脉证机理】平人脾升胃降,心肾交泰,中下温暖,上焦清肃,肝血温暖而升发,肺气清凉而降敛,精血充盈而下温,神气虚灵而上清,神宇泰定,故胸痹心痛不作。

由于过食肥甘,嗜好烟酒,或因七情所伤,致使脾胃不和,肝胆失调。脾湿肝郁,则清阳不升,魂神俱虚,心阳不振,故症见心慌气怯。胃土不降,胆木逆冲,上克肺金,浊阴升填,宗气不固,故症见胸盈气短,心悸不安。气血瘀滞,故症见胸背痹痛,室闷难忍,或真心作痛,绞痛欲死,是病冠状动脉粥样硬化性心脏病。阴阳濒于离决,则症见大汗淋漓,气促息微,口唇青紫,四肢厥逆,危笃欲脱。若素有痰饮留滞于中,阻隔阴阳升降之路,肝气郁陷,可见当脐硬痛,脐左跳动鼓指。气血瘀滞,故脉现细濡、滞涩,关寸大,甚者正气欲脱,阴阳濒于离决,故细濡之象全无,虚浮微弱,参伍不齐,缥缈欲脱,经谓如“羹上肥者”,为死期不远之诊。舌苔白满腻,或见舌质暗紫。

【治则】健脾疏肝,平胆和胃,清肺理气,宽胸降逆,化瘀止痛。

【方药】茯 苓9g 甘 草6g 炒杭芍9g 生地炭9g 制首乌15g

广橘红9g　　炒杏仁9g　　法半夏9g　　广郁金9g　　延胡索6g

柏子仁9g　　北沙参12g　　白蔻仁6g

水煎温服。

【方解】茯苓、甘草健脾缓中；炒杭芍、生地炭、制首乌平胆疏肝，活血润燥；北沙参、广郁金、广橘红、炒杏仁、延胡索、法半夏清肺理气，宽胸降逆止痛；柏子仁润燥养心；白蔻仁调胃顺气。

【加减】上热重者，加黄芩炭6～9g，平胆火之上逆。胸闷重者，去广橘红、炒杏仁，加鹅枳实6～9g，薤白9g，全瓜蒌9～12g，或加韭菜根9～12g，或加韭菜籽9～15g，破气开滞，以去胸闷。胸痛剧者，增延胡索为9g，疏肝理气，化瘀止痛。背痛、关节痛者，加丹参12g，广木香5g，顺气通经，以止疼痛。脉缓而虚者，加红参6～9g，益气强心以复脉。脉缓而涩者，去制首乌，加粉丹皮9g，行瘀阻而通经。脉紧、舌苔白薄、四肢逆冷者，加制附片6～9g，温肾回阳，以救厥逆。胃逆作呕、汗出、大便稀者，加炙米壳3～5g，暖中止泄，固表潜阳。胃寒呕逆者，加煨生姜6g，和胃降冲以止呕。干姜性温燥，慎用。咽中梗塞如草芥者，加苦桔梗9g，以清利咽喉。血压高、头晕目眩者，去甘草，加泽泻9g，夏枯草12g，决明子15g，利湿疏肝，平胆降压。芫蔚子功能降压，但其气味怪异，对本病不宜，不用或酌情少用。血压低、头目昏晕、恶心者，加藿香梗3～6g，升压醒脑，和胃止呕。脾肾阳虚、肝木不升、供血不良、脑缺血、头昏眼花、脉现关尺大者，加柴胡6g，嫩桑枝9～12g，或酌加桂枝4g，疏肝升陷，以继心阳；重症配服苏合香丸。血脉瘀阻、心肌梗死、真心痛者，加丹参15g，化瘀通经，以止心痛。脾湿生痰、瘀阻中焦、当脐悸动者，加石菖蒲9g，化瘀以通心窍。丹皮疏利破血，如刮骨之钢刀，此证慎用！冰片、樟脑性辛散，用之过量，则汗出立毙，慎之！

【忌宜】忌烟酒，忌食肥甘厚味，以清淡饮食为宜；避免情志刺激，保持情志舒畅；平素宜做轻微活动，勿劳累，犯病时必须卧床休息。

【按语】冠状动脉粥样硬化性心脏病，简称"冠心病"，属中医学的"胸痹"、"真心痛"范畴。病机属中下湿寒，阴凝气结，盘瘀脐间，致使清阳不能上升，心阳不振，浊阴不能下降，上焦虚热，气滞血瘀，窒塞胸膺，上实下虚，脾胃不和，肝胆失调，心肾不交，宗气不固，阴阳相乘，升降反作。而重在肺胃之浊阴不降，气滞不通，故而胸背痹痛，气短胸盈，甚则真心作痛，危症迭见，可死于旋踵。治当溯本求源，健脾疏肝，清降肺胃，复其升降之常，痹痛可止。阳潜于下，阴济于上，心肾交泰，病自向愈。不可因其病位在心，而唯知治心。此系忽弃其本、追逐其末之法，用之症状或有所减轻，其后仍然复发。

中下湿寒之源多因素有痰饮。若有痰饮，当重用健脾渗湿之品，杜绝痰饮化生之源。待中气健运，升降恢复，痛痹自能渐减，以至痊愈。

纵观"冠心病"成因多与内脏功能失调有关，故治当详察脏腑之虚实，气机之顺逆，凭脉辨证，酌情遣方用药而慎调之。用药孟浪，非但不能奏效，甚至祸及患者生命，医者不可不慎。若病重或卒发真心痛（心绞痛）、四逆者，应配合西药急救，以免患者死于反掌之间。

虚者方能补，心阳虚弱、脉缓而虚、参伍不齐者方可用补。否则愈补气愈滞，痹痛有增而无减。

【临床医案】

例1：罗某，女，60岁。1988年2月25日初诊。自诉：近几年来经常头晕，心慌，胸痛，咽喉不利，小腹胀满，当脐跳动，大便初干后溏，有时音哑。曾做胸透、"B超"，提示：心、肺、肝、胆、脾、胰均未见明显改变。多方调治，效不显。脉濡滞，关寸较大，舌苔白腻。

辨证：脾湿肝郁，胆胃气逆，气滞不降。

诊断：胸痹。

治则：健脾疏肝，平胆和胃，理气降逆。

处方：茯苓9g，泽泻9g，炒杭芍12g，粉丹皮9g，制首乌30g，广橘红9g，炒杏仁9g，法半夏9g，广郁金9g，泽兰15g，北沙参15g，牡蛎粉15g，白蔻仁5g，炙米壳2g，补骨脂9g，炙五味子9g。6剂，水煎温服。

3月3日二诊：药后诸症有所好转，胸痛明显减轻。然仍感头晕，喜用凉水洗头，左目患白内障。脉细濡，左寸较大，舌苔白腻。

上方去炒杭芍、泽兰、炙五味子，减牡蛎粉为12g，加黄芩炭9g，苦桔梗9g，柏子仁9g。6剂，水煎温服。

3月14日三诊：药后诸症好转，头目也好转。脉细濡，稍滞，关寸较大，舌苔白腻。

原方去泽泻、炒杭芍、泽兰、炙五味子，增北沙参为20g，炙米壳为3g，减牡蛎粉为12g，加甘草6g，黄芩炭9g，浙贝母9g，柏子仁9g。6剂，水煎温服。

3月26日四诊：药后胸痛基本消失，咽喉好转。仍头晕，眼干涩不适。脉细濡，稍滞，关寸较大，舌苔白腻。

原方去泽泻、炒杭芍、广郁金、泽兰、补骨脂、炙五味子，增北沙参为20g，炙米壳为3g，加甘草6g。6剂，水煎温服。

5月14日五诊：药后诸症均减轻，唯咽喉仍不利，有时咽下不利。脉细濡，稍滞，关寸较大，舌苔白满腻。

原方去泽泻、粉丹皮、炒杏仁、延胡索、煨生姜，减白蔻仁为3g，加炒白术9g，黄芩炭9g，全瓜蒌12g，昆布12g，半枝莲12g，苦桔梗9g。6剂，水煎温服。

再未来诊。

例2：王某：女，55岁。1988年5月20日初诊。自诉：胃脘嘈杂不适，嗳气打呃，胸闷痛，不思食，右胁下胀痛，大便干结，1年余。在当地做胸透、"B超"均未见明显异常。经治疗，效不显。脉细濡，两关、右寸较大，舌苔白腻。

辨证：中气不运，胆胃上逆，气滞不降，大肠干燥。

诊断：胸痹。

治则：健脾疏肝，平胆和胃，理气宽胸，润肠通便。

处方：茯苓9g，甘草6g，炒杭芍12g，粉丹皮9g，制首乌30g，炒枳壳9g，炒杏仁9g，法半夏9g，广郁金9g，延胡索9g，北沙参20g，姜厚朴12g，白蔻仁5g，肉苁蓉15g，番泻叶1g。5剂，水煎温服。

5月26日二诊：药后胸痛减轻，大便已利。脉沉细濡，关寸大，舌苔白，心腻。

上方去炒枳壳、肉苁蓉，减姜厚朴为9g，加广橘红9g，柴胡7g。6剂，水煎温服。

再未来诊。

例3：孙某，女，70岁。1987年5月7日初诊。自诉：患"冠心病"6年，患胆结石3年。去年行胆囊切除术，现仍胸闷气短，心悸，血压偏高。脉濡，促动，结代，右大于左，舌苔白腻。

辨证：中气不运，胆胃上逆，气滞不降。

诊断：冠心病。

治则：健脾疏肝，平胆和胃，理气降逆。

处方：茯苓9g，炙甘草9g，炒杭芍12g，生地炭9g，制首乌30g，广橘红9g，炒杏仁9g，法半夏9g，广郁金9g，延胡索9g，北沙参15g，柏子仁9g，白蔻仁4g，炙米壳3g，夏枯草12g，决明子12g。6剂，水煎温服。

5月15日二诊：药后诸症均有所好转，胸痛明显减轻，腹胀也好转。脉细濡，关寸较大，舌苔白腻。

上方去生地炭、决明子，增白蔻仁为5g，加粉丹皮9g，白茅根9g。6剂，水煎温服。

5月24日三诊：药后诸症明显好转。脉濡，右关涩，关寸较大，舌苔白腻。

原方去炙甘草、生地炭、夏枯草、决明子，增白蔻仁为5g，加泽泻9g，粉丹皮9g，白茅根9g，牡蛎粉12g。6剂，水煎温服。

6月2日四诊：脉证均佳。

5月24日方再进。10剂，水煎温服。

8月2日来函称：上方服20剂，血压正常，其他无明显不适。

例4：白某，男，72岁。1986年6月11日初诊。自诉：患"冠心病"十余年，患胆结石5年余，经治疗好转。现仍胸闷气短，右胁下连及背部作痛。脉细濡，滞涩，关寸大，舌苔白腻。

辨证：中气不运，脾湿肝郁，胆胃上逆，气滞血瘀。

诊断：冠心病，胆结石。

治则：健脾疏肝，平胆和胃，理气化瘀止痛。

处方：茯苓12g，泽泻12g，炒杭芍12g，粉丹皮9g，制首乌30g，广橘红9g，炒杏仁9g，法半夏9g，广郁金9g，延胡索9g，川楝子6g，广木香3g，砂仁6g，柴胡9g。6剂，水煎温服。

6月18日二诊：药后平稳。脉舌同前。

上方去炒杏仁、川楝子、广木香，加瓜蒌仁9g，北沙参12g，柏子仁9g，丹参12g。6剂，水煎温服。

7月2日三诊：药后平稳。脉细濡，关寸较大，舌苔白腻。

原方去炒杏仁、川楝子、广木香，减茯苓为9g，泽泻为9g，加瓜蒌仁9g，北沙参12g，丹参15g。10剂，水煎温服。

7月11日四诊：药后自感尚佳。脉细濡，关寸大，舌苔白腻。

原方去川楝子、广木香、柴胡，减茯苓为9g，泽泻为9g，加北沙参12g，柏子仁9g，炙米壳3g，夏枯草9g。10剂，水煎温服。

7月21日五诊：药后脉证均佳。

上方去炒杏仁、川楝子、广木香，减茯苓为9g，泽泻为9g，加瓜蒌仁9g，北沙参12g，柏子仁9g，丹参12g。10剂，水煎温服。

8月15日六诊：近来心慌、汗出明显。脉濡，关寸大，舌苔白满腻。

原方去延胡索、川楝子、广木香、柴胡，减茯苓为9g，泽泻为9g，制首乌为20g，砂仁为5g，加红参（另煎）4g，北沙参12g，柏子仁9g，炙米壳3g，天花粉9g。5剂，水煎温服。

8月30日七诊：药后自感尚可，无明显不适。脉细濡，关寸略大，舌苔白薄腻。8月15日方再进，10剂，水煎温服。

再未来诊。

例5：张某，男，66岁。1985年12月2日初诊。自诉：患高血压、"冠心病"、动脉硬化数年，时感心慌，胸闷，气短，头晕，体胖，睡眠差。中西医多方治疗，效果一般。脉弦牢，滞涩，关寸大，舌白腻，质紫。

辨证：中气不运，胆胃上逆，相火不藏。

诊断：冠心病，高血压，动脉硬化。

治则：健脾疏肝，平胆和胃，蛰藏相火。

处方：茯苓9g，泽泻9g，黄芩炭9g，炒杭芍12g，制首乌30g，广橘红12g，炒杏仁9g，法半夏12g，炒杜仲12g，前胡9g，夏枯草12g，决明子15g，草蔻仁4g，苦桔梗9g，北沙参15g。5剂，水煎温服。

12月8日二诊：药后诸症有所减轻。脉弦牢，关寸较大，舌苔白腻。

上方去前胡，减法半夏为9g，北沙参为12g，加川贝母6g。5剂，水煎温服。

12月20日三诊：药后自感尚可。脉濡、不柔，关寸较大，舌苔白腻。

原方去前胡，减法半夏为9g，北沙参为12g，加柴胡9g，丹参15g。5剂，水煎温服。

1986年3月2日四诊：间断服上方，尚好，无明显不适。脉细濡，关寸大，舌苔白腻。

1985年12月20日方再进10剂，水煎温服。

再未来诊。

例6：葛某，男，79岁。1987年2月23日初诊。自诉：患"冠心病"、高血压、动脉硬化十余年，去年中风，经治疗好转。现仍言语不清，大便不利，胸闷气短。脉右牢涩，关寸大，左濡，关尺大，舌苔白腻。

辨证：中气不运，脾湿肝郁，胆胃上逆，相火不藏。

诊断：冠心病，动脉硬化，脑梗死，高血压。

治则：健脾疏肝，平胆和胃，蛰火潜阳。

处方：茯苓9g，泽泻9g，黄芩炭9g，炒杭芍12g，制首乌30g，广橘红12g，炒杏仁9g，炒杜仲12g，法半夏9g，丹参15g，夏枯草12g，决明子15g，白蔻仁4g，川厚朴12g，番泻叶1.5g。3剂，水煎温服。

3月5日二诊：药后诸症有所好转，大便仍不利，言语仍不太清。脉细濡，右稍弦牢，右关寸、左关尺大，舌苔白腻。

上方增白蔻仁为5g，减炒杭芍为9g，川厚朴为9g，加芫蔚子12g。10剂，水煎温服。

3月16日三诊：药后尚好，言语已清，血压降低，大便稍干。脉细濡，关寸较大，舌苔白腻。

原方去厚朴，增丹参为20g，白蔻仁为6g，减炒杭芍为9g，加煨生姜5g，芫蔚子12g。10剂，水煎温服。

3月29日四诊：基本痊愈。脉细濡、稍牢，关尺较大，舌苔白薄。

原方去厚朴，增丹参为20g，白蔻仁为6g，减炒杭芍为9g，加煨生姜6g，芫蔚子12g。10剂，水煎温服。

再未来诊。

例7：吴某，女，70岁。1987年1月14日初诊。自诉：患高血压病近20年，患"冠心病"近10年，患慢性胆囊炎合并胆结石4年余。经多方治疗，无明显好转，现仍胸闷胸痛，右胁下连及后背痛，头晕。脉细濡、稍牢，右关寸大，舌苔白腻。

辨证：中气不运，脾湿肝郁，胆胃不降，气滞血瘀。

诊断：高血压，冠心病，慢性胆囊炎合并胆结石。

治则：健脾疏肝，平胆和胃，理气止痛。

处方：茯苓9g，泽泻9g，炒杭芍12g，粉丹皮9g，制首乌30g，广橘红9g，炒杏仁9g，法半夏9g，广郁金9g，延胡索9g，川楝子6g，广木香3g，草蔻仁4g，柴胡7g，番泻叶1g。10剂，水煎温服。

2月5日二诊：药后诸症好转。脉细濡、右牢，关寸较大，舌苔白腻。

上方去川楝子、草蔻仁、番泻叶，加乌贼骨9g，砂仁6g，夏枯草9g。10剂，水煎温服。

2月24日三诊：药后诸症继续好转。脉细濡、右弦，关寸大，舌苔白腻。

原方去粉丹皮、川楝子、广木香、草蔻仁、柴胡、番泻叶，加黄芩炭9g，北沙参12g，夏枯草12g，白蔻仁6g，丹参15g，决明子15g。10剂，水煎温服。

3月19日四诊：药后好转，再未犯病。脉细濡、右弦，两寸大，舌苔白薄。

原方去川楝子、广木香、草蔻仁、柴胡、番泻叶，加夏枯草12g，决明子12g，白蔻仁6g，丹参15g，补骨脂9g。10剂，水煎温服。

4月5日五诊：血压降至158/80mmHg，胸胁痛减轻。脉细濡，右寸大而弦，舌苔白腻。

原方去川楝子、广木香、草蔻仁、柴胡、番泻叶，加夏枯草 12g，决明子 12g，白蔻仁 6g，丹参 15g，北沙参 12g，补骨脂 9g。10 剂，水煎温服。

5 月 7 日六诊：出差半月，未服药未犯病。脉细濡，右牢，关寸较大，舌苔白腻。

原方去炒杏仁、法半夏、川楝子、广木香、草蔻仁、柴胡、番泻叶，加全瓜蒌 9g，清半夏 9g，夏枯草 12g，决明子 12g，白蔻仁 6g，丹参 15g，北沙参 15g，柏子仁 9g。10 剂，水煎温服。

5 月 25 日七诊：药后自感尚可，未犯病，唯心律稍不齐。脉细濡，关寸较大，右寸稍有革象，舌苔白腻。

原方去法半夏、川楝子、广木香、草蔻仁、柴胡、番泻叶，加清半夏 9g，夏枯草 12g，柏子仁 9g，白蔻仁 6g，丹参 15g，北沙参 12g，炒枣仁 12g。10 剂，水煎服。

再未来诊。

例 8：方某，男，42 岁。1974 年 3 月 26 日初诊。自诉：心慌气短，乏困 5 年。两年前某医院检查，发现心脏扩大。经治疗，效不显，仍经常心慌，气短，近期血压较高。血压：140/80mmHg。脉细濡，关寸略大，舌苔白腻。

辨证：中气不运，清阳下陷，胆胃上逆，君相不潜。

诊断：冠心病。

治则：健脾疏肝，清降肺胃，蛰火潜阳。

处方：茯苓 9g，炒白术 9g，黄芩炭 9g，炒杭芍 9g，全当归 9g，广橘红 9g，炒杏仁 9g，法半夏 9g，广郁金 9g，红参须（另煎）6g，北沙参 9g，柏子仁 9g，煨生姜 6g，白蔻仁 6g。3 剂，水煎温服。

3 月 28 日二诊：药后心慌气短好转。脉细濡，关寸大、稍动，舌苔白腻。

上方改白蔻仁为草蔻仁 6g。5 剂，水煎温服。

4 月 4 日三诊：今天又昏倒 1 次，气短，不能平卧，五心烦热。脉细濡，关寸大，稍不匀，舌苔白腻。

原方去白蔻仁，加熟地 9g。3 剂，水煎温服。

5 月 2 日四诊：药后已能平卧睡眠，五心烦热减轻，时有头晕。脉细濡，左关、右寸较大，稍不齐，舌苔白满腻。

原方去白蔻仁，加熟地 9g，石菖蒲 6g，牡蛎粉 9g。5 剂，水煎温服。

5 月 14 日五诊：有时头晕，心率仍较缓，睡眠尚可。脉细濡，右关寸大，

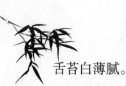

舌苔白薄腻。

原方去白蔻仁，加石菖蒲6g，熟地9g。5剂，水煎温服。

5月24日六诊：药后病情继续好转，心电图也有所好转。脉细濡，关寸略大，舌苔白薄腻。

5月14日方再进。5剂，水煎温服。

6月3日七诊：药后逐渐好转，胸透仍见左心室扩大，主动脉弓偏。脉细濡，关寸较大，右稍不匀，舌苔白薄。

5月14日方再进。5剂，水煎温服。

6月15日八诊：脉证均佳。

5月14日方再进。10剂，水煎温服。

再未来诊。

例9：陈某，男，50岁。1987年4月20日初诊。自诉：患主动脉硬化性心脏病数年，经治疗，好转。现仍胸痛，心律不齐。脉细濡，关寸大，不匀，舌苔白腻。

辨证：中气不运，胆胃上逆，气滞血瘀。

诊断：主动脉硬化性心脏病。

治则：健脾疏肝，平胆和胃，理气止痛。

处方：茯苓9g，炙甘草9g，炒杭芍12g，制首乌30g，全当归9g，广橘红9g，炒杏仁9g，法半夏9g，广郁金9g，丹参15g，北沙参12g，柏子仁9g，白蔻仁4g，白茅根9g。6剂，水煎温服。

4月27日二诊：药后心律已齐，自感尚好。脉细濡，两关偏尺较大，舌苔白腻。

上方去全当归，减丹参为12g，加桂枝5g，红参（另煎）3g。6剂，水煎温服。

9月21日三诊：间断服上方，自感尚好，现无明显不适。脉细濡，关寸大，舌苔白薄腻。

原方再进。10剂，水煎温服。

再未来诊。

例10：黄某，男，58岁。1985年12月28日初诊。自诉：左胸疼痛时作1年余，心电图未发现明显改变。经治疗，效不显，仍发作，血压不稳定，有时血压偏高。脉细濡，牢涩，关寸较大，舌苔白满腻。

辨证：中气不运，胆胃上逆，气滞血瘀。

诊断：心绞痛。

治则：健脾疏肝，平胆和胃，理气止痛。

处方：茯苓12g，泽泻12g，炒杭芍12g，制首乌20g，粉丹皮9g，广陈皮9g，炒杏仁9g，法半夏9g，广郁金9g，丹参15g，北沙参12g，夏枯草12g，砂仁6g，炙米壳3g，柏子仁9g。5剂，水煎温服。

1986年1月3日二诊：药后有所好转。脉细濡，稍革，关寸较大，舌苔白腻。

上方去泽泻、广陈皮、夏枯草、炙米壳，加猪苓片12g，广橘红9g，延胡索9g。5剂，水煎温服。

1月10日三诊：药后胸痛已愈，他症好转。脉细濡，关寸大，舌苔黄腻。

原方去广陈皮、夏枯草，加广橘红9g，天花粉12g。5剂，水煎温服。

1月17日四诊：药后诸症均好转。脉细濡，关寸较大，舌苔白腻。

原方去泽泻、广陈皮、夏枯草、炙米壳，加猪苓片12g，广橘红9g，延胡索9g。5剂，水煎温服。

1月23日五诊：近来泛酸。脉细濡，关寸较大，左弦，舌苔白腻。

原方去茯苓、粉丹皮、广陈皮、丹参、夏枯草、柏子仁，减泽泻为9g，加猪苓片12g，肉桂5g，广橘红9g，延胡索9g，乌贼骨9g。5剂，水煎温服。

再未来诊。

肺源性心脏病

肺源性心脏病系脾湿肝郁、胆胃上逆、肺失降敛、心阳浮动、宗气不固所致。

【脉证机理】平人中气健旺，肝脾温升，肺胃清降，胆火蛰藏，心肾交泰，所以肺源性心脏病弗作。

脾家湿旺之人，肝脾郁陷，胆胃上逆，碍肺之降路，致使肺气上逆，而作咳嗽。肺为华盖，官居相傅，而主治节，与心君同居上焦，为心之宅。咳嗽日久不愈，致使肺虚，其气虚逆而不敛，心阳因而浮动，宗气不固，而作心悸，是病肺源性心脏病。

胆胃上逆，肺不降敛，故症见咳喘气短，胸闷痰多，咳逆倚息不得卧，胸胁支满，干呕纳少。心阳浮动，不能下交于肾，故症见心慌悸动不安，当脐跳动。气为血帅，血随气行，气虚不能行血，故而面色苍白不泽；血瘀脉络，故症见口唇、两颧紫暗。久病脾湿肾寒，肝木郁陷，疏泄不利，致水湿泛溢，故症见肢体浮肿，颜面尤甚。水湿停聚，故而下肢肿胀，甚则腹水。肺为水之上源，久病肺虚，不能化气为水，故而小便不利。君相二火，不能下潜以温肾，肾家虚寒，不能纳气，故症见气虚喘促，呼多吸少，动则喘息汗出，精神不振。宗气不固，虚阳不敛，故脉现细濡，寸关大，出疾入迟，舌苔白黏腻。病久而作腹水者，阴凝气结，则脉现沉细，寸关大，舌苔白腻。

【治则】健脾渗湿，平胆疏肝，清肺理气，降逆安神。

【方药】茯　苓12g　泽　泻9g　炒杭芍9g　粉丹皮9g　制首乌12g
　　　　广橘红9g　炒杏仁9g　法半夏9g　广郁金9g　泽　兰30g
　　　　柏子仁9g　北沙参12g　砂　仁6g
　　　　水煎温服。

【方解】茯苓、泽泻健脾渗湿；炒杭芍、粉丹皮、制首乌平胆疏肝；北沙参、广橘红、炒杏仁、广郁金、法半夏清肺理气，宽胸降逆；泽兰通经化瘀，利水消胀；柏子仁养心安神；砂仁暖脾行瘀。

【加减】胸盈喘剧者，去炒杏仁，加全瓜蒌9~12g，宽胸利痰止喘。胸闷胀者，去广橘红，加鹅枳实6~9g，利气宽胸。咳痰带血者，加白茅根15g，山萸肉12~15g，敛肺止血。胸胁作痛者，加延胡索9g，行瘀止痛。瘀血肝大者，加丹参15g，泽兰叶30g，化瘀利尿消胀。腹水鼓胀者，加汉防己9g，利水消胀。实喘不得卧、大便不利者，酌加芒硝9g，通便以止喘。吐血量多者，加藕节60g，敛肺止血。腹胀不消者，增泽兰为30g，加汉防己12g，冬葵子9g，滑窍利尿消胀。咳嗽剧者，加川贝母9g，清肺理气止咳。心下悸动者，加石菖蒲9g，祛痰行瘀止悸。中下寒湿、腹水严重者，改砂仁为草蔻仁9g，温暖中下，行瘀消胀。

【忌宜】忌烟、酒、辛辣之品，以营养价值高之饮食为宜。

【按语】肺源性心脏病多由肺气肿等慢性肺部疾患迁延不愈，久而累及心脏而成，属中医学"咳喘"、"痰饮"、"心悸"、"水肿"等范畴。

本病病机主要为脾家湿旺，致使肝脾郁陷，胆胃上逆，心肺无路潜降，虚阳上浮，宗气不固，阴乘阳位，故治疗重在削阴潜阳，健脾渗湿，以复中土之运转，使清阳上升，浊阴下降，湿去而气平，可渐而向愈。后期中气虚败，肝脏瘀血硬化，肝大平脐，腹水严重者，不易挽救。所以然者，中气虚败，致使清阳不升而神败，浊阴不降而精竭，阴阳不能顺接，濒于离决，故而难治。

麻黄辛散，本病禁用；用则肺气更逆，必衄血不止，致虚阳上飞，促其命期。咳喘剧者，用麻黄虽可使咳喘稍平，但后患无穷！

【临床医案】

例 1：宋某，男，30 岁。1988 年 4 月 17 日初诊。自诉：患肺结核数年，已钙化。仍胸闷气短，咳嗽吐血，心慌心悸，某医院诊断为"肺心病"。经治疗，无明显好转，上症仍在，且多梦遗精，有时盗汗。脉牢长，滑动，关尺较大，舌苔白腻。

辨证：脾虚胃逆，肺失降敛，君相不藏。

诊断：肺源性心脏病，肺气肿，支气管扩张。

治则：健脾和胃，清肺降逆，潜敛浮阳。

处方：茯苓 9g，炙甘草 9g，炒杭芍 12g，生地炭 12g，制首乌 20g，广橘红 9g，炒杏仁 9g，法半夏 9g，前胡 9g，川贝母 6g，北沙参 20g，炙五味子 9g，白蔻仁 5g，白茅根 9g，柏子仁 9g。5 剂，水煎温服。

4 月 30 日二诊：上药服 10 剂，诸症均有所好转，吐血已止，咳嗽减轻，心慌心悸也明显好转。脉细濡，左关、右关寸较大，舌苔白腻。

上方增制首乌为 30g，川贝母为 9g，加炙款冬花 9g。10 剂，水煎温服。

5 月 26 日三诊：上方服 20 剂，自感甚佳，诸症均有所好转。脉细濡，关寸大，舌苔白腻。

4 月 30 日方再进。10 剂，水煎温服。

再未来诊。

例 2：陈某，男，59 岁。1988 年 5 月 4 日初诊。自诉：患气管炎 30 余年，多方治疗，时好时差，一直未愈。10 年前开始，自感心慌气短，某医院确诊为肺源性心脏病。经中西医多方治疗，无明显好转，纳差，便秘，消瘦。脉细濡，促动，关寸大，舌苔白腻。

辨证：中气不运，脾虚肝郁，肺胃上逆，气滞不降。

诊断：肺源性心脏病。

治则：健脾疏肝，清降肺胃，理气行瘀。

处方：茯苓 9g，甘草 6g，炒杭芍 12g，制首乌 30g，粉丹皮 9g，广橘红 9g，炒杏仁 9g，法半夏 9g，前胡 9g，延胡索 9g，北沙参 20g，柏子仁 9g，白蔻仁 5g，川厚朴 9g，番泻叶 1g，焦山楂 9g。5 剂，水煎温服。

5 月 4 日二诊：药后咳嗽减轻，仍纳差。脉细濡，关寸较大，舌苔白腻。

上方再进 5 剂，水煎温服。

5 月 17 日三诊：脉证均佳。

原方再进。10 剂，水煎温服。

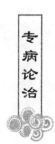

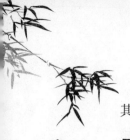

其后一直服上方加减，时服时停。

风湿性心脏病

风湿性心脏病系风寒湿邪侵袭，内合于肝、脾、肾，致使脾湿肾寒、肝木郁陷、胆胃气逆、心阳浮动、宗气不固所致。

【脉证机理】脾为生血之本，胃为化气之源，血藏于肝而气藏于肺，在经在络名曰营卫，在脏在腑名曰气血。平人中气健旺，脾运胃纳，清升浊降，心肾交泰，化源旺足，气血充沛，卫外密固，风寒湿邪无由侵入，所以不病风湿性心脏病。

素体脾胃不健，或因伤劳中气，致使脾胃虚弱，纳食少而运化迟，化源不足，气血虚弱，营卫亦虚，腠理空疏，卫外不固。天寒气冷，或梅雨湿盛之季，或汗出入水之时，风寒湿邪，乘机入侵，留于经络关节，则为痹痛；内侵于肝、脾、肾，则肾寒脾湿，肝气郁陷。脾胃属土，互为表里，脾湿运迟，则胃气必滞。胃气滞而不降，碍肺之降路，致使肺逆不敛，治节无权，则心阳浮动，宗气不固，而作心慌心悸，胸闷气短，是病风湿性心脏病。

肺主气，其性清肃降敛，胃气壅滞，肺无降路而上逆，故症见咳嗽气喘。脾家湿旺，化生痰涎，阻塞清道，肺气壅滞，故而呼吸迫促。中土不健，气血虚弱，营卫乏竭，不能御表，故症见恶风畏寒，动则自汗。气虚不能行血，经络瘀阻，故而口唇紫暗。脾湿肾寒，肝木郁陷，疏泄不利，致使水湿泛溢，可见全身肿胀，或因水湿潴留于大腹，而作腹水。脾主四肢肌肉，脾湿运迟，化源不足，精微乏竭，无以温养四肢肌肉，故四肢乏困无力，周身酸困不适，劳则益甚。脾湿肝郁，宗气不固，故脉现细濡涩，关寸大，舌苔白腻。

【治则】健脾疏肝，理气降逆，养心安神。

【方药】茯　苓12g　甘　草9g　炒杭芍9g　生地炭9g　粉丹皮9g
　　　　广陈皮9g　炒杏仁9g　法半夏9g　广郁金9g　柏子仁9g
　　　　党　参9g　北沙参12g　白蔻仁6g
水煎温服。

【方解】茯苓、甘草健脾缓中；炒杭芍、粉丹皮、生地炭疏肝复脉；北沙参、广陈皮、炒杏仁、广郁金、法半夏清肺理气，宽胸降逆；党参健中补气；柏子仁养心安神；白蔻仁和胃醒脾。

【加减】心慌重者，加石菖蒲9～12g，化瘀以通心阳。脉结代者，改党参为红参6～9g，补气强心，行血复脉。咳嗽吐痰、痰中带血丝者，加白茅根15g，清肺止血。关节疼痛者，加鸡血藤 12g，路路通 12g，通经活络，化瘀止痛。头面、四肢肿胀者，加汉防己 6～9g，利尿消肿。心慌气短、形寒畏冷者，加炙黄芪 15g，补气以祛寒。夜热自汗者，加山萸肉 15g，生黄芪 12g，敛肺退热，固卫止汗。舌苔黄厚腻者，加黄芩炭 6～9g，以清相火。大便干结者，加肉苁蓉 15g，炒麻仁 9g，润肠通便。脉结代、身痛、口唇暗紫者，加丹参 15g，活血通络，化瘀止痛。心慌气短、虚热者，加补骨脂 9g，补肾潜阳退热。

【忌宜】忌食辛辣食品及烟酒，以食滋补食品及饴糖为宜；居处宜温暖，空气宜新鲜；忌房劳。

【按语】风湿性心脏病是由风湿病继发的一种心脏病，属中医学的"心悸"、"痹痛"范畴。治疗以和中调郁、清上温下、养心安神为主，兼关节疼痛者，佐以通经活络、养血止痛之品，尚需病家配合，注意保养。

【临床医案】

例1：王某，女，21岁。1988年3月3日初诊。自诉：患"风心病"近10年，患"乙肝"近3年。经治疗均无明显好转，表面抗原（＋＋＋），两对半不正常，心慌心悸，心律失常，纳差，乏困无力。脉细濡，关寸大，结代，舌苔白腻。

辨证：中气不运，脾虚肝郁，肺胃不降，气血瘀滞。

诊断：风湿性心脏病，乙肝。

治则：健脾和胃，疏肝升陷，理气化瘀。

处方：茯苓 9g，炙甘草 9g，炒杭芍 12g，粉丹皮 9g，制首乌 30g，广橘红 9g，炒杏仁 9g，法半夏 9g，广郁金 9g，丹参 15g，半枝莲 9g，白蔻仁 6g，柴胡 9g，北沙参 15g，柏子仁 9g，白花蛇舌草 9g。10剂，水煎温服。

3月13日二诊：药后症状有所好转，心律仍不齐。脉细濡，结代，关寸较大，舌苔白腻。

上方去粉丹皮、柴胡，增丹参为 20g，北沙参为 20g，加熟地 9g，白茅根 9g。10剂，水煎温服。

3月25日三诊：药后自感明显好转，心律基本正常，近查肝功，好转。脉细濡、稍参伍不齐，关寸较大，舌苔白，根腻。

原方去粉丹皮、柴胡，增丹参为 20g，北沙参为 20g，减白蔻仁为 5g，加大熟地 9g，白茅根 9g。10剂，水煎温服。

4月12日四诊：心律基本正常。脉细濡，关寸较大，舌苔白腻。

原方去粉丹皮、柴胡，增丹参为 20g，北沙参为 20g，减白蔻仁为 5g，加熟地9g，白茅根9g。6剂，水煎温服。

4月21日五诊：脉证均佳。

原方去粉丹皮、柴胡，增丹参为20g，北沙参为20g，加熟地9g，白茅根9g。10剂，水煎温服。

5月5日六诊：药后自感尚好，心律已正常。查血：表面抗原（＋），"两对半"1、4阳性。脉细濡，关寸略大，舌苔白腻。

原方去炙甘草，增丹参为20g，半枝莲为12g，白花蛇舌草为12g，北沙参为20g，加泽泻9g。10剂，水煎温服。

5月16日七诊：药后诸症继续好转，唯心前区时疼。脉细濡，关寸略大，舌苔白腻。

原方去炙甘草，增半枝莲为12g，白花蛇舌草为12g，北沙参为20g，加泽泻9g，延胡索9g。10剂，水煎温服。

5月27日八诊：脉证均好转。脉细濡，关寸较大，舌苔白腻。

原方去炙甘草，增半枝莲为12g，白花蛇舌草为12g，北沙参为20g，加泽泻9g。10剂，水煎温服。

6月30日九诊：脉证均佳，近查"两对半"正常，肝功：表面抗原（＋），他项均阴性。

5月27日方再进10剂，水煎温服。

再未来诊。

例2：叶某，女，50岁。1986年3月12日初诊。自诉：患风心病10余年，经多方治疗，无明显好转。现仍心慌气短，关节疼痛。脉细濡，缓动，不匀，关寸略大，舌苔白腻。

辨证：中气不运，脾虚肝郁，肺胃不降，气血亏损。

诊断：风湿性心脏病。

治则：健脾疏肝，清降肺胃，益气活血。

处方：茯苓9g，炙甘草9g，炒杭芍12g，粉丹皮9g，制首乌20g，广橘红9g，炒杏仁9g，法半夏9g，广郁金9g，北沙参12g，柏子仁9g，砂仁6g，白茅根9g，丹参15g，红参（另煎）5g。5剂，水煎温服。

3月24日二诊：药后诸症明显好转，关节仍痛。脉细濡，关寸较大，舌苔白腻。

上方去广郁金，减红参（另煎）为4g，加青浮萍9g，炙米壳3g。5剂，水煎温服。

4月4日三诊：药后心律已齐，大便较稀，全身困痛。脉细濡，关寸较大，舌苔白腻。

原方去制首乌、广郁金、红参、白茅根，加肉桂4g，党参15g，炙米壳3g，补骨脂9g，炮干姜4g。5剂，水煎温服。

4月25日四诊：药后自感尚好，大便仍稀。脉细濡，关寸较大、不柔，舌苔白腻。

原方去广郁金、红参、白茅根，加党参15g，炙米壳3g，补骨脂9g，炮干姜4g。5剂，水煎温服。

6月18日五诊：近来尚好，心律已正常，睡眠欠佳。脉细濡、稍涩，关寸较大，舌苔白腻。

原方去广郁金、红参、白茅根，加党参12g，炙米壳2g，炒干姜4g，炒枣仁12g。5剂，水煎温服。

再未来诊。

心肌炎

心肌炎多因脾湿肝郁、肺胃上逆、君相二火不能归根所致。

【脉证机理】平人中气不郁，肝脾清升，肺胃浊降，水火交济，上清下温，气血畅遂，所以不病心肌炎。

由于内外感伤，致使脾湿肝郁，胆胃上逆，木火刑金，肺热不敛，心火上炎，虚飘浮动，下不根水，宗气不固，而致心慌心悸，胸痛气短，是病心肌炎。肺热气逆，故而咳嗽。因咳嗽而致胸痛加剧，故咳声短促而不扬。气滞胸膈，脉络瘀阻，故症见胸盈气短，左胸隐痛。君相火炎，故症见口干舌燥，咽喉不利，头上汗出。胃气上逆，故症见恶心，甚则食而呕吐。脾湿肝郁，郁生下热，传于膀胱，故小便黄赤，涩少不利。肝脾下陷，盘瘀少腹，故症见少腹胀满。脾湿肝郁，故大便初干后溏。肝郁化热，传于大肠，故而大便干结难下。脾湿肝郁，肾家虚寒，故症见腰背钝痛，时而遗精，两腿酸软，冷痹转筋，或见下肢浮肿。上热下寒，心肾不交，魂神虚飘，故而精神恍惚，虚烦失眠。君相二火虚浮，下不根肾，故脉现浮虚，寸关大，不匀，重者脉现促动或结代，舌苔白满腻或黄黏腻。

【治则】健脾疏肝，平胆和胃，清肺降逆，养血宁神。

【方药】茯　神12g　甘　草9g　黄芩炭9g　炒杭芍9g　北沙参12~15g

广橘红9g　炒杏仁9g　法半夏9g　广郁金9g　白茅根15~20g

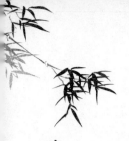

柏子仁 9g　　熟　地 9g　桂圆肉 12g　白蔻仁 6g　山萸肉 15~30g

水煎温服。

【方解】茯神、甘草养心宁神，健脾和中；黄芩炭、炒杭芍、熟地平胆疏肝，益血复脉；北沙参、广郁金、广橘红、炒杏仁、法半夏清肺理气降逆；桂圆肉养心宁神；柏子仁养心止悸；白蔻仁和胃止呕；白茅根清肺利尿；山萸肉收敛浮阳，敛肺止汗。

【加减】脾湿重、脚腿肿者，改甘草为泽泻 9g，利湿消肿。上热不重、舌苔白腻者，改黄芩炭为粉丹皮 9g，疏肝平胆。舌苔黄厚腻或白涩燥腻者，改桂圆肉为麦门冬 12g，清心肺之郁热。汗出不重、脉结代者，改山萸肉为丹参 15g，活血化瘀，通经活络。失眠盗汗者，加牡蛎粉 15g，镇心安神，收敛止汗。心悸动不安、吐血者，改熟地为生地炭 9~12g，润血养心，清肺止血。心包积液者，去黄芩炭、山萸肉、桂圆肉，加粉丹皮 9g，汉防己 6~9g，泽兰 20~30g，化瘀利尿，以消积液。

【忌宜】忌食辛辣刺激食品及烟酒，以食易于消化、含有大量维生素和蛋白质之食品为宜；勿劳累，重者卧床休息。

【按语】心肌炎包括各种急、慢性心肌之炎性病变，属中医学"心悸"、"心慌"、"胸痹"、"咳嗽"等范畴，系因脾湿胃逆，中气不运，心肾不交，致使阳浮于上，阴沉于下而成。治疗重在健脾和胃，潜敛浮阳，以达心安神宁之目的。严重者出现心衰时，应配合西药抢救。

肺为心之宅，心为神之舍，所以心脏疾患与肺之关系至为密切。胃为化气之源，气藏于肺；脾为生血之本，心主血脉，血随气行。胃气顺降，肺金敛肃，则君相二火下交于肾，心安而神宁；肺胃不降，治节不行，君相上炎，下不根水，则宗气不固，心慌、心悸、胸闷、胸痛诸症悉作，所谓宅舍不固，人则难安者也。心肌炎之治疗疏肝平胆、清降肺胃至为重要；若唯治其心则效与愿违，事倍功半。

【临床医案】

例1：王某，男，48 岁。1986 年 10 月 24 日初诊。自诉：半年前患感冒，经治疗烧退，继之心慌心悸，气短乏力，做心电图，确诊为病毒性心肌炎。经治疗好转，然仍心悸乏力。脉濡涩，关寸较大，舌苔白腻。

辨证：中气不运，胆胃上逆，肺气壅滞。

诊断：病毒性心肌炎。

治则：健脾疏肝，平胆和胃，理气宽胸。

处方：茯苓 9g，泽泻 9g，炒杭芍 12g，制首乌 20g，粉丹皮 9g，广橘红 9g，炒杏仁 9g，法半夏 9g，广郁金 9g，丹参 15g，北沙参 12g，柏子仁 9g，砂仁 5g，白茅根 9g。6 剂，水煎温服。

10 月 30 日二诊：药后诸症有所好转。脉细濡、滞涩，关寸较大，舌苔白腻。

上方增制首乌为 30g，加旋覆花 6g。6 剂，水煎温服。

11 月 5 日三诊：病情明显好转。脉细濡，关寸略大，左稍涩、不匀，舌苔白腻。

原方增制首乌为 30g，加旋覆花 6g。20 剂，水煎温服。

1987 年 5 月 6 日来函称：间断服上方，共计服 60 余剂，自感尚好，现无明显不适。1 月前做心电图，正常。

例 2： 张某，男，60 岁。1987 年 5 月 15 1 日初诊。自诉：患胆结石 3 年，去年已行胆囊切除术，现仍胃脘胀痛，小腹下坠疼痛，心悸不安，心电图提示：心动过速。脉濡、短紧，右关寸大而牢，左关尺大，舌苔白，根腻。

辨证：中气不运，胆胃上逆，气血瘀滞。

诊断：心动过速，胆结石术后遗症。

治则：健脾和胃，平胆疏肝，活血化瘀。

处方：茯苓 9g，泽泻 9g，炒杭芍 12g，粉丹皮 9g，制首乌 30g，广橘红 9g，炒杏仁 9g，法半夏 9g，广郁金 9g，桂枝 6g，延胡索 9g，姜厚朴 9g，白蔻仁 6g，炙米壳 4g，炒苍术 12g，炙鳖甲（先煎）12g。3 剂，水煎温服。

5 月 18 日二诊：药后诸症有所好转，腹痛减轻。脉细濡，右关寸较大，舌苔白腻。

上方去姜厚朴。6 剂，水煎温服。

5 月 23 日三诊：药后腹痛已愈。脉细濡、左弱，右关寸较大，舌苔白腻。

原方去姜厚朴，减制首乌为 20g，炙米壳为 3g，增炙鳖甲为 15g。10 剂，水煎温服。

6 月 8 日四诊：药后他症已不明显，仍心动过速。脉细濡，关寸较大而紧，舌苔白腻。

原方去桂枝、姜厚朴、炒苍术，增炙鳖甲为 15g，减炙米壳为 3g，加北沙参 12g，柏子仁 9g，炮干姜 4g。6 剂，水煎温服。

6 月 15 日五诊：药后自感尚好，左胁疼痛已愈，纳食增加。脉细濡紧，关寸较大，舌苔白腻。

原方去泽泻、广郁金、姜厚朴、炒苍术，增炙鳖甲为15g，减制首乌为20g，桂枝为5g，炙米壳为3g，加炙甘草9g，北沙参12g，柏子仁9g，炮干姜4g。6剂，水煎温服。

8月6日六诊：上药服30剂，心率已正常，他无明显不适。脉细濡，关寸略大，舌白薄腻。

6月15日方再进。10剂，水煎温服。

再未来诊。

例3：于某，女，26岁。1987年9月24日初诊。自诉：患阵发性心动过速6年余，心电图提示：心肌劳损。经治疗，时好时差，时而犯病，心率达140次/分。脉濡、尺大、寸散，舌苔白腻。

辨证：中气不运，胆胃上逆，肺气不敛。

诊断：阵发性心动过速。

治则：健脾和胃，平胆疏肝，敛肺宁心。

处方：茯苓9g，炙甘草9g，炒杭芍12g，制首乌30g，熟地9g，广橘红9g，炒杏仁9g，法半夏9g，广郁金9g，丹参12g，北沙参15g，柏子仁9g，白蔻仁6g，白茅根9g，炙五味子12g，牡蛎粉12g。6剂，水煎温服。

10月4日二诊：药后心慌好转，他症不明显。脉细濡，关寸略大，舌苔白腻。

上方去熟地、炙五味子，增丹参为15g，牡蛎粉为15g，加全当归9g，炒枣仁12g。10剂，水煎温服。

11月26日三诊：上方服20剂，诸症明显好转，现无明显不适。脉细濡，关寸略大，舌苔白薄腻。

10月4日方再进，10剂，水煎温服。

再未来诊。

眩 晕

眩晕系脾湿胃逆、浊阴不降、清阳不升所致。

【脉证机理】平人中气健旺，脾升胃降，肝胆调畅，精血温暖而下实，神气清凉而上虚。上虚下实则五官空灵，故眩晕不作。

由于情志刺激，或因饮食劳倦，或因纵欲耗精，致使肝、脾、肾俱虚。肝木生于肾水而长于脾土，肝藏魂，魂为神之初气；脾为生血之本，涵养肝木，而继魂神；肾藏精而生髓，脑为髓之海。肝、脾、肾俱虚，则肝气郁陷，清阳不升，生气不足，魂神俱虚，髓海不足，则作眩晕。症见脑旋轻飘，视物动荡，谓之虚眩，多系血压偏低，或为脑供血不足。肾虚脾湿，肝气郁陷，脾胃不和，肝胆失调，则胆胃上逆，肺失降敛，相火不藏，浊阴上逆，亦作眩晕。症见眩晕头痛，昏蒙不清，多系血压偏高者。

1. 胆胃上逆型

胃主降浊阴，胃土右转，则胆肺顺遂，浊阴右降而精盈。脾湿肝郁，则胃气壅滞不降，阻碍胆木下行之路，其气逆而化火，刑逼肺金，致使肺热，失其清肃降敛之常，浊阴弥漫于上，故症见头目晕眩，头痛胸闷，口苦心烦，头重脚轻，步履不稳，多见血压偏高。腰为肾之府，胆火不能下潜于肾，因而肾虚，故症见腰痛，两腿酸软无力。脾湿肝郁，故症见脘胁胀闷，作酸易怒，或当脐跳动，硬而压痛。浊阴上逆，故脉现濡涩，或弦牢，或伏涩，关寸大，舌苔白腻或黄腻，或见舌边尖红。

【治则】健脾疏肝，和胃平胆，清降肺胃，宽胸降逆。

【方药】茯　苓 9g　焦白术 9g　黄芩炭 9g　炒杭芍 9g　制首乌 12g
广橘红 9g　炒杏仁 9g　法半夏 9g　炒杜仲 12g　广郁金 9g
夏枯草 12g　茺蔚子 12g　白蔻仁 6g
水煎温服。

【方解】茯苓、焦白术健脾和胃；黄芩炭、炒杭芍、制首乌平胆疏肝；广郁金、广橘红、炒杏仁、法半夏清肺和胃，宽胸降逆；白蔻仁和胃顺气；炒杜仲、夏枯草、茺蔚子温肾潜阳，利尿降压。

【加减】血压高、大便初干或干结者，加决明子 15～20g，平胆滋肝，通便降压。舌质红、舌苔黄腻者，加麦门冬 9～12g，川黄连 3g，清肺降浊，泻火清心。肺不降敛、肝郁胃酸缺乏者，加炒五味子 9g，敛肺疏肝降压。脾湿重者，加泽泻 9g，健脾利湿。血压不稳者，去茺蔚子，加补骨脂 6～9g，温肾潜阳稳压。血压不高、大便干结者，去夏枯草、茺蔚子，加肉苁蓉 15g，炒麻仁 9g，润肠通便。血压不高、头目昏闷不清、恶心呕吐者，去夏枯草、茺蔚子，加粉葛根 9g，广藿香 6g，煨生姜 9g，和胃降冲，醒脑止呕。血压不高、失眠遗精者，去夏枯草、茺蔚子，加生龙骨 12g，牡蛎粉 15g，敛精藏神止遗。血压不高、心慌心悸不宁者，去夏枯草、茺蔚子，加柏子仁 9g，北沙参 12g，润肺养心止悸。

【忌宜】忌食辛辣燥烈及高脂饮食，以清淡饮食及植物油为宜；避免情志刺激及劳累，保持情志舒畅。

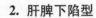

2. 肝脾下陷型

脾主升清阳，脾土左旋，则肝木条达，清阳左升而神旺。脾湿肾寒，则肝木郁陷，清阳不升，魂神俱虚，故症见头目晕眩，精神不振，动则心慌气短，喜独居静坐，恶闻人声，闭口不语，甚则欲穴地而安，多见血压偏低。肝脾不升，胆胃虚逆，故症见恶心呕吐，畏光羞明，可因光亮而致呕吐。吐出者极酸苦，头脑空虚晕动，重则晕仆。肾虚不藏，阳不归根，故症见耳内轰鸣，失眠多梦。脾肾虚寒，阴凝气结，故症见当脐硬痛，脐左跳动。脾肾虚寒，虚阳不潜，故脉细翕濡，关寸略大，或现弱象，舌苔白薄腻或白腻。

【治则】健脾疏肝，清降肺胃，醒脑安神。

【方药】茯　苓9g　甘　草6g　炒杭芍9g　生地炭9g　全当归9g

广陈皮9g　炒杏仁9g　法半夏9g　广郁金9g　牡蛎粉12g

柏子仁9g　北沙参12g　砂　仁6g　广藿香6g

水煎温服。

【方解】茯苓、甘草健脾和中；炒杭芍、全当归、生地炭疏肝润燥；北沙参、广郁金、广陈皮、炒杏仁、法半夏清肺和胃降逆；广藿香和胃醒脑止呕；柏子仁养心安神；牡蛎粉敛精藏神；砂仁暖脾行瘀。

【加减】脾湿重者，去甘草，加泽泻9g，健脾利湿。上热者，加黄芩炭6～9g，以清相火。中气虚弱者，加红参6～9g，补中益气。中下虚寒者，加炒干姜3～6g，温暖中下。痰涎黏稠、咳唾难出者，加淡竹茹9g，或加白芥子3～6g，清肺利痰。痰涎多者，加炒葶苈子6～9g，豁痰利窍。咳嗽剧者，加川贝母6～9g，清肺止咳。当脐硬、压痛、跳动者，加石菖蒲9～12g，以交通心肾。舌质红、胃酸缺乏者，加乌梅肉6～9g，川黄连3～6g，疏肝清心。舌苔黏腻、小便黄者，加焦山栀6～9g，清心降浊。

【忌宜】忌食生冷、大辛、大热之品，以营养丰富、易于消化之食品为宜；居处宜安静。

【按语】眩晕既是多种疾病的一个常见症状，也是一个中医病名。眩晕包括现代医学的数种疾病，如高血压病、低血压病、脑供血不足、美尼尔综合征、白细胞减少症等。临床所见，因浊阴上逆所致之眩晕，多见血压偏高，系因脾肾两虚、肝胆燥热所致，本虚而标实；因清阳不升所致之眩晕，多见血压偏低，系脾肾俱虚、肝郁不升、清阳不展所致，标本俱虚者多；既因清阳不升，又因浊阴不降所致者也有之，但为数不多，可因情志不遂、劳逸不均、饮食不节、寒温不适等因素而发病，头晕时剧时差，血压不稳，忽高忽低。各型兼症也不尽相同，当据其脉症，详审病机，而施治之，且不可一见"眩晕"二字，即统谓"肝阳上亢"，肆用寒凉伐泄镇慑之品。徒伤中气，必致升降紊乱，中下愈湿寒，浊阴愈上逆，眩晕不唯不减，反而愈加。

浊阴上逆者，当降浊阴。浊阴者，既指肺胃之痰涎湿浊，亦指胆胃心肺之郁热；降浊阴者，既指化痰去浊利窍，亦指清降胆胃心肺之郁热。浊阴降则君相二火下潜于肾，肾脏温暖而下实，上焦清肃而虚灵，眩晕自止。但不可过降，过降则碍清阳之上升。清阳不升者，当升清阳。清阳升则心肾交泰，魂神畅旺，眩晕自止。但不可过升，过升则碍浊阴之下降。

清升浊降之机在于中气之健旺。脾土左旋，则清阳左升。胃土右转，则浊阴右降。执中央而驭四旁，则清升浊降，眩晕焉能不廖。所以健运中州，以复其升降，调和肝胆，以去其郁滞，交济水火，以复其既济，实为治疗眩晕之大法。脑为髓之海，清阳不升而致眩晕、耳鸣者多系肾虚而脑髓减，以上方而酌加温肾补脑之品，则疗效更佳。

【临床医案】

例1：邹某，男，40岁。1986年8月9日初诊。自诉：头昏、目眩1月余，某医院诊断为高血压。头昏闷不清，心烦，纳食尚可，睡眠差，梦多，耳鸣。血压：132/98mmHg。脉细濡，右稍弦，关寸较大，舌苔白腻。

辨证：中气不运，肺胃上逆，气滞不降。

诊断：眩晕。

治则：健脾疏肝，平胆和胃，理气降逆。

处方：茯苓9g，甘草9g，黄芩炭9g，炒杭芍12g，制首乌30g，广橘红12g，炒杏仁9g，法半夏9g，广郁金9g，双钩藤9g，牡蛎粉15g，北沙参12g，砂仁4g，炙米壳3g，夏枯草12g，决明子12g。5剂，水煎温服。

8月26日二诊：服药期间自感尚可，停药后又感头闷，左耳鸣，睡眠差，眼困。血压：110/90mmHg。脉细濡，关寸较大，舌苔白腻。

上方去钩藤，加辛夷花10g。6剂，水煎温服。

9月2日三诊：药后仍耳鸣，头闷，胸胀。血压：130/90mmHg。脉细濡，关寸较大，舌苔白腻。

原方去牡蛎粉，加生龙骨9g。6剂，水煎温服。

9月9日四诊：头痛，头闷，全身不适，耳鸣减轻。血压：130/90mmHg。脉细濡，关寸较大，舌苔白腻。

原方去郁金，加辛夷花4g。6剂，水煎温服。

10月14日五诊：药后诸症好转，时而心慌，食后腹胀，睡眠差。血压：110/90mmHg。脉细濡，关寸较大，舌苔白腻。

原方去广郁金，加辛夷花6g。6剂，水煎温服。

再未来诊。

例2：孙某，男，60岁。1978年11月7日初诊。自诉：头痛、头晕4年，面浮，腹胀，右侧腹痛，五心烦热，气短，纳可，二便调。血压：180/110mmHg。脉细濡、右革累，关寸大，舌苔白腻。

辨证：脾湿肝郁，胆胃上逆，气滞不降。

诊断：眩晕。

治则：健脾疏肝，平胆和胃，理气降逆。

处方：茯苓12g，泽泻9g，黄芩炭9g，炒杭芍9g，制首乌15g，广橘红9g，炒杏仁9g，法半夏9g，炒杜仲12g，钩藤12g，夏枯草12g，茺蔚子12g，草果仁6g，煨生姜6g，鸡血藤15g。3剂，水煎温服。

11月10日二诊：药后精神好转，仍头痛，头晕，头麻紧，左手困，自觉发抖，视物模糊，眼困，口干，不欲饮水，有时耳鸣，手足心发热，睡眠不实，梦多，纳可，二便稠。血压：166/100mmHg。脉细濡，稍沉涩，关寸较大，舌苔白腻。

上方加决明子12g。3剂，水煎温服。

11月13日三诊：药后头晕、腹胀均减轻。血压：160/100mmHg。

10月10日方再进。3剂，水煎温服。

11月16日四诊：药后诸症均减轻，手足心仍热，梦仍多。脉细濡沉，关寸大，舌苔白腻。

原方去泽泻，加炒白术9g。3剂，水煎温服。

11月20日五诊：头昏减轻，有时腹胀，余无明显不适。血压：150/100mmHg。脉细濡，稍滞，关寸大，舌苔白腻。

原方加决明子12g。3剂，水煎温服。

11月23日六诊：又感头痛，头昏，右胁下痛，腹胀减轻。血压：160/100mmHg。脉细濡、稍涩，关寸略大，舌苔白腻。

原方加决明子15g。3剂，水煎温服。

11月25日七诊：头稍昏，手指麻，右胁下痛。血压：140/90mmHg。脉细濡，关寸大，舌苔白腻。

原方加丹参15g。3剂，水煎温服。

11 月 28 日八诊：头昏已愈，手麻，夜间明显，胁下痛。血压：150/95mmHg。脉细濡、稍涩，关寸较大，舌苔白腻。

原方去煨生姜，加丹参 15g，决明子 15g。3 剂，水煎温服。

再未来诊。

例 3：王某，女，34 岁。1988 年 3 月 25 日初诊。自诉：患高血压 5 年，头晕失眠。虽经多方治疗，效不显。血压：160/120mmHg，白带多。脉细濡，关寸较大，舌苔白腻。

辨证：中气不运，脾湿肝郁，胆胃上逆，上热下寒。

诊断：眩晕，带下。

治则：健脾疏肝，平胆和胃，清上温下。

处方：茯苓 9g，泽泻 9g，黄芩炭 9g，炒杭芍 9g，制首乌 20g，广橘红 9g，炒杏仁 9g，法半夏 9g，炒杜仲 12g，炒芡实 12g，牡蛎粉 15g，夏枯草 9g，白蔻仁 5g，煨生姜 5g，广木香 3g，决明子 12g。5 剂，水煎温服。

3 月 20 日二诊：药后诸症明显好转。血压：150/100mmHg。脉舌同前。

上方去广木香，增决明子为 15g，加茺蔚子 12g。5 剂，水煎温服。

4 月 10 日三诊：自感尚好，白带已愈。血压：130/90mmHg。脉细濡，关寸较大，舌苔白腻。

原方去广木香，增制首乌为 30g，决明子为 15g，加茺蔚子 12g。5 剂，水煎温服。

再未来诊。

中　风

中风系中土阳衰，不能行气于四肢，四肢失秉，七情所伤，外感风邪所致。

【脉证机理】四肢秉气于脾胃，为诸阳之本，经络之起止。脾为生血之本，胃为化气之源。血藏于肝，气统于肺，在经在络名曰营卫，在脏在腑名曰气血。平人中气健旺，化源充足，气血充沛，营卫调和，经脉通畅，故四肢轻健柔和，而不病中风。

劳倦内伤，致使中虚阳衰，脾湿不运，气血虚弱，不能四达，四肢经络，凝涩不通。一旦因七情所伤，八风感袭，而致口眼㖞斜，半身不遂，手足不用，甚则猝然仆倒，昏不知人，或舌强语謇者，是病中风。

中风有在经在络、在脏在腑之分。浅在经络者，因卫气阻梗，肌肤痹着，故症见肌肤麻木不仁。经脉痹阻，气血凝瘀，故症见肢体重滞，步履沉重，口眼㖞斜，半身不遂，手足不用。左盛则病于右，右盛则病于左，故《素问·缪刺论》云："邪客于经，左盛则右病，右盛则左病。"深入脏腑者，因胃气上逆，浊气熏蒸，化生痰涎，迷塞心窍，气血上壅，扰及神明，故症见突然昏仆，痰声辘辘，不省人事。《素问·调经论》所谓"血之与气，并走于上，则为大厥"即系指此。肝脾下陷，筋脉紧急，牵引舌本，短缩不舒，故症见言语謇涩不利。土败不能摄涎，故症见涎水自流，不能自制，即《金匮要略》所谓"邪入于腑，即不识人；邪入于脏，舌即难言，口吐涎。"肺主皮毛，卫气郁遏，久则不能煦濡皮毛，故症见皮肤枯槁，痿废无觉。肝主筋，筋会于诸节，土湿木郁，郁久化热，风动血耗，筋脉失养，而致挛急，故症见肢节挛缩，痹阻枯硬，而成偏枯。病久脏腑湿盛，化生败浊，弥漫于上，蒙闭心神，故症见神迷言拙，顽昧不灵。

1. 气虚型

气分偏虚，则右半身不遂。因胆胃上逆，肺热不敛，浊阴冲填于上，故多见血压升高。脉现细濡、滞涩，关寸大，舌苔白腻或黄腻，舌质红或紫。

【治则】平胆和胃，清肺理气，宽胸降逆。

【方药】
茯　苓9g　生白术9g　黄芩炭9g　炒杭芍9～12g　制首乌15～20g
广橘红9g　炒杏仁9g　法半夏9g　炒杜仲12g　　夏枯草15g
茺蔚子12g　北沙参15g　鲜生姜9g　决明子15～20g
水煎温服。

【方解】茯苓、生白术健脾和胃；黄芩炭、炒杭芍、制首乌平胆疏肝；北沙参、广橘红、炒杏仁、法半夏清肺理气，宽胸降逆；炒杜仲、夏枯草、茺蔚子、决明子温肾潜阳，平胆疏肝，利湿降压；鲜生姜和胃降逆。

【加减】头目昏晕、疼痛者，去北沙参，加双钩藤12g，明天麻12g，通经化瘀，潜阳降压。言语不清者，去炒杏仁，加全瓜蒌12g，炒葶苈子9g，清肺利气，化痰行瘀，宽胸降逆。发热者，加炒黄柏9g，清泄经络郁热以退烧。血压不高者，去黄芩炭、决明子、茺蔚子，加生黄芪30～90g，丹参12～18g，益气通经，行血化瘀。久病气虚者，去黄芩炭、决明子，加生黄芪30～90g，全当归9g，益气补血，行瘀通络。纳差者，加白蔻仁6g，开胃以增食纳。血压不高、气喘者，酌减降压之品，加麻黄绒3～6g，利肺平喘。

2. 血虚型

血分偏虚则左半身不遂。因脾肾湿寒，肝郁化热，血燥筋急，故多见血压偏高。脉现细濡涩，关寸大，舌苔白腻。

【治则】健脾渗湿，疏肝润燥，理气和胃，行瘀通络。

【方药】茯　苓9g　泽　泻9g　炒杭芍9g　川　芎9g　制首乌30g
广橘红9g　炒杏仁9g　法半夏9g　炒杜仲12g　夏枯草9g
鸡血藤15g　路路通12g　丹参15g　鲜生姜6g
水煎温服。

【方解】茯苓、泽泻健脾渗湿；炒杭芍、制首乌、川芎疏肝润燥；广橘红、炒杏仁、法半夏清肺理气降逆；鸡血藤、路路通、丹参活血化瘀，通经活络；炒杜仲、夏枯草温肾潜阳，平胆降压；鲜生姜和胃降逆。

【加减】血压过高者，加茺蔚子12g，决明子15g，平胆疏肝，利湿降压，增鲜生姜为9g，以降冲逆。血压高、舌强语謇者，去丹参，加决明子30g，北沙参12g，平胆疏肝，清肺降逆。言语謇涩不利、痰涎壅塞胸膈者，加全瓜蒌12g，石菖蒲9～12g，理气化痰，行瘀宽胸。内脏燥盛、筋脉挛缩者，加炒地龙9～15g，滋肝润燥以展筋。左半身抽痛者，加白僵蚕9g，炒乳香9g，活血息风，化瘀止痛。大便结涩难下者，加肉苁蓉30g，或加炒麻仁9g，润燥滑肠利便。脉现关尺大、血压偏低者，去法半夏，加桂枝9g，增鲜生姜为9g，温升肝脾升压。

【忌宜】忌烟、酒、辣椒，忌房劳；宜食营养丰富之食品；宜做力所能及的活动。

【按语】中风包括脑血管意外等疾患，半身不遂为中风主要后遗症之一，严重者谓之偏枯，系因邪留经络、营卫不调、气血瘀滞使然。

乙木生于癸水而长于己土，脾土左升，则肝木畅荣而不郁，甲木生于壬水而降于戊土，胃土右降，则胆火下潜而不逆，故水温土燥，木气调荣，而不病中风。水土湿寒，木郁风动，摇摆厥逆，则病中风。

肝胆燥热为中风之标，脾肾湿寒为中风之本。脏腑为肢节之根本，肢节为脏腑之枝叶，根本既拔，枝叶必瘁，所以外中风邪，并非中风之本源者也。诚如黄元御所云：风者，百病之长，变无常态，实以病家本气之不一，因人而变，而风未尝变。风无刻而不扬，人有时而病作，风同而人异也。

肝胆燥热，故羌活、独活、秦艽、防风等一切燥湿祛风之品，均不宜用，用则伤津耗血，于病无益。全蝎、蜈蚣性燥有毒，亦当慎用。脾肾湿寒，木郁化热，风动耗血伤津，可致大便燥结，当用肉苁蓉、阿胶清风润燥，以滑大肠，便结自开。不可用滋湿伐阳之龟板、地黄、天冬之类，以免寒凉败胃；更不可用大黄荡涤脏腑，攻逐结滞，用则徒伤正气，致使中气败竭。

《金匮要略》所谓"邪入"非指风邪内入于脏腑，实指因风邪乘袭，脏腑气机逆乱而为病者。

半身不遂及偏枯可用外熨法；右半身不遂用黄芪、云苓、附子、生姜；左半身不遂用首乌、云苓、桂枝、附子研末布包，热熨患侧肢节。药气透彻，则寒湿消散，筋脉柔和，肢节自利。或用布巾将药包裹，置于患侧肢节，外用暖壶熨之。三四次后，药之气味渐尽，另换新药。久而经络温畅，全身汗出，气息非常，胶黏如饴，则肢节柔和，屈伸如意矣。

【临床医案】

例1：刘某，男，45岁。1985年10月8日初诊。其妻代诉：患高血压数年，经常头晕失眠，未做正规治疗。1月前突然不会说话，口流涎水，左半身不能活动。急赴某医院求治，诊断为脑干出血，住院治疗1月余，稍有好转。现血压：136/80mmHg。言语不清，大便干。脉细濡、弱，关尺较大，左脉弱甚，舌苔白满腻。

辨证：中气不运，内脏失调，肝气下陷，经络瘀阻。

诊断：中风，左半身不遂。

治则：健脾疏肝，清降肺胃，化瘀通络。

处方：茯苓9g，甘草6g，炒杭芍9g，制首乌30g，桂枝7g，天花粉15g，丹参15g，全当归9g，煨生姜6g，大枣4枚。3剂，水煎温服。

10月11日二诊：药后病情稳定，左半身已稍能活动，左手仍抽动，仍未解大便。脉细濡，左脉弱，关尺大，舌苔白满腻。

上方增甘草为9g，炒杭芍为12g，桂枝为9g，全当归为12g，天花粉为20g，丹参为20g，大枣为6枚，加粉葛根9g。10剂，水煎温服。

11月30日三诊：上方服20余剂，诸症均明显好转，已出院。下肢酸软无力，左膝痛。脉细濡、弦，关尺较大，舌苔白腻。

原方去茯苓、甘草、全当归、煨生姜、大枣，增炒杭芍为12g，减制首乌为20g，桂枝为5g，天花粉为12g，加广橘红9g，茯苓15g，炒白术9g，炒杏仁9g，炒杜仲12g，鸡血藤12g，路路通12g，砂仁6g，鸡内金9g，炒苍术9g。5剂，水煎温服。

12月5日四诊：患者未来诊，其妻代诉：药后左膝疼痛已愈，仍发凉，纳差。

原方去甘草、全当归、大枣，增茯苓为12g，炒杭芍为12g，桂枝为9g，减制首乌为20g，天花粉为12g，加炒白术12g，广橘红9g，炒杏仁9g，炒杜仲12g，鸡血藤12g，路路通12g，砂仁6g。5剂，水煎温服。

12月11日五诊：病情平稳。脉细濡，关尺大，舌苔白腻。

原方去甘草、全当归、大枣，增桂枝为9g，丹参为20g，减天花粉为12g，加泽泻9g，广橘红9g，炒杏仁9g，炒杜仲12g，鸡血藤15g，路路通15g，砂仁6g，补骨脂9g。10剂，水煎温服。

1986年1月11日六诊：药后病情明显好转，唯左少腹胀，左腿无力，睡眠差。脉细濡，左关尺较大，舌苔白薄。

原方去甘草、全当归、大枣，增桂枝为9g，丹参为20g，煨生姜为9g，减天花粉为12g，加泽泻9g，广橘红9g，炒杏仁9g，炒杜仲12g，鸡血藤15g，路路通15g，砂仁6g，补骨脂9g，炒枣仁12g。10剂，水煎温服。

1月21日七诊：药后病情继续好转，唯手指尖稍麻。脉细濡、稍革，关尺大，舌苔白腻。

1986年1月11日方继服。10剂，水煎温服。

4月4日八诊：上方服60剂，诸症明显好转。复查脑电图示：大部分瘀血已吸收。已上班，左手稍麻。脉细濡，左关尺大，舌苔白腻。

1986年1月11日方再进。10剂，水煎温服。

7月13日九诊：上方服50剂，无明显不适。脉症均佳。痊愈。

例2：高某，男，68岁。1984年4月5日初诊。其子代诉：左半身活动不灵两天。两天前因生气而致左半身活动不灵，言语稍不利，口角流涎，头皮发麻，继往有高血压病史。血压：150/90mmHg。脉细濡，右稍革，两关尺大，舌苔白腻，偏左厚。

辨证：中气不运，脾湿肝郁，清阳下陷，浊阴上逆。

诊断：中风，左半身不遂。

治则：健脾疏肝，活血通络，清降肺胃。

处方：茯苓12g，炒白术9g，炒杭芍12g，制首乌40g，桂枝6g，广橘红9g，炒杏仁9g，炒杜仲12g，法半夏9g，青浮萍9g，鸡血藤12g，夏枯草12g，砂仁6g，丹参15g，决明子15g。5剂，水煎温服。

4月7日二诊：药后病情平稳，左上下肢仍活动不灵，肤温正常，有痛觉，头皮麻，言语已清楚。血压：150/90mmHg。脉细濡，稍促，左关尺、右关寸大，舌苔满厚，稍腻舌体向左倾斜。

上方去桂枝，加嫩桑枝15g，北沙参20g。3剂，水煎温服。

4月10日三诊：药后左下肢已能活动，足已能踏地，足趾仍不能活动；左上肢也已能活动，左大拇指不能活动，言语清楚。血压：140/90mmHg。脉细濡，左关尺、右关寸大，舌苔白满腻。

原方改桂枝为嫩桑枝15g，增丹参为20g。5剂，水煎温服。

4月16日四诊：药后自感尚可，气短，痰多。血压：140/80mmHg。脉细濡，稍滞涩，左关尺、右关寸大，舌苔白腻，中心黄。

原方改桂枝为嫩桑枝12g，改决明子为天花粉12g，加北沙参12g。6剂，水煎温服。

4月21日五诊：药后自感尚好，左大拇指已能活动，纳食、睡眠均可。血压：140/80mmHg。脉细濡，关尺略大，舌苔白腻。

4月16日方再进。6剂，水煎温服。

4月28日六诊：药后诸症继续减轻。脉细濡，左关尺、右关寸大，舌苔白腻。

原方改桂枝为嫩桑枝12g，改青浮萍为泽兰15g，加路路通12g，北沙参12g。6剂，水煎温服。

5月4日七诊：药后自感尚好，诸症均有好转。脉舌同前。

4月28日方再进。6剂，水煎温服。

5月12日八诊：近几天手脚肿胀。脉细濡，稍滞，关寸大，舌苔白，根腻。

原方改桂枝为嫩桑枝15g，增丹参为20g，加北沙参12g，改决明子为路路通12g。6剂，水煎温服。嫩桑枝、槐树枝各半斤，煎汤熏洗手脚。

5月17日九诊：用熏洗方后，手脚肿胀已消。脉舌同前。

5月12日方再进，6剂，水煎温服。

9月12日十诊：上方服20剂，无明显不适。血压：130/80mmHg。脉细濡，关寸较大，舌苔白薄腻。

健脾丸两盒，每次1丸，每日3次，善后。

怔　忡

怔忡系因中气虚弱，清阳不升，浊阴不降，心肾不交，上下表里不调，五脏六腑升降失序所致。

【脉证机理】平人中气健旺，清阳左升，浊阴右降，上清下温，心肾交泰，所以不病惊悸、怔忡。

素体中气虚弱之人，脾家多湿，脾湿则运化迟滞，碍肺胃清降之路。甲木也化生相火，上炎而不藏，肾不得温而下寒，相火逆升而上热。若突受惊恐，或因情志不遂，思虑过度，均可扰及神明，致使心君不宁，而病惊悸，甚则怔忡。

  胆胃上逆，肺无降路，浊阴弥漫于上，故症见头昏目眩，心慌心悸，头晕耳鸣，恶闻声响，怕光差明，失眠多梦，心烦易惊，纳差恶心，或见悲伤叹息。肝脾郁陷，清阳不升，故症见精神不振，乏困无力，腹胀运迟，二便失调。脾湿肝郁，故大便初干后溏。三焦相火陷于膀胱，肾寒膀胱热，故而小便淋涩不利，或尿频。脾湿肾寒，肝气郁陷，男子症见遗精，女子症见月经不调，或白带过多。脾湿肾寒，肝脾下陷，积瘀脐腹，故症见当脐硬跳，其大如掌，按之疼痛，或脐左跳动鼓指，奔气上冲，致使心烦意乱，难以自持。肝主知来，藏血而生魂，魂者神之初气。水土温暖，生发之令畅，则肝木条达，魂神畅旺，故五官空灵，头脑清晰，耳聪目明，反应灵敏，判断迅速而准确。脾湿肾寒，肝木郁陷，则魂虚无以济神，而致神虚，故症见五官昏朦，虚眩脑鸣，反应迟钝，判断迟缓而不准，两目干涩，昏花不明。肾主藏精而生髓，脑为髓海，肾精上承，以济心神。水土温暖，则升降有序，心肾交泰而神宁，脑髓充盈而善记。脾湿肾寒，中土不运，则心肾不交，上则虚热扰神而健忘，下则肾寒志沦而惊魇不宁。腰为肾之府，肾家虚寒，故症见腰腿酸困疼痛，软弱无力。中气虚弱，虚阳浮动，故脉现细濡，稍动弱，关寸较大，舌苔白薄腻。上热较重，则脉现细濡，稍弦，关寸较大，舌苔白腻。

  【治则】健脾和中，平胆疏肝，理气降逆，交通心肾。

  【方药】 茯 苓9g 甘 草9g 炒杭芍9g 粉丹皮9g 全当归9g
      广橘红9g 炒杏仁9g 法半夏9g 炒杜仲12g 生龙骨12g
      牡蛎粉15g 炒干姜6g 白蔻仁6g

      水煎温服。

  【方解】茯苓、甘草健脾和中；炒杭芍、粉丹皮、全当归疏肝平胆；广橘红、炒杏仁、法半夏清肺理气降逆；生龙骨、牡蛎粉潜阳安神；炒杜仲补肾强腰止痛；炒干姜暖下祛寒；白蔻仁开胃纳食。

  【加减】头昏、头痛者，去全当归，加黄芩炭9g，以清相火。失眠者，加炒枣仁15g，敛神安眠。心慌心悸者，加柏子仁9g，北沙参12g，清肺养心以止悸。恶心欲吐者，加广藿香6g，醒脑以止呕。胃酸多者，改牡蛎粉为乌贼骨9g，健胃以除酸。胃酸少、食后呕吐者，加山楂12g，或加乌梅肉6~9g，或加炒五味子9g，疏肝敛肺以止呕吐。中下虚寒、全身酸困疼痛不适者，加肉桂4~6g，温中暖下。精神不振者，加党参15g，补中益气。因鼻炎而致头痛者，去全当归，加黄芩炭9g，辛夷花9g，清相火，利鼻窍，止头痛。心悸、当脐硬跳者，加石菖蒲 12g，化瘀通窍，交通心肾。小腹冷痛，或耳鸣者，加炙米壳4～6g，潜阳以止耳鸣，温暖中下，以止腹痛。腰痛、小便清长者，加补骨脂9g，壮腰止痛，温涩缩泉。大便干结者，去炒干姜，加肉苁蓉15g，炒麻仁9g，润燥滑肠以利便。月经提前、量多者，去生龙骨、牡蛎粉，加棕榈炭12g，炒莲房12g，调经以止血。

【忌宜】忌烟、酒、辣椒，宜食营养丰富之食品；环境以清静舒适为宜。

【按语】怔忡包括神经衰弱等神经系统疾患，以心慌心悸、神疲体倦、脑胀虚眩、健忘易惊、腰腿酸软困痛为特征。此症多继发于惊恐，惊恐则心悸不安，渐至怔忡不宁。其标为肺胃不降，相火虚飘；其本为脾肾虚寒，肝木郁陷，清阳不升。

脾为生血之本，胃为化气之源，血藏于肝而气统于肺，肝藏魂而肺藏魄，魂为神之初气，魄为精之始基。中气健旺，则气血充沛，魂魄不虚，精盈而神旺。中气虚弱，则气虚血少，清阳不升。肝不生心，则神无以济，浊阴不降；肺不生肾，则精无由生，精神俱虚。一旦遭受惊恐，必心悸不安，渐而怔忡不宁。

验之临床，尚有虚热者多，症见头目虚眩脑胀，昏朦不清，怔忡不宁。治疗以健运中气、蛰火潜阳为主，兼以暖下调郁。俾使中气健旺，则气血充沛，精盈神旺，怔忡遂愈。

四、泌尿系统疾病

水气病（肾炎）

水气病系因阳衰土湿，血郁气滞，三焦通调失司，水液泛溢所致。

【脉证机理】平人脾土健运，肝木升达，肺金清降，肾水蛰藏，清阳上升而神旺，浊阴下降而精盈。饮入于胃，气化蒸腾，其清者濡脏腑而润关窍，其浊者输膀胱而为溲溺，所以水气弗作，浮肿不生。《素问·经脉别论》所云之"饮入于胃，游溢精气，上输于脾，脾气散精，上归于肺，通调水道，下输膀胱，水精四布，五经并行"即此之谓也。

由于外感风邪，闭束皮毛，经络壅塞，肺气失宣，致使水气郁于肌肤。病因风作，则病风水（如急性肾炎）。素体阳虚，脾湿胃逆，肺气不宣，水气泛溢肌腠，则病皮水（介于急、慢性肾炎之间）。风皮二水不愈，或因淋雨受潮，劳倦过度，而致阳衰土湿。中气不运，肺失肃降之职，肝失疏泄之权，因而在上不能化气为水，在下不能蒸水化气，水湿留于肌肤四肢或脘腹则病正水、石水（如慢性肾炎、肾病综合征等）。

（一）风水、皮水

风邪外袭，闭束皮毛，肺失宣发，致使水气不得外越于皮毛而为汗，郁于经络肌表，故症见颜面及四肢浮肿。风伤卫气，内遏营血，营卫不和，故恶风发热。湿流关节，故症见骨节烦痛。肺热气逆，故症见咳嗽气喘，或兼见鼻衄。表郁不解，水不得散，里阴上逆，阴乘阳位，故而一身悉肿，腰以上益甚，眼睑如卧蚕起状，怠惰嗜卧。肺胃不降，故症见口渴思饮，虚烦胸闷，胃呆纳差。脾家湿旺，水气滥溢于皮腠，故全身肿胀，足肿如脱，按之没指。肝木郁遏，下陷生热，传于脾土，移于膀胱。膀胱热涩，水不得渗于膀胱而为尿，故症见尿少黄赤，混浊不利。肝肺双郁，故尿检见红、白细胞。肾虚蛰藏失职，故尿检见蛋白。风邪外束，水湿不行，故脉现浮大而涩，或数，关寸大，舌苔白腻，或稍黄。

【治则】健脾利湿，清降肺胃，发汗利尿。

【方药】　猪苓片12g　　泽　泻9g　　炒杭芍9g　　粉丹皮9g　　白茅根15g
　　　　　广陈皮9g　　炒杏仁9g　　法半夏9g　　青浮萍12g　　泽　兰30g
　　　　　炒蒲黄15g　　冬葵子9g　　阿　胶（烊化）9g
　　　　　水煎温服。

【方解】猪苓片、泽泻健脾利湿；炒杭芍、粉丹皮、阿胶疏肝行瘀；广陈皮、炒杏仁、法半夏清降肺胃；青浮萍解表散湿；泽兰、炒蒲黄化瘀利尿消胀；冬葵子、白茅根清肺止血，滑窍利尿。

【加减】肺热偏重、口渴舌燥、苔白涩腻者，加生石膏9g，清肺退热，或加北沙参12g，清肺润燥止渴。小便不利者，加滑石粉15g，利尿清利膀胱湿热。无热、肿胀明显者，加木防己9g，利水消胀。伴发咽炎或扁桃腺炎、咽喉红肿疼痛者，加川射干9g，清利咽喉消肿。秋冬季节，改青浮萍为麻黄绒6~9g，辛温解表，清肺利尿。头痛呕吐、癃闭胀剧者，改炒杭芍为黄芩炭9g，清泄相火以止头痛，加木防己6~9g，利尿以消胀。

（二）正水

既病风水、皮水，经治不愈，又因劳倦过度，而致阳衰土湿，中气不运，肝郁不能疏泄，症见全身重度浮肿，下肢按之没指，或见头皮肿，或见阴囊肿，腰痛腿酸，小便不利，面色㿠白，神疲懒言，腹胀便溏者，是病正水。肺不降敛，肝木郁陷，肾不蛰藏，精血不秘，故尿检见蛋白、红白细胞。中下湿寒，里阴上逆，肺胃不降，化生痰涎，故症见咳嗽胸闷，头晕目眩，心慌气短，或见血压升高，或见胆固醇高。水湿内郁，不得外泄，故脉现滞涩，关寸大，或关尺大，舌苔白腻。

【治则】健脾疏肝，清降肺胃，行瘀利尿。

【方药】猪苓片 9～15g　泽　泻 15g　炒杭芍 9g　粉丹皮 9g　肉　桂 6g
　　　　木防己 6～9g　广橘红 9g　炒杏仁 9g　法半夏 9g　炒杜仲 12g
　　　　泽　兰 30g　炒蒲黄 12g　冬葵子 12g　白茅根 15g
　　　　水煎温服。

【方解】猪苓片、泽泻健脾利湿；炒杭芍、粉丹皮疏肝行瘀；肉桂温暖中下；广橘红、炒杏仁、法半夏清降肺胃；炒杜仲强腰止痛，温肾降压；泽兰、炒蒲黄化瘀利尿；木防己、冬葵子、白茅根滑窍利尿。

【加减】肺热鼻衄、口渴思饮者，加北沙参 12g，润肺以止渴衄。小便黄赤不利者，加焦山栀 6～9g，清利膀胱湿热。肿胀、小便不利者，加砂仁 6g，行瘀消胀。若无砂仁，以草蔻仁 6g 代之。两腿脚肿者，加车前子 9g，利尿消肿。尿混浊不清者，加川萆薢 15g，清利湿浊。关尺脉大者，改肉桂为制首乌 12～15g，疏肝润燥升陷。血压高者，加夏枯草 12g，平胆疏肝降压。尿检见蛋白多者，加炒芡实 15g，敛精以止蛋白之外漏。尿检见红细胞多者，加瞿麦 6～9g，清利湿热，凉血止血。

（三）石水

皮水、正水迁延不愈，脾肾阳虚，水寒土湿，不能生长肝木，木郁不能疏泄，水液潴留，症见全身浮肿，四肢尤甚，腹水明显，面色苍白无华，小便不利，尿检见红白细胞、蛋白、管型者，是病石水。肺、脾、肝、肾俱虚，不能蛰藏，精血不秘，故尿检见大量蛋白、红白细胞及管型。中下湿寒，脾湿肝郁，则胆胃上逆，肺失清降，故症见头目晕眩，心慌心惊，耳鸣失眠，五心烦热，口干纳差，不思饮食，血压升高，胆固醇高。水气停聚，故脉现细濡、沉涩，关寸较大，舌苔白薄腻。

【治则】健脾疏肝，清降肺胃，化瘀利尿。

【方药】猪苓片 12g　泽　泻 12g　炒杭芍 9g　粉丹皮 9g　桂　枝 6g
　　　　广橘红 9g　炒杏仁 9g　炒杜仲 12g　法半夏 9g　泽　兰 30g
　　　　炒蒲黄 12g　车前子 9～15g　炒芡实 15g　木防己 9g
　　　　水煎温服。

【方解】猪苓片、泽泻健脾利湿；桂枝、炒杭芍、粉丹皮疏肝利尿；广橘红、炒杏仁、法半夏清降肺胃；炒杜仲暖肾降压；炒芡实敛精止漏；泽兰、炒蒲黄化瘀利尿；车前子、木防己利水消胀。

【加减】腹水明显、便不利者，先投"减味十枣散"（温冲顿服）0.5～1g，祛其陈宿。肾病综合征加夏枯草12g，茺蔚子12g，利尿降压。一般加减同皮水、正水。待腹水消后，以理中化瘀、清上温下之品复其正气。尿检正常方可逐渐减药，巩固疗效，以期痊愈。

【忌宜】忌食葱、蒜、辣椒、酒，切忌食盐，宜食营养丰富之食品，严重者需卧床休息。

【按语】

水气病（肾炎）系因肺、脾、肝、肾四脏俱病，三焦气化失司所致，有急、慢性之分。

《金匮要略》云："病有风水，有皮水，有正水，有石水，有黄汗。"风水系内有湿热，外被风邪，肺气不宣，因而水气泛滥肌表所致。皮水系内湿过重溢于肌肤使然。风皮二水偏上偏外，在经在络，气分病多，急性弥漫性肾小球肾炎属此范畴。

正水系阳衰土湿，不能遏制水邪，正病于肺肾，水湿留而不去所致。石水系脾湿肾寒，不能蒸水化气，水湿凝聚于脐腹所致，甚则腹胀如石。正水、石水偏下偏里，在脏在腑，血分病多，多因风皮二水不愈，脾肾阳虚，内传脏腑，表里俱病而成，慢性肾炎、慢性肾炎肾变期、肾病综合征、部分尿毒症等均属此范畴。

黄汗系因汗出而浴，水入汗孔，化生湿热，《金匮要略》所谓"发热汗出而渴、状如风水、汗沾衣、色正黄如柏汁者"。

水气病多以阳衰土湿为本，肺金虚热为标。所以然者，水为阴邪，得热则化，遇寒则凝。肾阳衰则不能蒸水化气，统摄无权。脾土湿则升降窒塞，不能运化水湿。肝木生于肾水而长于脾土，阳衰土湿，不能生长肝木，则肝气郁滞，不能疏泄水液。脾湿肝郁，陷而不升，胆胃上逆，肺无降路，不能宣发肃降，弥漫于上，郁生上热，则气不化水。肺、脾、肝、肾俱病，水液不能输泄，则水气病作矣。

治水气之法，《金匮要略》云："诸有水者，腰以下肿，当利小便，腰以上肿，当发汗乃愈。"《素问·汤液醪醴论》所谓"开鬼门，洁净府"是也。严重者当逐水饮。此乃据病位、病情之不同，分别施以发汗、利小便，或逐水饮等法以治之。无论施以何种疗法，总以健运中气为主。中焦脾胃，位在气水之交，为降气化水、升水化气之枢纽。中气虚败，则气不化水，水不化气，是病水气之根源。治水气病而肆用寒凉滋腻，伤脾败胃，中气虚损，病必难已。

在顾护中气、健脾利湿之基础上，兼以疏肝行瘀，清肺理气，暖肾利尿。在上在表者，侧重解表，兼以利尿；在下在里者，侧重利尿，兼以通经达表，则中土旋转，龙虎回环，清升浊降，三焦气化复常，水道通调，尿利而肿消，病自可向愈。

病水气而久治不愈者，多因痰饮为患，治以温化寒饮，往往奏效。医有五水不愈，当求四饮之论，验之临床，确系经验之谈。

【临床医案】

例1：周某，男，3岁。1986年1月20日初诊。其母代诉：全身肿胀，尿少，尿黄，1月余。曾就诊于某医院，查尿常规：蛋白（＋＋＋＋），红细胞（＋＋＋＋），白细胞（＋＋＋＋），诊断为急性肾炎，用青霉素、激素等治疗，好转。近1周又犯病，查尿常规：蛋白（＋＋＋），红细胞（＋＋），白细胞（＋＋），全身肿胀，尿少，尿不利，精神疲困。脉濡涩，关前大，舌苔白腻。

辨证：脾湿肝郁，肺胃不降，气化不行。

诊断：急性肾炎。

治则：健脾疏肝，清降肺胃，利水消肿。

处方：猪苓片9g，泽泻9g，炒杭芍7g，粉丹皮6g，制首乌9g，广橘红6g，炒杏仁6g，法半夏4g，青浮萍5g，泽兰9g，北沙参7g，车前草9g，砂仁3g，白茅根6g。5剂，水煎温服。

1月25日二诊：药后肿胀减轻。脉舌均佳。查尿常规：蛋白微量。

上方增北沙参为9g，减泽泻为8g，加川贝母4g。5剂，水煎温服。

3月26日三诊：上方服37剂，肿胀基本消失，精神也好。查尿常规：蛋白（＋）。脉细濡，关寸较大，舌苔白腻。

原方增法半夏为6g，北沙参为9g，白茅根为7g，减猪苓为7g，泽泻为7g，粉丹皮为5g，车前草为8g，加炒芡实9g，冬葵子6g。10剂，水煎温服。

5月4日四诊：上方服31剂，脉证均好转。查尿常规：蛋白（＋）。

原方去广橘红、白茅根，增炒杏仁为7g，法半夏为5g，青浮萍为9g，减粉丹皮为5g，加广陈皮7g，冬葵子9g，瞿麦5g，炒芡实9g，桉树叶3g。6剂，水煎温服。

6月5日五诊：上方服26剂，脉证均佳。查尿常规：蛋白（－），白细胞少许。

原方去广橘红、白茅根，增炒杏仁为 7g，法半夏为 5g，青浮萍为 6g，北沙参为 9g，减粉丹皮为 5g，加广陈皮 9g，冬葵子 7g，炒芡实 9g。10 剂，水煎温服。

7 月 25 日六诊：上方服 32 剂，诸症继续好转。查尿常规：蛋白（－），比重 1.006。脉细濡，关寸略大，舌苔白腻。

原方去猪苓片、制首乌、白茅根，减泽泻为 7g，粉丹皮为 5g，广橘红为 5g，炒杏仁为 5g，青浮萍为 4g，车前草为 6g，加茯苓 7g，桂枝 4g，冬葵子 6g，炒芡实 6g，炒杜仲 7g。10 剂，水煎温服。

上方服 20 剂，诸症均愈，尿检正常。

随访 3 年，未复发。

例2：杨某，女，50 岁。1977 年 7 月 22 日初诊。自诉：肉眼血尿 1 周余，无尿道刺激症状，腹不痛。肾区无叩击痛。血压：130/90mmHg。查尿常规：蛋白少许；红细胞（＋＋＋），上皮细胞极少。脉细濡、稍牢，两关寸大，舌质红，苔白薄。

辨证：脾湿肝郁，肺胃不降，相火陷泄，精血不藏。

诊断：急性肾炎。

治则：健脾疏肝，清降肺胃，清利膀胱湿热。

处方：茯苓 9g，泽泻 9g，炒杭芍 9g，粉丹皮 9g，熟地 9g，广橘红 9g，炒杏仁 9g，炒杜仲 12g，法半夏 9g，泽兰 30g，炒蒲黄 15g，滑石粉 15g，瞿麦 9g，白茅根 30g。3 剂，水煎温服。

7 月 26 日二诊：药后尿血已止，右侧肾区疼痛，发作数次，腰困痛。查尿：白细胞（＋）。脉细濡，右稍牢，关寸大，舌质红，苔白薄。

上方加夏枯草 15g。5 剂，水煎温服。

8 月 1 日三诊：药后明显好转，小便已利。查尿：红细胞少许，白细胞少许。脉细濡，稍弦，关寸略大，舌苔白腻。

原方加夏枯草 9g。5 剂，水煎温服。

8 月 8 日四诊：药后诸症继续好转。查尿：红细胞个别。脉舌同前。

原方加夏枯草 15g，血余炭 6g。5 剂，水煎温服。

8 月 13 日五诊：药后诸症已不明显。血压：126/90mmHg。脉细濡，关寸较大，舌苔白腻。

原方加夏枯草 9g。5 剂，水煎温服。

再未来诊。

例3：张某，女，21岁。1979年4月21日初诊。其父代诉：1978年5月感冒发烧，咽痛，继之腰痛，眼睑肿，手胀，未予治疗。后因腹泻，致脱水而住院，并伴呕吐，诊断为心肌炎。其间昏迷1次，经抢救苏醒。后查尿，蛋白（＋＋＋），诊断为肾炎，予强的松片，每次15mg，每日3次。后又配合中药，激素减量，至去年8月减为每日5mg。然尿蛋白每每（＋＋～＋＋＋），因而加大了激素用量，现为10mg，每日3次。自感腰痛、头昏、胸闷、腹胀，全身浮肿，口渴，手足心发热，易出汗，纳差，日仅食2～3两，常呕吐，严重时昏迷。尿尚可。血压：110/86mmHg。浮肿（＋＋＋）。脉细濡、涩，关寸较大，舌苔白腻。

辨证：中气不运，脾湿肝郁，肺胃不降，气化失司。

诊断：慢性肾炎（肾变期）。

治则：健脾疏肝，清降肺胃，利尿消肿。

处方：茯苓12g，猪苓片12g，泽泻12g，炒杭芍9g，粉丹皮9g，广橘红9g，炒杏仁9g，炒杜仲12g，法半夏9g，泽兰30g，炒蒲黄12g，冬葵子12g，白茅根15g，木防己9g，草蔻仁6g，滑石粉15g。3剂，水煎温服。

减味十枣散2g，顿服。

4月26日二诊：服减味十枣散后半小时，呕吐1次，约2小时后，大便1次，稀水样便，量多。现肿胀明显减轻，小便量多，纳食增加，呕吐已止，唯头昏、腹痛不减。查：浮肿（＋）。查尿：蛋白少许，上皮细胞少许。脉细濡，关寸较大，稍紧，舌苔白腻。

上方再进。3剂，水煎温服。

5月7日三诊：上方服9剂，精神、食纳明显好转，仍腰痛，口渴，头沉重，眼干涩，浮肿减轻。查尿：上皮细胞少许，余（－）。脉细濡、小紧，关寸较大，舌苔白腻。

原方去滑石粉，加骨碎补9g。3剂，水煎温服。

5月15日四诊：药后自感尚可，有时腰痛，口渴，肿胀已消。查尿：蛋白少许，红细胞（＋），黏液少许，上皮细胞（＋）。脉细濡，关寸略大，舌苔白腻。

原方去木防己、草蔻仁，加炒芡实15g，北沙参12g。3剂，水煎温服。

5月19日五诊：药后平稳，仍口渴，头沉重，眼干涩，腰痛。查尿：白细胞少许，上皮细胞少许。脉细濡，关寸较大，舌苔白腻。

原方去滑石粉，加炒芡实15g。3剂，水煎温服。

5月21日六诊：药后平稳，仍头重，眼困，腰痛，双手背发胀。强的松片已减至每日5mg。查尿：红细胞个别，上皮细胞个别。脉细濡、稍紧，关寸较大，舌苔白腻。

原方加炒芡实15g。5剂，水煎温服。

9月30日七诊：上方服39剂，诸症消失，尿检正常。6月8日停服激素。脉细濡，关寸略大，舌苔白腻。停药。

至今未复发。

例4：石某，男，18岁。1980年6月7日初诊。自诉：患肾炎一年半。1979年1月患肾炎，就诊于某医院，查尿：蛋白（＋＋＋＋），红细胞（＋＋），上皮细胞（＋），诊断为急性肾炎。住院两个月，予强的松片，每次15mg，每日3次，青霉素、中药等治疗，浮肿消退，他症减轻。继以中药、强的松片（每日15mg）治疗，时好时差，一直未愈。近1个月来，腰痛，晨起面部浮肿，尿少。查尿常规：蛋白（＋＋），红细胞个别。血压：110/80mmHg。查血：总蛋白6g％，白蛋白4.2g％，球蛋白1.8g％，胆固醇144mg％，三酸甘油酯98mg％，CO_2结合力53.8体积％，尿素氮6.7mg％。颜面虚浮，下肢肿（＋），精神尚可。脉细濡，右稍弦，关寸较大，舌苔白腻。

辨证：脾湿肝郁，肺胃不降，气化失司。

诊断：慢性肾炎。

治则：健脾疏肝，清降肺胃，化气利尿。

处方：茯苓9g，泽泻9g，炒杭芍9g，粉丹皮9g，肉桂4g，广橘红9g，炒杏仁9g，炒杜仲12g，法半夏9g，泽兰30g，炒蒲黄12g，冬葵子12g，炒芡实12g，白茅根15g。5剂，水煎温服。

6月12日二诊：药后尿量增加，精神好转，仍腰痛，浮肿减轻。脉细濡，关寸较大，舌苔白腻。

上方再进，5剂，水煎温服。

6月17日三诊：药后他症减轻，仍腰痛，下肢肿胀。查尿常规：脓球极少。脉细濡，关寸较大，舌苔白薄。

原方增白茅根为20g。3剂，水煎温服。

6月24日四诊：上方服13剂，浮肿减轻，仍腰痛，乏力，小便黄，大便正常。查尿常规：上皮细胞极少，脉细濡，关寸略大，舌苔白腻。

原方增肉桂为5g，白茅根为20g。15剂，水煎温服。

7月5日五诊：上方服15剂，仍感精神差，晨起眼睑肿胀，腰困，食纳差，腹胀，大便正常，小便量少，色黄。查尿常规：正常。脉细濡，关寸略大，舌苔白腻。

原方加川萆薢，12g。6剂，水煎服。

7月29日六诊：药后肿胀已消，食后腹胀，腰困，精神好转。查尿常规：正常。脉细濡，两关、右寸较大，舌苔白腻。

原方加草蔻仁5g。5剂，水煎温服。

8月9日七诊：上方服10剂，仍感腰痛，以左侧为甚，纳差，食后欲吐，他无异常。脉细濡，关寸略大，舌苔白腻。

原方加骨碎补9g。5剂，水煎温服。

9月2日八诊：上方服20剂，眼睑仍肿胀，晨起口中发黏，尿量较少。查尿常规：正常。脉细濡，关寸略大，舌苔白腻。

原方改肉桂为大熟地9g，加北沙参12g。3剂，水煎温服。

10月4日九诊：上方服25剂，睑肿减轻，下午头痛，背抽痛。查尿常规：正常。脉细濡，关寸较大，舌苔白腻。

原方加补骨脂6g，菟丝子9g。6剂，水煎温服。

上方服30剂，诸症均愈，尿检正常。随访至今，未见复发。

例5：张某，男，14岁。1982年12月4日初诊。其母代诉：患儿睑肿、尿少近1年。今年春节起，睑脸肿胀，尿少，赴某医院求治，查尿常规：蛋白（＋＋＋），疑为肾炎。住院半年，好转出院。近几个月来又睑胀，尿少。查尿常规：蛋白微量，红细胞个别，脓球少许。脉细濡、紧涩，关尺较大，舌苔白腻，根较厚。

辨证：脾湿肝郁，肺胃不降，气化失司。

诊断：慢性肾炎。

治则：健脾疏肝，清降肺胃，化瘀利尿。

处方：猪苓片9g，泽泻9g，炒杭芍12g，粉丹皮9g，制首乌15g，广橘红9g，炒杏仁9g，法半夏6g，泽兰30g，青浮萍9g，炒蒲黄12g，冬葵子9g，白茅根15g，炒芡实9g。5剂，水煎温服。

12月11日二诊：药后无明显变化。脉细濡、较弦，关寸略大，舌苔白腻。

上方去制首乌，加肉桂4g，北沙参12g。5剂，水煎温服。

12月18日三诊：药后纳食较前好转，咽不利，乏困无力，下午尿混。脉细濡、稍弦，左关尺、右关寸大，舌苔白腻。

原方去制首乌，加桂枝6g，滑石粉12g。5剂，水煎温服。

12月25日四诊：药后咽仍不利，下午尿混。前天赴某医院做同位素检查，提示：肾小球肾炎，双肾分泌迟缓。自感左胸痛。查尿常规：蛋白（＋＋＋），红细胞少许，脓球少许，黏液（＋＋），上皮细胞少许。脉细濡、稍弦，关尺大，舌苔白腻。

原方去青浮萍，加川射干9g，北沙参12g。5剂，水煎温服。

12月30日五诊：药后无明显变化。脉细濡，右稍弦，滑动，舌苔白腻。

原方去制首乌、白茅根，加熟地9g，川射干9g。5剂，水煎温服。

1983年1月6日六诊：药后平稳。查尿常规：蛋白少许。脉细濡、右弦，关寸较大，舌苔白腻。

原方去制首乌、白茅根，加熟地9g，川射干9g。5剂，水煎温服。

4月19日七诊：上方服63剂，无明显不适。查尿常规：蛋白微量。脉细濡、右弦，右关寸较大，舌苔白，根腻。

原方增制首乌为20g，改青浮萍为川射干9g，加丹参12g。5剂，水煎温服。

5月21日八诊：药后无明显不适。查尿常规：正常。脉细濡、右弦紧，关寸大，舌苔白腻。

1983年4月19日方再进。10剂，水煎温服。

药尽痊愈。随访3年，未复发。

例6：张某，男，20岁。1971年6月2日初诊。自诉：患肾炎7月余，经治疗，无明显好转，时好时差，反复不已。半月前又犯病，全身浮肿，心慌心悸，小便不利，两大腿肿甚，腹胀，轻度腹水，不思饮食。查尿常规：蛋白（＋＋＋），白细胞（＋），红细胞（＋＋），颗粒管型（＋），上皮细胞少许。脉细濡、涩、短紧，关寸较大，舌苔白腻。

辨证：脾湿肝郁，胆胃上逆，肺气不降，膀胱瘀涩。

诊断：慢性肾炎。

治则：健脾疏肝，平胆和胃，清肺利尿。

处方：猪苓片12g，泽泻12g，黄芩炭9g，炒杭芍9g，制首乌9g，广橘红15g，炒杏仁9g，法半夏12g，炒杜仲12g，泽兰30g，炒蒲黄12g，滑石粉24g，白茅根30g，木防己12g，车前草30g，冬葵子15g，玉米须15g。3剂，水煎温服。

6月5日二诊：药后肿胀减轻，纳食仍差，小便有所增加，口干思饮，而不敢饮。脉细濡、沉涩，关寸大，舌苔淡腻而涩。

上方加炒知母12g。3剂，水煎温服。

6月8日三诊：药后阴囊肿、腹胀减轻，睑腿仍肿，恶心，不思食，小便仍不利。查尿常规：蛋白（＋＋＋＋），白细胞少许，红细胞（＋），黏液少许，上皮细胞少许，颗粒管型（＋）。脉细濡，关寸略大，舌苔白腻。

原方加川射干9g，海金沙9g。3剂，水煎温服。

6月12日四诊：药后小便稍增加，阴囊肿消退，全身仍肿，纳食好转。脉细濡、稍涩，关寸较大，舌苔白腻。

原方加炒知母9g，海金沙9g。3剂，水煎温服。

11月8日五诊：上方服92剂，现无明显不适。脉舌均佳。查尿常规：蛋白（－），白细胞少许，黏液少许。

原方改车前草为车前子9g，去玉米须。3剂，水煎温服。

上方服20剂，诸症消失，尿检正常。随访3年，未见复发。

例7：赵某，男，10岁。1988年5月16日初诊。其母代诉：患肾炎1年余，经住院中西医治疗，至今未愈，反复发作。1周前又犯病，肿胀，尿少，黄涩不利，5月10日查尿常规：蛋白（＋＋＋）。血压：130/96mmHg。脉细濡，滞涩，关寸大，舌苔白满腻。

辨证：脾湿肝郁，肺胃不降，气化失司。

诊断：慢性肾炎急性发作，慢性肾病综合征。

治则：健脾利湿，疏肝升陷，清肺利尿。

处方：猪苓片9g，泽泻8g，炒杭芍8g，粉丹皮7g，桂枝4g，广陈皮8g，炒杏仁7g，法半夏7g，苏泽兰15g，炒芡实9g，车前草9g，冬葵子8g，白蔻仁3g，白茅根8g。5剂，水煎温服。

5月18日二诊：药后尚可，诸症减轻。查尿常规：蛋白（＋），白细胞少许。血压：130/90mmHg。脉细濡，关寸较大，舌苔白腻。

上方增炒杭芍为9g，广陈皮为9g，炒杏仁为8g，法半夏为8g，白茅根为9g，加夏枯草9g，炒蒲黄9g。5剂，水煎温服。

5月24日三诊：药后尚好。23日查尿常规：蛋白微量。血压：126/88mmHg，脉舌同前。

原方增泽泻为9g，炒杭芍为9g，广陈皮为9g，炒杏仁为8g，法半夏为8g，白茅根为9g，加夏枯草9g，炒蒲黄9g。6剂，水煎温服。

5月30日四诊：药后诸症均减轻。查尿常规：蛋白极微。血常规：白细胞6700，中性74%，淋巴26%，血色素11.5g。血压：110/80mmHg。脉舌同前。

5月24日方再进。5剂，水煎温服。

6月28日五诊：上方服20剂，尚好。昨天查尿常规：蛋白（－），红细胞偶见。查血常规：白细胞11200，中性78%，淋巴22%，血色素12g。血压：120/80mmHg。脉细濡，关寸大，舌苔白薄腻。

原方去猪苓片、桂枝，增泽泻为9g，炒杭芍为9g，广陈皮为9g，炒杏仁为8g，法半夏为8g，冬葵子为8g，加茯苓9g，制首乌15g，青浮萍7g，夏枯草9g，北沙参15g。10剂，水煎温服。

9月22日六诊：上方服40剂，尚好，无明显不适。9月8日查血常规：白细胞6800，中性72%，淋巴28%，血色素12.5g。查尿常规：正常。血压：120/76mmHg。脉细濡，关寸略大，舌苔白腻。

原方去桂枝、广陈皮、炒芡实、车前草，增炒杭芍为9g，炒杏仁为8g，法半夏为8g，冬葵子为9g，白蔻仁为4g，减猪苓片为8g，加制首乌20g，广橘红8g，炒杜仲10g，夏枯草9g，瞿麦7g，北沙参15g，桉树叶4g。10剂，水煎温服。

药尽痊愈。随访3年，未复发。

例8：王某，男，12岁。1975年5月17日初诊。其母代诉：1973年1月患肾炎，经治疗好转。5月13日吃鱼后又犯病，全身肿胀，尿少，精神不振。查尿常规：蛋白（＋＋＋＋），白细胞少许，红细胞少许，上皮细胞极少，颗粒管型少许，透明管型（＋），黏液（＋）。脉细濡、稍涩，关寸略大；舌苔白涩腻。

辨证：脾湿肝郁，胆胃上逆，肺气不降，气化失司。

诊断：慢性肾炎急性发作。

治则：健脾利湿，疏肝平胆，清降肺胃，化瘀利尿。

处方：猪苓片9g，泽泻9g，炒杭芍9g，生地炭9g，粉丹皮9g，广橘红9g，炒杏仁9g，法半夏9g，炒杜仲12g，泽兰30g，炒蒲黄15g，白檀香6g，白茅根30g，木防己12g，冬葵子12g，车前子9g，青浮萍15g，草蔻仁6g。5剂，水煎温服。

5月26日二诊：药后无明显变化。查尿常规：蛋白（＋＋＋＋），颗粒管型少许。脉细濡、稍涩，关寸较大，舌苔白涩腻。

上方加川射干9g。5剂，水煎温服。

6月2日三诊：药后肿胀明显减轻。查尿常规：蛋白（＋＋＋＋），白细胞少许，红细胞少许，上皮细胞少许，颗粒管型极少。脉细濡，关寸略大，舌苔白腻。

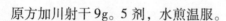

原方加川射干9g。5剂，水煎温服。

7月7日四诊：药后肿胀明显好转，小便利，大便稀，每日两次，纳食佳。脉细濡、虚涩，关寸略大，舌苔淡腻。

原方去白檀香、木防己、青浮萍，加党参9g，炒芡实12g。10剂，水煎温服。

8月2日五诊：药后肿胀已消，精神亦佳，纳食可。查尿常规：蛋白（＋＋），白细胞极少，红细胞偶见，上皮细胞少许。脉细濡，关寸略大，舌苔白腻。

原方改猪苓为茯苓9g，去白檀香、青浮萍、木防己，加草果仁6g，党参9g。3剂，水煎温服。

1976年6月11日六诊：上方服23剂，诸症消失。查尿常规：上皮细胞极少，余正常。脉细濡，关寸略大，舌苔白薄腻。

1975年8月2日再进，10剂，水煎温服。

药尽痊愈。随访3年，未复发。

例9：赵某，男，45岁。1980年2月1日初诊。自诉：患肾炎1年余，经治疗好转。1周前感冒发烧，3天后腰痛、尿频、腿酸。查尿常规：蛋白（＋＋＋），红细胞个别，脓球少许，黏液（＋），上皮细胞少许。脉沉细濡，左关、右寸大，舌苔白腻。

辨证：脾湿肾寒，肝气郁陷，肺胃不降，气化失司。

诊断：慢性肾炎急性发作。

治则：健脾疏肝，清降肺胃，化瘀利尿。

处方：茯苓9g，泽泻9g，炒杭芍9g，粉丹皮9g，肉桂6g，广橘红9g，炒杏仁9g，炒杜仲12g，法半夏9g，泽兰30g，炒蒲黄12g，冬葵子12g，白茅根15g，草蔻仁6g。3剂，水煎温服。

2月4日二诊：药后精神好转，腰痛减轻，右侧牙痛，食纳增加，仍尿频，每日10余次。查尿常规：正常。脉细濡，关寸较大，舌苔白满腻。

上方再进。3剂，水煎温服。

2月8日三诊：药后精神好转，腰痛减轻，咳嗽。查尿常规：正常。脉细濡，较实，关寸略太，舌苔白腻。

原方再进。3剂，水煎温服。

2月11日四诊：腰痛，全身乏力，腿沉困，尿急，尿稍痛。查尿常规：脓球个别，上皮细胞少许。脉细濡，关寸略大，舌苔白腻。

原方加桉树叶6g。3剂，水煎温服。

2月23日五诊：药后平稳，仍咳嗽，右侧腰痛。脉舌同前。

原方去肉桂，加浙贝母9g，北沙参12g。3剂，水煎温服。

3月17日六诊：上方服18剂，仍咳嗽，胸闷，腰背痛。听诊：左肺呼吸音低，右（－），心（－）。胸透提示：心、膈、肺无异常改变。脉细濡，关寸较大，舌苔白腻。

原方加骨碎补12g，滑石粉12g。3剂，水煎温服。

4月10日七诊：上方服9剂，自感尚好，腰痛已愈，肿胀已消。查尿常规：上皮细胞个别。脉细濡，关寸略大，舌苔白腻。

原方加骨碎补12g。3剂，水煎温服。

上方服18剂，无任何不适，尿检正常。随访3年，未复发。

例10：董某，男，8岁。1985年12月21日初诊。其母代诉：患儿患肾炎1年余，经治疗好转。然每因感冒即犯病，咽喉肿痛，尿少肿胀，尿检不正常。1周前感冒又犯病，咽痛，咳嗽，尿不利，尿黄。查尿常规：蛋白（＋），红细胞（＋），白细胞（＋）。脉细数，关寸大，舌白薄腻质较红，咽红。

辨证：脾湿肝郁，胆胃上逆，相火不藏，肺失通调。

诊断：肾炎。

治则：健脾疏肝，平胆和胃，清肺利咽，化瘀利尿。

处方：茯苓9g，泽泻9g，炒杭芍9g，制首乌9g，粉丹皮7g，广陈皮9g，炒杏仁7g，法半夏6g，苦桔梗7g，泽兰15g，北沙参9g，炙五味子7g，草果仁3g，白茅根9g。5剂，水煎温服。

1986年1月4日二诊：药后咳嗽减轻，小便已利。查尿常规：正常。脉细濡，关寸大，舌苔白腻，咽稍红。

上方去草果仁，减泽兰为12g，加砂仁3g，川贝母5g。5剂，水煎温服。

1月11日三诊：药后脉症均佳。

原方去草果仁，减泽兰为12g，加砂仁3g，川贝母5g。5剂，水煎温服。

再未来诊。

例11：谢某，男，7岁。1978年4月24日初诊。其母代诉：1月前全身出现紫癜，赴某医院求治，确诊为紫癜性肾炎。住院36天，好转出院。现仍服强的松片，每天20mg，低烧，全身浮肿。出院时查尿常规：蛋白（＋＋），红细胞（＋＋）。4月22日查尿常规：蛋白（＋＋），红细胞少许，管型0~1。脉细濡、小紧，关寸大，舌苔白薄。

辨证：脾虚肝郁，肺胃不降，营卫不固，气血瘀阻。

诊断：紫癜性肾炎。

治则：健脾疏肝，清降肺胃，调和营卫，化瘀消斑。

处方：茯苓9g，甘草6g，炒杭芍9g，粉丹皮6g，全当归9g，广橘红9g，炒杏仁9g，炒杜仲9g，法半夏6g，泽兰30g，炒蒲黄9g，车前草9g，白茅根15g，白薇9g，青浮萍9g。3剂，水煎温服。

4月28日二诊：药后精神好转，肿胀减轻，纳食增加，夜间出汗。查尿常规：蛋白（＋＋），白细胞个别，红细胞少许，上皮细胞个别，颗粒管型少许。脉舌同前。

上方改甘草为泽泻9g，加滑石粉12g。3剂，水煎温服。

5月2日三诊：药后小便已利，大便亦畅，紫癜减少。脉细濡、稍数，关寸较大，舌苔白腻。

原方去甘草、全当归、车前草、白薇，加泽泻6g，熟地6g，冬葵子9g，焦山栀6g，滑石粉12g。3剂，水煎温服。

5月13日四诊：上方服8剂，病情逐渐好转。查尿常规：蛋白（＋），白细胞少许，黏液极少，上皮细胞个别。脉细濡、稍数，关寸大，舌苔白腻。

5月2日方再进。5剂，水煎温服。

5月20日五诊：药后继续好转。强的松片已减至每天5mg。查尿常规：蛋白少许，白细胞个别，上皮细胞个别，颗粒管型偶见。脉细濡、稍涩，关寸较大，舌苔白腻。

原方改甘草为泽泻9g，加滑石粉12g，焦山栀6g。3剂，水煎温服。

5月23日六诊：药后病情明显好转，手心仍热，尿量尚可。查尿常规：蛋白少许，白细胞少许，上皮细胞少许。脉细濡，关寸略大，舌苔白腻。

原方去甘草，加泽泻9g，滑石粉12g，焦山栀6g，竹叶20g。5剂，水煎温服。

5月29日七诊：激素已停服3天，鼻塞，不思食，小便尚可。查尿常规：蛋白少许，白细胞极少，上皮细胞少许。脉细濡，关寸较大，舌苔白淡腻。

原方加减：猪苓片9g，泽泻9g，炒杭芍9g，粉丹皮6g，熟地6g，广陈皮9g，炒杏仁9g，法半夏6g，前胡6g，泽兰30g，炒蒲黄9g，冬葵子9g，白茅根15g，焦山栀6g，北沙参9g。3剂，水煎温服。

6月3日八诊：患儿未来诊，其父称：药后平稳。

5月29日方加瞿麦6g。3剂，水煎温服。

6月5日九诊：药后小便量尚可，仍纳差，夜间头后部有汗。查尿常规：蛋白少许，上皮细胞极少。脉细濡，关寸较大，舌苔淡腻。

5月29日方去广陈皮、前胡、炒蒲黄、焦山栀、北沙参，加广橘红9g，青浮萍9g，滑石粉12g，木防己6g。3剂，水煎温服。

6月9日十诊：药后症状继续好转，小便利，大便较稀，纳食仍差。查尿常规：蛋白极微，白细胞个别，红细胞个别，上皮细胞极少。脉细濡，关寸略大，舌苔淡腻。

6月5日方加炒蒲黄9g。3剂，水煎温服。

7月20日十一诊：上方服8剂，诸症明显好转。日前在某医院查尿常规：阴性。脉细濡，关寸略盛，舌苔白腻。

6月5日方加炒芡实9g，川萆薢9g。5剂，水煎温服。

再未来诊。

例12：李某，女，39岁。1987年2月9日初诊。自诉：患紫癜性肾炎1年余，经治疗，时好时差，仍经常犯病，肿胀，尿少，下肢出现紫癜。10天前又犯病，腿肿，脸肿，尿少，两腿出现紫癜。查尿常规：蛋白（＋＋＋），红细胞（＋＋）。脉细濡，关寸较大，舌苔白薄腻。

辨证：脾湿肝郁，肺胃不降，气化不行，经络瘀阻。

诊断：紫癜性肾炎。

治则：健脾疏肝，清降肺胃，化瘀利尿。

处方：茯苓9g，泽泻9g，炒杭芍9g，粉丹皮9g，制首乌20g，广橘红9g，炒杏仁9g，炒杜仲12g，法半夏9g，泽兰15g，北沙参9g，车前草9g，青浮萍9g，白茅根9g。6剂，水煎温服。

2月20日二诊：药后下肢肿胀已消。查尿常规：蛋白微量。脉细濡、稍弱，关寸较大，舌苔白腻。

上方增北沙参为12g，减青浮萍为7g，加砂仁4g。3剂，水煎温服。

3月4日三诊：药后下肢紫癜已消退。查尿常规：蛋白（±）。脉细濡，关寸较大，舌苔白腻。

原方去制首乌、法半夏、北沙参，减青浮萍为7g，加桂枝6g，骨碎补12g，砂仁4g，炒芡实12g。10剂，水煎温服。

7月9日四诊：上方服40剂，现无明显不适。查尿常规：蛋白（±），红细胞少许。脉细濡，关寸略大，舌苔白腻。

原方去粉丹皮、青浮萍，增炒杭芍为12g，制首乌为30g，泽兰为20g，北沙参为 15g，加桂枝 6g，白蔻仁 5g，炒蒲黄 12g。10 剂，水煎温服。

1988 年 3 月 17 日五诊：上方服 56 剂，现已上班，有时腰痛。查尿常规：蛋白微量。脉细濡、稍滞，关寸略大，舌苔白腻。

原方去制首乌、车前草、青浮萍、白茅根，增泽兰为 20g，北沙参为 15g，加桂枝 6g，党参 15g，冬葵子 9g，砂仁 5g，炒芡实 12g，补骨脂 9g，骨碎补 12g。10 剂，水煎温服。

药尽腰痛已愈，尿检正常。随访 3 年，未复发。

例 13：赵某，男，8 岁。1986 年 6 月 7 日初诊。其父代诉：患儿患肾炎 3 年余，肾病综合征两年余。经多方治疗，无明显好转，因服激素过量，头面肿大。查尿常规：蛋白（＋＋）。血常规：白细胞 23000。血压：120/90mmHg。脉细濡、实，关较大，舌苔白腻。

辨证：脾湿肝郁，胆胃上逆，相火不藏，肺失通调。

诊断：肾病综合征。

治则：健脾疏肝，平胆降逆，清肺利尿。

处方：茯苓 8g，泽泻 8g，炒杭芍 8g，制首乌 15g，粉丹皮 5g，广橘红 6g，炒杏仁 6g，炒杜仲 6g，青浮萍 6g，泽兰 12g，炒蒲黄 8g，车前草 9g，草果仁 3g，白茅根 6g，北沙参 9g。5 剂，水煎温服。

6 月 16 日二诊：药后病情有所好转。查尿常规：蛋白（＋＋）。血常规：白细胞 15400。脉细濡实，关寸较大，舌苔白薄腻。

上方增茯苓为 9g，泽泻为 9g，炒杭芍为 9g，粉丹皮为 6g，加法半夏 6g。10 剂，水煎温服。

6 月 27 日三诊：药后精神及他症均好转。查血常规：白细胞 12000，淋巴 27%。查尿常规：蛋白（＋＋）。脉细濡，关寸略大，舌苔白腻。

原方去草果仁，增茯苓为 9g，泽泻为 9g，炒杭芍为 9g，粉丹皮为 6g，炒杜仲为 8g，泽兰为 15g，加砂仁 3g，法半夏 5g。10 剂，水煎温服。

7 月 10 日四诊：药后病情逐渐好转。强的松片已减至每天 10.25mg，环磷酰胺已停用。脉细濡，稍涩，关寸略大，舌苔白腻。

原方去草果仁，增茯苓为 9g，泽泻为 9g，炒杭芍为 9g，粉丹皮为 6g，广橘红为 9g，炒杏仁为 9g，炒杜仲为 8g，泽兰为 15g，加砂仁 3g，法半夏 6g。10 剂，水煎温服。

7 月 25 日五诊：药后症状继续好转。强的松片日服 10mg。血象正常。血压：120/90mmHg。能食，日食一斤多。脉细濡，稍涩，关寸较大，舌苔白腻。

原方去草果仁、白茅根、北沙参，增茯苓为9g，泽泻为9g，炒杭芍为9g，粉丹皮为6g，广橘红为9g，炒杏仁为9g，炒杜仲为9g，泽兰为15g，炒蒲黄为9g，加砂仁为3g，法半夏6g，夏枯草9g，决明子12g。10剂，水煎温服。

8月8日六诊：药后诸症继续好转，大便稀。脉细濡，关寸略大，舌苔白腻。

原方去炒蒲黄、草果仁、白茅根、北沙参，增茯苓为9g，泽泻为9g，炒杭芍为9g，粉丹皮为6g，广橘红为9g，炒杏仁为9g，炒杜仲为9g，泽兰为15g，生蒲黄为9g，加砂仁4g，炙米壳2g，夏枯草9g，法半夏6g。10剂，水煎温服。

8月18日七诊：药后脉证均佳。查尿常规：蛋白（－）。24小时尿蛋白定量：0.55g%。查血常规：白细胞8800，他项均正常。

8月8日方再进。10剂，水煎温服。

1987年5月18日八诊：上方服150剂，激素早已减完，现无任何不适。查尿常规：蛋白少量。脉细濡，关寸略大，舌苔白腻。

原方去粉丹皮、广橘红、炒蒲黄、车前草、草果仁、白茅根，增炒杜仲为7g，减茯苓为7g，泽泻为7g，炒杭芍为7g，制首乌为12g，泽兰为9g，桂枝为5g，广陈皮为7g，冬葵子为8g，白蔻仁为4g，炒芡实为9g，加法半夏5g。10剂，水煎温服。

7月15日九诊：患儿未来诊，其父称：上方服40剂，查尿已正常，无明显不适。

原方去粉丹皮、广橘红、青浮萍、炒蒲黄、车前草、草果仁、白茅根，增炒杏仁为7g，炒杜仲为9g，北沙参为12g，减茯苓为7g，泽泻为7g，炒杭芍为7g，制首乌为12g，泽兰为9g，加桂枝4g，广陈皮7g，党参12g，冬葵子8g，白蔻仁4g，炒芡实9g，法半夏5g，骨碎补9g。10剂，水煎温服。

8月20日十诊：药后脉证均佳。查尿常规：阴性。

1987年7月15日方加嫩桑枝9g。10剂，水煎温服。

药尽痊愈。随访3年，未复发。

例14： 于某，男，28岁。1986年5月31日初诊。自诉：今年2月感冒，发高烧。烧退后数日，全身肿胀，小便不利，头晕心慌。赴某医院求治，经查尿、验血等，确诊为肾病综合征。经多方治疗，无明显好转。查尿常规：蛋白（＋＋＋＋），红细胞（＋＋），白细胞（＋＋）。血压：150/94mmHg。脉濡涩，关寸较大，舌苔白厚腻。

辨证：脾湿肾寒，肝木郁陷，胆胃上逆，肺失通调，精血不藏。

诊断：肾病综合征。

治则：健脾温肾，疏肝升陷，平胆和胃，清肺利尿。

处方：猪苓片 12g，泽泻 9g，炒杭芍 12g，粉丹皮 9g，肉桂 5g，广橘红 9g，炒杏仁 9g，炒杜仲 12g，法半夏 12g，泽兰 15g，炒蒲黄 12g，车前草 12g，砂仁 4g，炒芡实 12g，北沙参 12g。10 剂，水煎温服。

11 月 22 日二诊：上方服 50 余剂，自感尚好，下肢肿消。查尿常规：蛋白（＋）。仍腰酸腰痛，左腿发麻。脉细濡，关寸较大，右尺独涩，舌苔白腻。

上方去肉桂、广橘红、炒蒲黄、炒芡实，增泽兰为 20g，砂仁为 5g，减猪苓片为 9g，炒杭芍为 9g，法半夏为 6g，加桂枝 9g，广陈皮 9g，炙米壳 3g，冬葵子 12g。10 剂，水煎温服。

12 月 7 日三诊：药后诸症稍有好转。脉濡涩，关寸较大，舌苔白腻。

原方去肉桂、炒蒲黄，增泽兰为 20g，砂仁为 5g，减猪苓片为 9g，法半夏为 6g，加桂枝 7g，冬葵子 9g，白茅根 9g。10 剂，水煎温服。

1987 年 1 月 16 日四诊：上方服 20 剂，脉证均佳。查尿常规：蛋白微量。

原方去猪苓片、肉桂、广橘红、法半夏、炒蒲黄，增泽兰为 20g，砂仁为 5g，减炒杭芍为 9g，北沙参为 9g，车前草为 9g，加茯苓 9g，桂枝 7g，广陈皮 9g，制首乌 15g，冬葵子 9g，骨碎补 12g。10 剂，水煎温服。

2 月 26 日五诊：因过年饮酒等，又感不适。查尿常规：蛋白（＋）。脉细濡，关寸略大，舌苔白腻。

原方去猪苓片、肉桂、法半夏、炒蒲黄，增泽兰为 20g，砂仁为 5g，减炒杭芍为 9g，北沙参为 9g，车前草为 9g，加茯苓 9g，桂枝 6g，党参 15g，冬葵子 9g，骨碎补 9g。10 剂，水煎温服。

1987 年 3 月 22 日六诊：药后脉证均佳。查尿常规：蛋白微量。

1987 年 2 月 26 日方再进，10 剂，水煎温服。

上方服 30 余剂，诸症消失，尿检正常。

尿毒症

尿毒症系因中气颓败、浊邪壅塞、升降倒置、上关下格所致。

【脉证机理】 慢性肾炎不愈，或因其他病证致使浊邪壅塞，清阳不升，浊阴不降，上关下格，正气虚败，阴阳濒于离决，是病尿毒症。《证治汇补》云："关格者……既关且格，必小便不通，旦夕之间，陡增呕恶。此因浊邪壅塞三焦，正气不得升降，所以关应下而小便闭，格应上而生呕吐。阴阳闭绝，一日即死，最为危候。"此论极似尿毒症。

脾湿肾寒，肝气郁陷，水湿留而不去，故症见脘腹胀满，小便不利，全身肿胀，或作腹水。脾肾虚寒，故而腰腿酸软，甚则四肢厥逆不温。肾虚不藏，精血外泄，故尿检见大量蛋白及红细胞。肝郁不能疏泄，浊邪瘀阻，清浊不分，精血腐败，故血中非蛋白氮升高，尿检见管型。肝郁风动，耗血伤津，筋脉不柔，可见肢体抽动。肝脾郁陷，胆胃必逆，故症见频频呕吐，不能饮食，食则呕吐愈剧。相火上逆，冲动君火，二火不潜，弥漫于上，故症见心中懊憹，口苦口臭，酸腐难闻，胸满气短。二火冲逆，刑逼肺金，肺热不敛，故口干思饮，或见鼻衄。肺热不能化气为水，水源乏竭，故尿少或癃闭。浊邪上蒙清窍，故而嗜睡昏迷，血压升高。脾肾阳衰，气血虚败，故症见面色苍白，精神萎靡。正气虚败，上热下寒，阴阳格拒，浊气上填，故危症迭见。一旦阴阳离决，将死于反掌之间。上关下格，故脉现濡涩，或翕濡，或牢，关寸大，或微弱欲绝，舌苔白黏腻。

【治则】健脾利湿，平胆疏肝，清肺降逆，蛰火潜阳，通经利尿。

【方药】茯　苓9g　　泽　泻9g　　炒杭芍9g　　粉丹皮9g　　制首乌20g

广橘红9g　　炒杏仁9g　　法半夏9g　　炒杜仲12g　　泽兰30g

炒蒲黄12g　北沙参15g　冬葵子9g　　白茅根15g　　木防己9g

草蔻仁6g　　白檀香6g

水煎温服。

【方解】茯苓、泽泻健脾利湿；炒杭芍、粉丹皮、制首乌平胆疏肝，润血息风；北沙参、广橘红、炒杏仁、法半夏清肺理气降逆；炒杜仲温肾潜阳，壮腰止痛；泽兰、炒蒲黄行瘀利尿；冬葵子、木防己、白茅根清肺疏肝，滑窍利尿；草蔻仁温中调郁；白檀香清热通淋。

【加减】上热重者，去炒杭芍，加黄芩炭9g，清泄相火，以除烦热。小便黄赤者，去木防己，加焦山栀9g，清心降浊，导赤利尿。发热者，去茯苓，加猪苓片12g，炒黄柏6～9g，清利膀胱退热。脉数、鼻衄者，去制首乌，加生地炭9g，润燥复脉，凉血止衄。肺热、舌苔黄黏腻者，加麦门冬9g，滑石粉15g，清肺润燥，利尿泄热。心慌心悸、脉参伍不齐者，加柏子仁9g，养心止悸。中下湿寒、肝气郁陷、脉关尺大者，去制首乌，加桂枝6g，疏肝升陷。

脉关寸大、虚阳上浮者，禁用桂枝，以防虚阳上越，阴阳离决。禁用当归、肉桂，以防辛热耗血。宗祛其陈宿、腐败自消之旨，可酌情先投"减味十枣散"（温冲顿服）1～2g，以攻逐水毒，启动脏腑气机。但不可过用，闭开即止，以防伤正。上有郁热、舌苔黄黏腻者，禁用！尿毒症状缓解以后，参照慢性肾炎治疗之法，以复其正气，巩固疗效，以期痊愈。

【忌宜】与肾炎同，必须绝对卧床休息。

【按语】尿毒症系因肾功能不全而引起的体内氮质及其他代谢产物潴留而出现的一个证候群，属中医学之"关格"、"癃闭"、"水肿"等范畴。

引起肾功能不全的原因很多，多系脾湿肾虚，肝脾郁陷，胆胃上逆，相火不藏，肺失肃降，三焦失司，致使气机紊乱，升降反作，故水液潴留，症见寒热错杂，虚实兼见，标本俱病等十分凶险的一系列危候。因之，治疗此症要临症不惑，凭脉辨证、辨病，详审病机，尽力救治。肾功能严重损害者，乃肾炎等疾患恶化所致，不易救挽；病程较短，肾功能损害尚不严重者，尚可救挽，当视各脏腑之偏盛偏虚而慎调之，以冀挽其生命于冥途。且不可瞻前顾后，贻误病机，致患者死于非命。

治疗以健脾利湿、平胆疏肝、清肺降逆、通经利尿为主，佐以蛰火潜阳、调理脏腑紊乱之气机，使复其常。清阳升而下闭开，则尿利而肿消；浊阴降而蒙闭除，则脑醒而神清。脱险之后，仍需调理脾胃，媒合阴阳，复其正气，巩固疗效，谨防反复，方渐而向愈。

【临床医案】

吕某，男，52岁。1980年2月28日初诊。其妻代诉：患者全身浮肿，尿少25天，恶心、呕吐22天。2月3日起，全身浮肿，尿少，赴某医院求治，诊断为肾炎，予青、链霉素肌注及内服西药（不详），无效，且逐日加重。2月6日开始阵发性发冷、头昏、恶心、呕吐，呕吐时神志不清，纳呆，尿少色赤。2月9日赴某医院求治，以慢性肾炎、尿毒症住院，先后经利尿、纠正酸中毒、激素、中药等治疗，效不显。近1周来不能食，每天输液1500~2000ml，尿量600~700ml，病情恶化。该院通知病危，患者要求出院，现用车拉来求治。重病容，神志不清，呈嗜睡状态，呼吸深而慢，面虚浮，色苍白。血压：120/80mmHg。腹软，腹水征阳性，下肢压陷性肿胀明显，腹围84cm。2月11日查血：非蛋白氮102.5mg%，CO_2结合力47.1容积%，血钙8.6mg/dl，尿素氮60mg/dl，肌酐4mg/dl。2月25日查血：非蛋白氮150mg%，CO_2结合力52容积%。心电图提示：心肌劳损（尿毒症所致，预激综合征，变异型）。查尿：蛋白（＋），红细胞个别，脓球（＋）。脉濡、稍涩，左关尺、右关寸大，舌苔白腻。

辨证：脾湿肝郁，肺胃不降，上热下寒，气化不行。

诊断：尿毒症。

治则：健脾疏肝，清降肺胃，化瘀利尿。

处方：猪苓片12g，泽泻12g，桂枝7g，炒杭芍9g，粉丹皮9g，广橘红9g，瓜蒌仁9g，炒杜仲12g，法半夏9g，泽兰30g，炒蒲黄15g，冬葵子15g，白茅根15g，防己12g，滑石粉15g，草蔻仁9g。3剂，水煎温服。

减味十枣散0.6g，顿服。

2月28日家属来诉：服减味十枣散、汤药1剂后，尿量明显增加，神志已清，精神好转，知饥索食，腹围81cm。

上药继服。

3月3日二诊：病情明显好转，已能自行上二楼来诊。尿量日约1500ml，精神好，食纳增加，日食5两，仍感饥饿。脉细濡，关寸稍大，舌苔白腻。面部轻度浮肿，双足肿胀减轻，腹围78cm。

上方减防己为6g，10剂，水煎温服。

3月14日三诊：药后尚好，肿胀已消4天，日食1斤2两，无明显不适。查尿：蛋白微量，红细胞少许，脓球个别。查血：非蛋白氮21mg%，CO_2结合力42容积%。脉细濡，关寸略大，舌苔白薄腻。

原方去防己，加炒芡实12g。10剂，水煎温服。

患者回原籍继服上方。于6月17日、6月26日、8月30日复查尿常规，无异常。共服药35剂，无任何自觉症状。随访至今，未复发。

肾盂肾炎

肾盂肾炎多因脾湿肝郁，化生湿热，下陷膀胱所致。

【脉证机理】水分壬癸，而主蛰藏，癸水在脏为肾，壬水在腑为膀胱。癸水温暖，则行其藏令，精血秘固，故滑遗不作，壬水清凉，则行其藏令，膀胱清利，淋涩闭癃不生。《灵枢·本输》云："三焦者……入络膀胱，约下焦，实则闭癃，虚则遗溺。"三焦相火，随太阳膀胱之经下行，络膀胱而密于肾脏。肾得此火温暖，则内温（肾温）而外清（膀胱凉），藏令得政，故出不至于遗溺，藏不至于闭癃，水道通调，精血秘固，则闭癃遗溺不作。

一旦三焦相火泄露，陷于膀胱，则膀胱热涩，溲溺不通。三焦相火陷泄之源，过在脾湿肝郁，乙木陷而不升。木郁而行其疏泄之令，肾失蛰藏之职，则三焦相火陷泄，膀胱热涩，症见尿频、尿急、尿痛、尿黄、尿混浊，淋涩不通，是病肾盂肾炎。腰为肾之府，火泄肾虚，故症见腰痛。脾湿肝郁，故症见腹胀，身倦体重，口渴而不思饮，甚则眼睑、下肢肿胀。肝脾郁陷，胆胃必逆，故症见头晕恶心，呕吐纳差。甲木化生相火而上扰，故症见午后低热，或见目眩，多梦失眠。相火泄露，膀胱热涩，故脉现细濡，稍涩，关寸较大，舌苔白腻，或淡黄腻。

【治则】健脾疏肝，清降肺胃，利尿通淋。

【方药】猪苓片9~12g　泽　泻9g　炒杭芍9g　粉丹皮9g　全当归9g
　　　　焦山栀6~9g　广橘红9g　炒杏仁9g　法半夏9g　炒杜仲12g
　　　　白檀香3~6g　泽　兰15g　炒蒲黄15g　冬葵子9g　半枝莲19g
　　　　桉树叶3g

　　　　水煎温服。

【方解】猪苓片、泽泻健脾利湿；炒杭芍、粉丹皮、全当归疏肝平胆；广橘红、炒杏仁、法半夏清肺理气降逆；炒杜仲暖肾壮腰止痛；泽兰、炒蒲黄化瘀利尿消胀；冬葵子滑窍利尿；半枝莲、焦山栀、白檀香、桉树叶清利膀胱湿热。

【加减】肝气下陷、脉现尺大者，去全当归，加桂枝4~6g，以升肝气之下陷。睑肿者，去全当归，加阿胶9g，润肝升陷，以消肿胀。不思饮食、纳差食少者，加草果仁5g，开胃以增食纳。两腿肿胀，去焦山栀，增泽兰为30g，加木防己6~9g，利水消胀。尿痛不明显，尿检见红细胞多者，去焦山栀，加瞿麦6~9g，清利湿热止血。

【忌宜】忌食辛辣刺激之品，以及肥甘厚味，宜清淡饮食，保持前阴清洁。

【按语】肾盂肾炎系泌尿系感染之一，分急性、慢性两种。急性者多以膀胱湿热为主，慢性者除膀胱湿热外，可兼见脾肾阳虚。治疗以清利膀胱湿热为主，慢性者兼补脾肾。

湿热固当清利，但湿热之源，因脾湿肝郁，肾寒不藏，三焦相火陷于膀胱，所以当清热利湿、疏肝潜阳并举，俾使泄露之相火复蛰藏于肾脏，肾温而肝脾左升，湿热根除而病愈。此可谓正本清源之法。切不可见有湿热，径用寒凉伐泄，败脾伤胃，必致脾虚不运，肝愈郁而肾愈寒，肾愈寒而火愈陷，淋涩不唯不减，反添他症，必旷日持久，迁延不愈。欲速而不达，反贻祸于患者，不可不慎！

白檀香清热解毒，有杀菌消炎作用，消除尿道灼热感甚良。桉树叶功能清热解毒杀虫，杀菌消炎，用治本病，疗效尤佳。

白檀香用治淋病，可消除尿道之灼热感。泌尿系感染也有尿道灼热一症，病虽异而症则同，因之麻瑞亭于1950年前后即试用其治疗泌尿系感染。20世纪50年代初期，又用桉树叶治疗肾盂肾炎，经临床验证，为白檀香、半枝莲所不及。以其伍白檀香、半枝莲治疗肾盂肾炎，疗效明显提高。所以然者，临床证明，桉树叶有杀灭金黄色葡萄球菌之功效，恰能补白檀香、半枝莲之不足，故三者同用，疗效尤佳。

上述三味，《神农本草经》未载。查诸家本草，多谓白檀香系芳香辟秽之品，易挥发，入煎剂，应后下。桉树叶用量不可过大，以3～6g为宜，过量则因其兴奋作用而致一时性心跳，并因其有通经发表作用而汗出。

【临床医案】

例1：马某，女，32岁。1977年11月8日初诊。自诉：患肾盂肾炎5年，经治疗，时好时差，反复发作。今年发作7次。此次复发已1月余，尿急，尿频，尿痛，少腹胀痛，腰痛，口干，不喜饮。经治疗，至今未愈。查尿常规：白细胞少许，红细胞（＋＋＋），上皮细胞少许。脉细濡、涩，关寸大，舌苔白腻。

辨证：脾湿肝郁，肺胃不降，膀胱热涩。

诊断：肾盂肾炎。

治则：健脾疏肝，清降肺胃，清利膀胱湿热。

处方：猪苓片9g，泽泻9g，炒杭芍9g，粉丹皮9g，熟地9g，广橘红9g，炒杏仁9g，炒杜仲12g，法半夏9g，泽兰30g，炒蒲黄15g，白檀香6g，瞿麦9g，木防己9g，半枝莲9g，冬葵子9g。5剂，水煎温服。

11月14日二诊：药后尿频减轻，仍尿痛，脸肿。脉细濡，左关尺、右关寸较大，舌苔白腻。尿培养：有大肠杆菌生长。

上方改熟地为桂枝6g。5剂，水煎温服。

11月26日三诊：药后尿痛减轻，仍尿急，晨起面部浮肿。脉细濡，关寸较大，舌苔白腻。

原方改熟地为肉桂3g。5剂，水煎温服。

12月19日四诊：上方服10剂，病情好转，腰痛减轻，仍尿频，口干，不思饮，食纳佳，大便调，睡眠差，惊悸多梦，月经正常。脉细濡，关寸较大，舌苔白腻。

原方改熟地为肉桂3g，改防己为草果仁6g。5剂，水煎温服。

1978年2月16日五诊：因过春节，近未服药，自感尚可，尿道刺激症状消失，劳累后则尿频，尿急，腰痛重，仍多梦眠差，脸胀，纳可，白带多。脉细濡，关寸略大，舌苔白薄腻。

原方去熟地、白檀香，加肉桂6g，沉香3g。3剂，水煎温服。

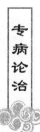

3月14日六诊：服药期间尚可，近又感尿急，腰困，梦多，左腿膝发凉，易惊，腰痛。查尿常规：上皮细胞极少，余阴性。脉细濡，滞涩，关寸较大，舌苔白薄腻。

原方改熟地为肉桂6g。5剂，水煎温服。

上方服20余剂，无明显不适，尿检正常。随访3年，未复发。

例2： 关某，女，74岁。1986年9月6日初诊。自诉：尿频、尿急，反复发作两年，某医院诊断为肾盂肾炎。近1月又犯病，查尿常规：不正常，腰痛，午后胃脘阵发性不适，睡眠差。脉细濡，稍弦、革，关寸大，舌苔白腻。

辨证：中气不运，脾湿肝郁，肺胃不降，膀胱热涩。

诊断：肾盂肾炎。

治则：健脾疏肝，清降肺胃，清利膀胱湿热。

处方：茯苓12g，泽泻9g，炒杭芍12g，粉丹皮9g，桂枝6g，广橘红12g，炒杏仁9g，炒杜仲12g，法半夏9g，泽兰20g，生蒲黄12g，车前草12g，瞿麦9g，焦山栀6g，半枝莲12g。5剂，水煎温服。

9月13日二诊：药后无明显变化，仍尿频，尿急，全身不适，午后心慌，纳食尚可。血压：140/100mmHg。脉细濡、稍弦，关尺较大，舌苔白满腻。

上方加桉树叶2g。6剂，水煎温服。

9月20日三诊：药后诸症略有减轻。血压：130/90mmHg。脉细濡，关寸较大，舌苔白腻。

原方加桉树叶2g。6剂，水煎温服。

上方服50余剂，诸症消失，血压正常，尿检正常。随访3年，未复发。

例3： 王某，女，25岁。1987年10月26日初诊。自诉：患肾盂肾炎3年余，经治疗，未见明显好转，经常复发。1个月前又犯病，曾查尿常规，不正常，做尿培养，有大肠杆菌生长，尿路刺激症状明显。脉细濡、稍弦，关寸略大，舌苔白腻。

辨证：脾湿肝郁，肺胃不降，膀胱热涩。

诊断：肾盂肾炎。

治则：健脾疏肝，清降肺胃，清利膀胱湿热。

处方：茯苓9g，泽泻9g，炒杭芍9g，粉丹皮9g，桂枝6g，广橘红9g，炒杏仁9g，法半夏9g，广郁金9g，泽兰15g，炒蒲黄12g，车前草9g，砂仁4g，焦山栀6g，半枝莲9g，桉树叶6g。6剂，水煎温服。

11月2日二诊：药后诸症稍有好转。脉细濡，关寸较大，舌苔白腻。

上方去桂枝、广橘红、广郁金、半枝莲，加制首乌20g，广陈皮9g，炒杜仲12g，瞿麦7g，白檀香4g。10剂，水煎温服。

1988年5月5日来函称：上方服30剂，诸症均愈，尿检正常。

砂石淋

砂石淋系因脾湿肝郁，陷而不升而生下热，三焦火陷所致。

【脉证机理】由于过食肥甘厚味，嗜好饮酒，致使脾湿肝郁，化生湿热，陷于下焦，引动三焦相火，泄于膀胱，熬炼尿液，日积月累，结成"砂"、"石"，杂于尿中，梗塞不利，或尿出"砂"、"石"，是病砂淋、石淋。砂石淋因湿热壅遏、气机不利而成，故症见尿频、尿急、尿痛、尿黄，甚则点滴而下。肝气郁陷，攻冲不宁，故症见小腹绞痛下坠，腰痛不能俯仰。郁极不通，阳浮外泄，故症见大汗淋漓，状如滚豆。热伤血络，血不循经，而见溺血者，是为血淋。胆胃上逆，可兼见恶心呕吐。病久可见纳差食少，脘闷腹胀，体倦神疲，腰背疼痛等虚象。脾湿肝郁，相火泄露，湿热壅遏，故脉现细濡、滞涩，关寸大，舌苔白满腻。久病肝阴渐虚，故脉现弦象，舌苔白薄。

【治则】健脾疏肝，清降肺胃，化石通淋。

【方药】
猪苓片9g	泽　泻9g	炒杭芍9g	粉丹皮9g	桂　枝6g
广橘红9g	炒杏仁9g	法半夏9g	炒杜仲12g	泽　兰30g
金钱草30g	海金沙9g	玉米须15g	滑石粉12g	
阳桃汁（分两次服）60g				

水煎温服。

【方解】猪苓片、泽泻健脾利湿；炒杭芍、粉丹皮疏肝止痛；桂枝疏肝升陷；广橘红、炒杏仁、法半夏清肺理气，和胃降逆；炒杜仲暖肾止痛；泽兰、金钱草、海金沙、阳桃汁、玉米须化瘀利尿，化石通淋；滑石粉清利湿热。

【加减】尿痛者，去滑石粉，加焦山栀6～9g，清热利尿通淋。尿血者，去滑石粉，加炒蒲黄12～15g，或加瞿麦9g，化瘀止血。颜面肿胀者，加木防己6～9g，利尿消胀。上热重者，去炒杭芍、桂枝，加黄芩炭6～9g，制首乌9～12g，平胆疏肝以泄热。纳差者，加草果仁5g，和胃健脾，以增食纳。若无阳桃汁，以阳桃枝15g代之，或酌食阳桃、阳桃罐头、阳桃晶等阳桃制品。

【忌宜】忌食肥甘厚味、辛辣刺激之品，以清淡饮食为宜。

【按语】砂石淋是砂淋、石淋之总称，包括肾结石、输尿管结石、膀胱结石等泌尿系疾患。

泌尿系结石多因泌尿系感染反复发作、迁延不愈所致。病机为湿热蕴结下焦，煎熬尿液，而成"砂"、"石"。小者如砂，谓之砂淋；大者如石，谓之石淋。治疗以清利湿热为主，湿热清则绝其化生"砂"、"石"之源，佐以化石通淋，"砂"、"石"得化，则淋通而痛止。

临床证实，阳桃汁、玉米须有化石通淋之功，且其气不偏盛而味正，可谓治砂淋、石淋之要药。

若合并泌尿系感染者，可参照肾盂肾炎权衡用药。血淋者，佐以化瘀扶正止血之品。若久病体虚者，当开中焦化源，兼以扶正。凭脉辨证，加减化裁，多使结石得化而痊愈。个别患者虽不能速愈，若能坚持治疗，自可收到症状减轻、终至痊愈之效果。

【临床医案】

例1：陈某，女，44岁。1981年3月24日初诊。自诉：腰痛18天。3月7日凌晨3时许，突然感到左侧腰部及左下腹部剧痛，伴呕吐。急赴医院求治，经检查，疑系左侧输尿管结石。予解痉、止痛、镇静等药治疗，好转。3月11日做放射性同位素肾图，提示：左肾尿路梗阻，右肾正常。3月13日拍腹部平片，提示：左肾结石，右肾疑有小结石。3月16日复查肾图，无明显变化，见右肾排泄略差。3月10日X线检查（腹部平片）：两肾位置、大小、形态正常，第二腰椎横突左侧下0.5cm处似有一密度增高阴影。3月13日查，第二腰椎横突左侧下0.5cm仍可见致密阴影，与3月10日片对比，其位置、大小、形态改变不大。提示：左肾结石、右肾疑有小结石。3月11日同位素肾图：左肾B段延长，15分钟未见下降至C段，呈持续上升曲线。右肾TP＝4，15分钟排泄率57%。意见：左肾图示尿路梗阻，右肾图正常。3月16日左肾图与3月11日比较，无明显变化，右肾排泄比3月11日略差。现仍感腰痛，甚则剧痛难忍。左下腹压痛显著，左肾区叩击痛（＋＋）。既往有高血压病史，余无特殊。脉细濡，稍紧动，关寸大，舌苔白腻。

辨证：脾湿肝郁，肺胃不降，相火陷泄，膀胱热涩。

诊断：肾结石。

治则：健脾疏肝，清降肺胃，清利膀胱瘀热。

处方：茯苓9g，泽泻9g，炒赤芍9g，粉丹皮9g，大熟地9g，广橘红9g，炒杏仁9g，炒杜仲12g，法半夏9g，泽兰30g，炒蒲黄12g，金钱草30g，海金沙12g，阳桃汁（分两次服）60g。3剂，水煎温服。

3月28日二诊：药后随尿排出结石两枚，3mm×6mm大小，腰痛顿失。平素腰酸，月经量多，经期较长，色黑有血块。脉细濡，关寸略大，舌苔白腻。

上方加草蔻仁6g。3剂，水煎温服。

药尽痊愈。随访3年，未复发。

例2：陈某，男，41岁。1981年7月16日初诊。自诉：患肾结石13年。1968年夏季某日，突然后腰部剧痛难忍，伴大汗淋漓。急赴医院就诊，诊断为肾绞痛，经注射吗啡等，疼痛缓解。其后10年再未犯病，故未继续治疗。3年前又犯病，初痛尚轻，逐日加重，均需注射杜冷丁、吗啡方可好转。今年7月初，因右侧腰部剧烈疼痛，赴某医院做肾盂造影两次，诊断为阴性肾结石。同时做同位素肾图检查，提示：右肾梗阻，左肾排泄延缓。查尿常规：见红白细胞。经中西医治疗，效不显。近1周右侧腰部持续憋胀剧痛，间断性排尿不畅，伴大汗，心慌。颜面虚浮，面色㿠白。脉细濡，关寸大，舌苔白腻。

辨证：脾湿肾寒，肝气郁陷，肺胃不降，相火陷泄，膀胱热涩。

诊断：肾结石。

治则：健脾疏肝，清上温下，清利膀胱瘀热。

处方：猪苓片9g，泽泻9g，炒杭芍9g，粉丹皮9g，肉桂4g，广橘红9g，炒杏仁9g，炒杜仲12g，法半夏9g，泽兰叶30g，金钱草30g，海金沙15g，滑石粉15g，阳桃汁（分两次服）60g。3剂，水煎温服。

7月18日二诊：药后尿已清利。17日下午自行尿出黄豆大结石一枚，色黑，质硬，有尖棱。排石后尿道疼痛，半日后痛减，现腰部隐痛。脉细濡，关寸略大，舌苔白腻。

上方再进。3剂，水煎温服。

9月24日三诊：上方服20余剂，自感尚可，面部虚浮消失，腰痛已止。9月8日出差，至今未服药。右侧腰部隐痛，余无不适。脉细濡，关寸略大，舌苔白薄。

原方改肉桂为桂枝6g。3剂，水煎温服。

药尽腰痛痊愈。随访3年，未复发。

例3：方某，女，50岁。1986年9月27日初诊。自诉：腰痛，尿痛，乏力两年余，加重9个月，某医院诊断为肾盂肾炎。后因左侧少腹痛甚，诊断为尿道结石。经治疗，无明显好转。胸闷，心慌，间或有心脏停搏感，血压不稳定，乏力，纳差，左侧耳鸣，头晕。有胃炎史。血压：110/80mmHg。脉细濡，关寸较大，舌苔白腻。

辨证：中气不运，脾湿肝郁，胆胃上逆，膀胱热涩。

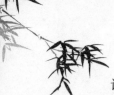

诊断：泌尿系结石。

治则：健脾疏肝，平胆和胃，清利膀胱湿热。

处方：茯苓9g，泽泻9g，炒杭芍12g，粉丹皮9g，桂枝6g，广橘红9g，炒杏仁9g，炒杜仲12g，法半夏9g，泽兰20g，滑石粉15g，海金沙12g，砂仁4g，阳桃汁（分两次服）60g。5剂，水煎温服。

10月7日二诊：药后腰痛减轻。近日感冒，胸闷，血压不稳定，胃脘不适，耳鸣，头麻。血压：110/90mmHg。脉细濡、稍滞，关寸较大，舌苔白腻。

上方加丹参12g。6剂，水煎温服。

10月20日三诊：药后腰痛减轻，仍胸闷。脉细濡、稍滞，关寸较大，舌苔白腻。

原方再进。6剂，水煎温服。

1987年2月9日四诊：药后溺出结石1枚，如绿豆大，痛而带血，诸症顿消。一直未服药，今来复查。血压：118/70mmHg。脉细濡，关寸略大，舌苔白薄腻。

原方去海金沙、阳桃汁。5剂，水煎温服。

再未来诊。

淋 浊

淋浊系因土湿木郁，肝气郁陷，冲动相火，相火泄露，陷于膀胱所致。

【脉证机理】三焦相火，随太阳之经下行，以温肾水。三焦之经，络膀胱而约下焦。三焦相火，逢水则藏，遇木则泄。肾之能藏，赖胃土之降，降则气聚。肝之能泄，赖脾土之升，升则气达。平人相火蛰藏于肾，本不泄露，所以肾脏温暖，肝气条达，膀胱清利，不病淋浊。

由于内外感伤，尤因纵欲伤精，致使脾湿增而肝气郁。乙木下陷，冲动相火，相火泄露，陷于膀胱，膀胱热涩，故症见小便淋涩疼痛，尿频、尿急、尿混，时通时止，是病淋浊。相火泄露，肾家虚寒，不能秘藏，肝木疏泄，精华外漏，故症见溺下白浊，或镜检前列腺液中见红白细胞，或兼见腰痛耳鸣，甚则阳痿。脾湿肾寒，肝木郁陷，可见少腹坠痛，骶尾部坠胀，前列腺肿大。肝木郁陷，故脉现细濡、稍弦，关尺较大，舌苔白腻。

【治则】健脾暖肾，疏肝升陷，化瘀通淋。

【方药】茯　苓9g　泽　泻9g　炒杭芍9g　粉丹皮9g　桂　枝6g

　　　　广橘红9g　炒杏仁9g　炒杜仲12g　泽兰30g　冬葵子9g

海金沙9g　白茅根15g　砂　仁6g　阿　胶（烊化）9g

水煎温服。

【方解】茯苓、泽泻健脾渗湿；广橘红、炒杏仁清肺理气；炒杭芍、粉丹皮、桂枝、阿胶疏肝升陷；炒杜仲壮腰暖肾；泽兰化瘀消胀；冬葵子、海金沙、白茅根滑窍利尿；砂仁暖脾行瘀。

【加减】尿黄赤不利，前列腺液中见红白细胞者，加瞿麦9g，桉树叶3～6g，清利膀胱湿热以止血。脉现关寸大者，去桂枝，加法半夏9g，以降肺胃之冲逆。尿灼热疼痛者，加白檀香6g，或加焦山栀6～9g，清利膀胱湿热以止痛。

【忌宜】忌食辛辣刺激食品，忌房事。

【按语】淋浊以尿意急迫、涩滞不畅、尿液混浊为特征，包括前列腺炎、前列腺肥大。淋浊之病机为脾湿肝郁，相火泄露，陷于膀胱，肾脏虚寒，蛰藏失职，致使精华外漏。加之膀胱湿热熏蒸，化生败浊而成此症。此症本虚而标实，本寒而标热。治疗此症初期重在清利膀胱湿热，热随湿去，则中土健运，肝木升达，标热可除，后期酌加培补脾肾之品，以止精华之外漏。无论初期、后期，均以健脾疏肝、化瘀通淋为主。升降复常，则清气上升，浊气下降，清升浊降，诸症亦随之而愈。但暖肾之药不宜早用，以防助其湿热，而致肝燥。肝家燥热，移于膀胱，疏泄不利，病必不除。

【临床医案】

例1：牛某，男，29岁。1988年4月19日初诊。自诉：小便淋涩疼痛1年余，曾住院治疗1月余，诊断为前列腺炎，好转出院。近10余天尿不利，疼痛。脉细濡，关尺弦而大，舌苔白厚腻。

辨证：脾湿肝郁，肺气不降，膀胱热涩。

诊断：前列腺炎。

治则：健脾渗湿，疏肝升陷，清降肺胃，利尿通淋。

处方：茯苓9g，泽泻9g，炒杭芍9g，粉丹皮9g，桂枝5g，广陈皮9g，炒杏仁9g，炒杜仲12g，阿胶珠9g，泽兰15g，焦山栀6g，车前草9g，砂仁4g，桉树叶3g。3剂，水煎温服。

7月20日二诊：药后平稳，脉舌同前。

上方去车前草、砂仁，加制首乌20g，北沙参20g，炒芡实12g。5剂，水煎温服。

7月25日三诊：药后有所好转，因天热汗多，尿较少。脉细濡，两尺稍弦大，舌苔白腻。

原方去广陈皮、桉树叶，增泽兰为20g，减阿胶珠为7g，加制首乌30g，炙米壳2g，补骨脂7g，北沙参15g。5剂，水煎温服。

8月1日四诊：药后尿已正常。脉细濡，关尺较大，右尺稍弦，舌苔白腻。

原方去广陈皮、桉树叶，增桂枝为7g，泽兰为20g，砂仁为5g，减阿胶珠为7g，焦山栀为4g，加制首乌30g，炒蒲黄9g，炙米壳3g，骨碎补12g。5剂，水煎温服。

8月6日五诊：药后小便清利。脉细濡，尺稍弦，舌苔白腻。

原方增桂枝为9g，泽兰为20g，砂仁为5g，减焦山栀为5g，加炒蒲黄12g，炙米壳2g，白檀香4g。5剂，水煎温服。

11月21日六诊：上方服17剂，自感尚可，小便清利，大便稀，腰痛。脉细濡、弦，两关尺大，舌苔白腻。

原方去泽泻、广陈皮、炒杜仲、焦山栀、车前草、桉树叶，增桂枝为7g，加炒苡仁9g，制首乌30g，百合12g，嫩桑枝12g，半枝莲9g，炙米壳3g，骨碎补12g。5剂，水煎温服。

11月30日七诊：药后二便均已正常，腰仍困痛不适。脉细濡、稍弦，关尺较大，舌苔白腻。

原方再进10剂，水煎温服。

再未来诊。

例2：葛某，男，56岁。1986年4月20日初诊。自诉：患前列腺炎、尿道炎数年，经治疗，无明显好转，仍经常犯病。近1周来又尿痛，尿不利，腰腿疼痛。脉细濡、稍弦，关寸大，舌苔白腻。

辨证：脾湿肾寒，肝木郁陷，膀胱热涩。

诊断：前列腺炎，尿道炎。

治则：健脾温肾，疏肝升陷，清降肺胃，化瘀通淋。

处方：茯苓9g，泽泻9g，炒杭芍12g，粉丹皮9g，肉桂5g，广橘红9g，炒杏仁9g，法半夏9g，炒杜仲12g，阿胶（烊化）9g，泽兰20g，车前草12g，骨碎补12g，砂仁4g，炙米壳3g，海金沙9g，桉树叶2g。5剂，水煎温服。

4月27日二诊：药后小便有所好转。脉细濡、涩，关寸较大，舌苔白腻。

上方去广橘红、骨碎补、桉树叶，增砂仁为6g，加广陈皮9g，冬葵子9g。5剂，水煎温服。

5月18日三诊：药后腰痛减轻。经查：尿道狭窄，前列腺正常。脉细濡，关寸略大，舌苔白腻。

原方去肉桂、广橘红、阿胶、骨碎补、炙米壳、法半夏，增砂仁为6g，加桂枝6g，广陈皮9g，制首乌20g，冬葵子12g。5剂，水煎温服。

上方服20剂，痊愈。

例3：焦某，男，75岁。1986年12月6日初诊。自诉：患前列腺肥大数年，尿痛尿急，甚则尿闭。经治疗，无明显好转，反复发作。1周前又犯病，尿闭不通，插导尿管后尿始下，腹胀缓解。现尿道疼痛，胃脘胀满，口中无味，全身浮肿。仍留置导尿管。脉细濡稍涩，关寸较大，舌苔白满腻。

辨证：中气不运，脾湿肝郁，肺胃不降，膀胱闭癃。

诊断：前列腺肥大。

治则：健脾疏肝，清降肺胃，化瘀利尿。

处方：猪苓片12g，泽泻12g，炒杭芍12g，粉丹皮9g，制首乌20g，广橘红9g，炒杏仁9g，炒杜仲12g，法半夏9g，泽兰20g，车前草12g，海金沙12g，砂仁4g，滑石粉15g，冬葵子12g。6剂，水煎温服。

12月13日二诊：药后诸症减轻。昨晚自行拔除导尿管，排尿困难，量少，仅几滴。尿痛已愈，仍口中无味，午后下肢肿胀。脉细濡、稍牢，关尺较大，舌苔白腻。

上方去制首乌，加桂枝9g，焦山栀6g。6剂，水煎温服。

12月20日三诊：患者未来诊，其子代诉：药后诸症均好转。

原方去制首乌，加桂枝9g，焦山栀6g。6剂，水煎温服。

12月27日四诊：药后诸症继续减轻，小便已利，仍量少，腹痛已愈，纳差无味，浮肿已愈。脉细濡，右关寸较大，舌苔白腻。

原方去制首乌，加桂枝9g，焦山栀6g。6剂，水煎温服。

1987年1月3日五诊：药后白天小便不利，夜间正常，口中无味，他症均愈。脉细濡、革，关尺较大，口苔白腻。

原方去滑石粉，加炙米壳3g，桂枝7g。6剂，水煎温服。

药后小便如常人，他症均除。随访3年，未复发。

例4：雷某，男，74岁。1978年7月14日初诊。自诉：8天前突然尿癃闭，赴某医院就诊，诊断为前列腺肥大。导尿，尿始出。查尿常规：正常。现口苦，口干，纳差，大便可。脉细濡、右弦，关尺较大，舌苔白满腻。

辨证：脾湿肝郁，肺胃不降，气化不利，膀胱涩热。

诊断：前列腺肥大。

治则：健脾疏肝，清降肺胃，化瘀利尿。

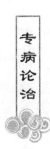

处方：茯苓9g，泽泻9g，桂枝6g，炒杭芍9g，粉丹皮9g，广陈皮9g，炒杏仁9g，焦山栀9g，木防己9g，白茅根30g，泽兰30g，海金沙12g。3剂，水煎温服。

7月17日二诊：药后癃闭已开，尿频数，量少，仍口苦咽干，饮水则上腹部不适。脉细濡，关尺大，舌苔白满腻。

上方加知母9g，滑石粉15g。3剂，水煎温服。

7月21日三诊：药后诸症均好转，食后有时呕吐。脉细濡、右弦，关寸较大，舌苔白薄腻。

原方加滑石粉15g，知母6g。3剂，水煎温服。

7月28日四诊：药后小便已畅利，晨起仍口苦。脉细濡，右稍革，关尺略大，舌苔白腻。

原方加知母9g，滑石粉15g。3剂，水煎温服。

1978年8月25日来函称：药后诸症均愈。赴某医院复查，前列腺大小正常。

例5：王某，男，65岁。1984年4月9日初诊。自诉：患前列腺肥大十余年，小便淋痛不利，甚则点滴不下。经治疗，时好时差，至今未愈。脉细濡，滞涩，关寸大，舌苔白满腻，舌质胖，边有齿痕。

辨证：脾湿肾寒，肝气郁陷，肺胃不降，膀胱涩热。

诊断：前列腺肥大。

治则：健脾利湿，暖肾疏肝，清降肺胃，化瘀通淋。

处方：猪苓片15g，泽泻12g，炒杭芍12g，粉丹皮9g，制首乌30g，广橘红9g，炒杏仁9g，炒杜仲12g，法半夏9g，泽兰30g，炒蒲黄12g，焦山栀9g，瞿麦9g，炙米壳4g，炒车前子9g，桉树叶5g。5剂，水煎温服。

4月23日二诊：药后诸症均减轻。脉细濡、稍涩，关寸大，舌苔白腻。

上方减法半夏为6g，桉树叶为3g，加海金沙9g。10剂，水煎温服。

9月10日来函：上方服50余剂，诸症消失。赴某医院复查，前列腺大小正常。

肾结核

肾结核多因脾湿肝郁，肾虚不藏，相火泄露，化生湿热，陷于膀胱所致。

【脉证机理】肾与膀胱同主水而司蛰藏，肾温则藏，寒则不藏。膀胱寒则藏，热则不藏。平人君相二火下潜，秘藏于肾，以温癸水，藏令得政，肾脏温暖而膀胱清凉，内温而外清，所以不病肾结核。

临床察验，素患肺痨之人肺气亏竭，而致肾虚，痨虫乘机侵入肾脏，致使肾虚。腰为肾之府，肾虚故腰痛，甚则痛楚难忍，是病肾结核。肾虚不能行其藏令，三焦相火泄露，陷于膀胱。肾虚阳泄，脾家必湿，而致肝郁，郁而化热，夹脾家之湿，陷于膀胱，膀胱热涩，疏泄不利，故症见尿频、尿急、尿痛、尿少、尿黄、尿如米泔、尿道灼热。脾湿肝郁，胆胃必逆，相火外泄，故症见劳热盗汗。脾湿胃逆，化源不开，故症见厌食纳差，肌肤消瘦。脾湿肝郁，肾虚不藏，故脉现细濡、稍弦，关尺大，舌苔白腻。

【治则】健脾补肾，疏肝升陷，化瘀利尿。

【方药】茯　苓9g　　泽　泻9g　　炒杭芍9g　　粉丹皮9g　　桂　枝9g
　　　　广陈皮9g　炒杏仁9g　炒杜仲12g　泽　兰30g　　木防己9g
　　　　白檀香6～9g
　　　　水煎温服。

【方解】茯苓、泽泻健脾渗湿；炒杭芍、粉丹皮、桂枝疏肝升陷；广陈皮、炒杏仁清肺气以继水源；炒杜仲补肾强腰止痛；泽兰化瘀利尿；木防己疏肝利水；白檀香清利膀胱湿热。

【加减】腰痛重、持续不止者，加骨碎补9～15g，强筋壮骨，补肾止痛。小便不利、色黄赤者，加滑石粉15g，清肺利尿。小便不利、色清白者，加冬葵子9g，滑窍利尿。尿赤不利者，加焦山栀6～9g，清利膀胱湿热。尿中见脓球者，加桉树叶3～6g，清利湿热去瘀。腰痛不止、脉弦甚者，加阿胶（烊化）9g，疏肝润燥止痛。伴发脊椎结核者，加白胶香3～9g，补肾以强腰。如无白胶香，以路路通15g代之。

【忌宜】忌酒、色、腥荤，以素食为宜，多食植物蛋白更佳。

【按语】肾结核以腰痛、尿痛、尿急、尿频、脓尿为其临床特征，属中医学"肾痨"范畴。治疗以健脾疏肝为主，兼以温肾，清利膀胱湿热。

肾结核常伴发脊椎结核，因肾主骨使然，以上方加白胶香，疗效甚佳。白胶香不仅能治脊椎结核，对其他骨结核均有效。白胶香为路路通之树胶，所以若无白胶香可以路路通代之，唯疗效略差。

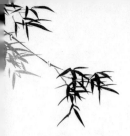

五、神经系统疾病

癫 狂

癫狂多因土湿木郁，胆胃上逆，痰迷心窍使然。

【脉证机理】平人阴平阳秘，脏气不偏，神清志涵，所以癫狂不作。

由于情志不遂，忧思伤脾，而致脾湿肝郁。湿旺生痰，痰阻气滞，肺胃不降，复因郁怒伤肝，肝气愈郁。肝胆同气，肝郁则胆滞，必克胃土。胃土滞而不降，相火无下行之路，必夹痰上扰心君，痰热蒙闭清窍，神识迷乱，而病癫狂。

凡人一脏之气偏盛，则一脏之志偏见，一脏之声偏发。肝之志怒，其声为呼，心之志喜，其声为笑。脾家湿热素盛之人，心肝之阳偏旺，重因郁怒，肝气愈郁而热愈盛。君相二火，不能潜藏，夹痰热上扰神明，蒙闭清窍，神识迷乱，症见喜怒乖常，躁扰不安，面目红润，登高而呼，笑骂不休，越墙而走，不知饥而少卧寐，二便通调者，是为病狂。《难经》所谓"重阳者狂"是也。

肺之志悲，其声为哭；肾之志恐，其声为呻；脾之志思，其声好歌。脾肾湿寒素旺之人，肺肾之阴偏旺，重因悲恐，肺肾愈虚而寒愈盛。肺气虚弱，不能降敛，肾家虚寒，不能蛰藏，致使相火虚飘，下不根水，扰动心神，神志不清，症见悲恐失正，喜静寡言，不时悲啼，惊悸少眠，面目黄瘦，寝食俱废，溺涩便坚者，是为病癫。《难经》所谓"重阴者癫"是也。

癫者缘于阴旺，狂者缘于阳亢。阳盛则狂生，阴盛则癫作。阴阳胜复，癫者历时而小狂，狂者积日而微癫。所以然者，既病则阴阳俱偏使然。癫狂之根源，均源于湿旺。湿旺则木郁，木必克土，土被木贼，中焦郁迫，故症见当脐硬跳，按之疼痛。一旦情志不遂，则脐左跳动愈剧，奔气上冲，神迷志惑，不能自持，而发狂作癫。

（一）狂证

狂者阳亢，脉现细濡稍弦，关寸大，舌苔腻，或白燥而涩。

【治则】平胆疏肝，清降肺胃，利气化痰。

【方药】

茯 苓 9g	甘 草 6g	黄芩炭 9g	生杭芍 12g	粉丹皮 9g
广橘红 12g	全瓜蒌 12g	法半夏 9g	广郁金 9g	天门冬 9g
蜀 漆 3g	朱砂粉 3g（分两次冲服）			

水煎温服。

【方解】茯苓、甘草健脾和中；黄芩炭、生杭芍、粉丹皮平胆疏肝；广橘红、全瓜蒌、广郁金、法半夏清肺化痰，宽胸降逆；天门冬清肺润燥；蜀漆豁痰利窍；朱砂粉镇心安神。

【加减】内热重、登高奔走者，加生大黄9g，以泄内热。内瘀重者，加巴豆霜0.05g，以泄积瘀。兼小癫者，加生龙骨12g，牡蛎粉15g，潜敛浮阳。躁狂伤人者，以鲜生姜1两，捣汁，兑水两倍，口含，喷其面。姜汁入目，因目精疼痛而狂止，而不伤目。

（二）癫证

癫者阴旺，脉现细濡、稍滞，关寸较大、尺微，舌苔白腻。

【治则】健胃和胃，疏肝平胆，清肺理气，化痰利窍。

【方药】 茯　苓9g　　甘　草6g　　炒杭芍9g　　粉丹皮9g　　制首乌9g

广橘红9g　　炒杏仁9g　　法半夏9g　　广郁金9g　　生龙骨12g

牡蛎粉12g　　炒干姜6g　　草果仁5g　　石菖蒲12g

朱砂粉（晚上睡前1次服）1.5g

水煎温服。

【方解】茯苓、甘草健脾和胃；炒杭芍、粉丹皮、制首乌疏肝平胆；广橘红、炒杏仁、法半夏、广郁金清肺理气，宽胸降逆；生龙骨、牡蛎粉潜敛浮阳；炒干姜温暖中下；草果仁暖中和胃；石菖蒲化痰利窍；朱砂粉镇心安神。

【加减】下寒重者，加制附片9g，温肾以祛寒。惊悸不眠者，加炒枣仁15g，养心安神。上热、舌苔燥腻者，加黄芩炭6~9g，以清相火。大便干结者，加决明子15g，润肠通便。小便不利者，加冬葵子9g，滑窍利尿。兼小狂者，加蜀漆3g，豁痰利窍。

【忌宜】忌食辛辣刺激之品，避免精神刺激。保持心情舒畅，环境宜安静。

【按语】癫狂包括精神分裂症、躁狂抑郁症等精神疾病。

癫者，语无伦次，沉默寡言，又名文痴；狂者，狂言妄语，躁扰不宁，动而多怒，又名武痴。

癫狂之根源，缘于中土湿旺，标见停痰，为惊悸之重症。癫起于惊，狂生于悸。治当燥土祛湿，佐以化痰。湿祛则痰无由生，痰去则神宇泰定，阴阳顺接，脏腑和平，可渐而向愈。

【临床医案】

例1：程某，男，33岁。1984年3月15日初诊。自诉：经常头痛，恐惧，已 3 年。3 年前开始，头昏，头木，恐惧，自认为有人用电视遥控自己，失眠，通宵不睡，无缘无故哭笑，有幻觉，妄想，眼珠上翻。曾在某精神病医院住院，确诊为轻度精神分裂症，至今未愈。脉细濡，稍涩，左关尺、右关寸较大，舌苔白满厚腻。

辨证：中气不运，脾胃不和，肝胆失调，心肾不交。

诊断：癫狂。

治则：健脾疏肝，平胆和胃，理气降逆，蛰火潜阳。

处方：茯苓 12g，炒白术 12g，黄芩炭 9g，炒杭芍 12g，制首乌 30g，广橘红 12g，炒杏仁 9g，法半夏 9g，广郁金 9g，生龙骨 12g，牡蛎粉 12g，炒干姜 6g，砂仁 5g，辛夷花 6g，山萸肉 15g。5 剂，水煎温服。

3 月 20 日二诊：其妻代诉：药后仍恐惧，昨晚欲用刀自杀。脉细濡，紧动，关尺大，舌苔白腻。

上方去法半夏、黄芩炭，加桂枝 9g，炒小茴香 9g，补骨脂 9g。5 剂，水煎温服。

3 月 24 日三诊：仍感头昏，喊叫。脉细弦紧，左关尺、右关寸大，舌苔白腻。

原方加炒枣仁 15g，朱砂粉（睡前 1 次冲服）1.5g。5 剂，水煎温服。

3 月 29 日四诊：仍有恐惧感，自认为有人控制自己，不时欲用刀自杀，头昏。脉细濡，右关寸较大，舌苔白腻。

原方加炒枣仁 15g，朱砂粉（睡前 1 次冲服）1.5g。5 剂，水煎温服。

4 月 3 日五诊：药后神志稍清醒，精神好转，胡言乱语减少，有时头昏。脉细濡，关寸较大，舌苔白腻。

原方加炒枣仁 15g，朱砂粉（睡前 1 次冲服）1.5g。5 剂，水煎温服。

6 月 24 日六诊：其妻来诉：上药服 30 余剂，基本痊愈，已经上班。

4 月 3 日方再进。5 剂，水煎温服。

再未来诊。

例 2：白某，女，24 岁。1979 年 1 月 12 日初诊。其母代诉：1968 年患精神病，经治疗好转。1978 年 12 月 25 日因生气夜间开始哭闹不休，说笑失常，近 1 周加重，经治疗，无明显好转。患者乱动，不配合，无法诊脉察舌。

辨证：中气不运，内脏失调，脾虚肝郁，胆胃上逆，二火不藏。

诊断：癫证。

治则：健脾疏肝，平胆和胃，清肺理气，蛰火潜阳。

处方：茯苓9g，甘草6g，黄芩炭9g，炒杭芍9g，熟地9g，广橘红9g，全瓜蒌9g，法半夏9g，广郁金15g，生龙骨12g，牡蛎粉12g，草蔻仁6g，石菖蒲9g，朱砂粉（睡前1次冲服）2g。3剂，水煎温服。

1月16日二诊：患者未来诊，其母代诉：患者服1剂药后即清醒，2剂药后能下地活动，现已能干轻微家务活。

上方继服，3剂，水煎温服。

1月20日三诊：患者神志已正常，自诉心慌头昏，两手发麻，脚心痒，睡眠差。脉细濡、右稍涩，关寸大，舌苔白腻。

原方去朱砂粉，加丹参9g。3剂，水煎温服。

再未来诊。

例3：高某，男，28岁。1986年6月21日初诊。其父代诉：患精神分裂症5年，经治疗，明显好转，犯病次数减少。近又犯病，失眠，骂人，多怒，大便干。脉濡数，两寸关大，舌苔白厚腻，边尖红。

辨证：内脏失调，肝胆郁滞，君相不藏。

诊断：狂证。

治则：健脾疏肝，和胃平胆，潜降二火。

处方：茯苓9g，泽泻9g，黄芩炭9g，炒杭芍9g，制首乌30g，广橘红9g，炒杏仁9g，法半夏9g，广郁金9g，生龙骨9g，牡蛎粉15g，北沙参12g，砂仁5g，肉苁蓉15g，炮干姜4g，朱砂粉（睡前1次冲服）1g。6剂，水煎温服。

10月14日二诊：药后效不显，加之天气热，仍狂躁不安。在某精神病医院住院3个月，今天出院。自诉：头木不舒，他无明显感觉。脉细濡，左关尺、右关寸大，舌苔白腻。

上方去黄芩炭、肉苁蓉、炮干姜、朱砂粉，增生龙骨为12g，加银柴胡9g，炙米壳3g，补骨脂6g。6剂，水煎温服。

10月22日三诊：药后头木已愈，睡眠好转。骑自行车来诊。脉细濡、稍弦，右关尺大，舌苔白腻。

原方去炒杭芍、肉苁蓉、炮干姜，增生龙骨为12g，加银柴胡9g，炙米壳3g，柏子仁9g，补骨脂9g。10剂，水煎温服。

再未来诊。

例4：侯某，女，15岁。1985年10月21日初诊。其母代诉：患痫证3年余，经常犯病，口吐白沫，昏迷不省人事，甚则叫声如猪如羊，醒后乏困无力。经多方治疗，无显效。形体消瘦，精神较差。脉细濡，关寸大，舌苔白腻。

辨证：中气不运，脾湿肝郁，胆胃上逆，气滞不降。

诊断：痫证。

治则：健脾疏肝，平胆和胃，清上温下，理气化痰。

处方：茯苓9g，泽泻9g，黄芩炭9g，粉丹皮9g，制首乌20g，广橘红9g，炒杏仁9g，法半夏9g，广郁金9g，槟榔片15g，牡蛎粉15g，补骨脂9g，草果仁5g，煨生姜6g。6剂，水煎温服。

11月1日二诊：药后自感尚可。上月29日犯病1次，5分钟即过。脉细濡、弦大而涩，关寸较盛，舌苔白薄腻。

上方去黄芩炭、粉丹皮，加炒杭芍12g，全当归9g，北沙参9g。10剂，水煎温服。

11月17日三诊：未犯病，精神好转。脉细濡，右弦，寸关大，舌苔白腻。

原方去泽泻、黄芩炭、粉丹皮、草果仁，加甘草9g，炒杭芍12g，全当归9g，草蔻仁4g，北沙参12g，柏子仁9g。10剂，水煎温服。

12月9日四诊：1周前犯病1次，较轻微，3分钟即过。

原方去黄芩炭、补骨脂、草果仁，加炒杭芍12g，北沙参12g，砂仁4g，柏子仁9g。10剂，水煎温服。

1986年1月2日五诊：未犯病。脉细濡，右关寸大，稍有牢象，舌苔白腻。

原方去泽泻、粉丹皮、补骨脂、草果仁，加炒白术9g，炒杭芍9g，北沙参12g，砂仁5g，白僵蚕9g。10剂，水煎温服。

1月24日六诊：未犯病，体重增加；精神明显好转。脉细濡、稍弦，两寸关大，舌苔白腻。

原方去泽泻、粉丹皮、补骨脂、草果仁，加炒白术9g，炒杭芍9g，北沙参12g，草蔻仁4g，白僵蚕9g，炒山萸肉12g。10剂，水煎温服。

5月7日七诊：未犯病。脉细濡，关寸较大，舌苔白腻。

原方去泽泻、粉丹皮、补骨脂、草果仁，加炒白术9g，炒杭芍9g，北沙参12g，草蔻仁4g，白僵蚕9g，炒山萸肉12g。10剂，水煎温服。

1987年3月27日八诊：未犯病，面色红润，基本已愈。脉舌同前。

原方去粉丹皮、补骨脂、草果仁，加炒杭芍12g，北沙参12g，草蔻仁4g，白僵蚕9g，炒山萸肉12g。10剂，水煎温服。

再未来诊。

例5：侯某，女，18岁。1987年10月30日初诊。自诉：患痫证1年余，经常犯病。曾在某医院治疗，效不显。两月前经麻瑞亭治疗服药1月余，病情好转。近 1 月来犯病 3 次。脉细濡，两寸大，舌苔白腻。

辨证：中气不运，脾虚肝郁，胆胃上逆，气滞不降。

诊断：痫证。

治则：健脾疏肝，平胆和胃，清上温下，理气化痰。

处方：茯苓 9g，甘草 6g，黄芩炭 9g，炒杭芍 9g，制首乌 30g，广橘红 9g，炒杏仁 9g，法半夏 9g，广郁金 9g，槟榔片 12g，牡蛎粉 15g，制香附 4g，白蔻仁 5g，炙米壳 3g，炮干姜 4g。10 剂，水煎温服。

12 月 4 日二诊：上方服 20 剂，未犯病。脉细濡，右关寸较大，舌苔白腻。

上方去制香附，增槟榔片为 15g，减炙米壳为 2g，加北沙参 15g。10 剂，水煎温服。

1988 年 3 月 10 日来函称：上方服 30 余剂，一直未犯病，纳食、二便、精神均正常。

例 6：曾某，男，21 岁。1986 年 8 月 26 日初诊。自诉：近 3 年来，经常头晕，甚则昏倒，不省人事，右手发麻。在某医院检查，脑功能、血压等均正常，屡经治疗，效不显，仍经常犯病。脉细濡促，关寸大，舌苔白满腻。

辨证：中气不运，胆胃下逆，浊阴不降。

诊断：痫证。

治则：健脾疏肝，平胆和胃，潜敛浮阳。

处方：茯苓 9g，甘草 9g，全当归 9g，黄芩炭 9g，制首乌 20，炒杭芍 12g，广橘红 9g，法半夏 9g，广郁金 9g，槟榔片 15g，牡蛎粉 15g，北沙参 12g，草果仁 5g，煨生姜 6g，炒杏仁 9g。5 剂，水煎温服。

8 月 30 日二诊：药后自感尚可，未犯病。脉细濡，稍弦，关寸大，舌苔白腻。

上方去甘草，增制首乌为 30g，牡蛎粉为 20g，加炒白术 9g，天花粉 15g。5 剂，水煎温服。

12 月 8 日来函称：间断服上方，一直未犯病，无明显不适。

例 7：聂某，男，23 岁。1984 年 1 月 7 日初诊。自诉：头痛伴抽搐，半年余，曾就诊于某医院，未确诊。经治疗，效不显，仍不时头痛、抽搐，纳差口渴。脉细濡弦，关尺大，舌苔白满腻。

辨证：肺热不敛，胆胃上逆，筋脉不柔。

诊断：痫证。

治则：平胆和胃，疏肝清肺，调和营卫。

处方：银柴胡 9g，黄芩炭 9g，炒杭芍 9g，制首乌 20g，天花粉 15g，法半夏 9g，粉葛根 9g，生甘草 9g，鲜生姜 6g，大枣 4 枚。2 剂，水煎温服。

1 月 8 日二诊：药后头痛、抽搐明显减轻，口渴已止，纳食增加。昨晚犯病两次，后来又犯病 1 次，但很轻，仍未大便。脉细濡，关尺较大，舌苔白腻、根稍厚。

上方去大枣，加广橘红 9g，炒杏仁 9g。2 剂，水煎温服。

1 月 11 日三诊：药后症状明显好转，昨晚犯病 1 次，纳食、睡眠均好。脉细濡，右关寸大，舌苔白薄、根厚腻。

原方去粉葛根、大枣，减银柴胡为 7g，天花粉为 12g，甘草为 6g，加茯苓 12g，广橘红 9g，炒杏仁 9g，辛夷花 6g，牡蛎粉 15g，北沙参 15g，砂仁 4g。3 剂，水煎温服。

1 月 17 日四诊：药后病情明显好转。近几天因劳累又加重。脉细濡，关寸较大，舌苔白腻。

原方去银柴胡、天花粉、粉葛根、大枣，减甘草为 6g，加茯苓 12g，广橘红 12g，炒杏仁 9g，辛夷花 6g，牡蛎粉 15g，北沙参 12g，砂仁 4g。3 剂，水煎温服。

4 月 6 日五诊：上方服 30 余剂，头痛、抽搐一直未犯，他无明显不适。脉细濡、关寸大，舌苔白腻。已痊愈。停药。

随访 3 年，未见犯病。

面神经麻痹

面神经麻痹又称面瘫，系因素秉肝气燥盛、外被风邪感袭所致。

【脉证机理】 平人中气健旺，肝木不郁，气血充盈，卫外密固，风邪无由侵入，所以不患面神经麻痹。

素秉肝气燥盛之人，疏泄过旺，汗溺伤津，营郁外发，致使卫外不固。重因劳累或情志不舒，则肝气愈郁。当此之时，若被邪风感袭，则伤卫气而遏营血，闭皮毛而阻脉络，不得汗解以宣泄，内不得入于里，外不得越于表，随其正气偏虚而中之，瘀于颜面或左或右，壅塞不通。患侧经络不用而弛缓，健侧经络畅通反拘急，患侧为健侧所牵引，故而口眼㖞斜，或左或右，麻木不仁，是病面神经麻痹。《金匮要略》所云"贼风不泄，或左或右，邪气反缓，正气即急，正气引邪，㖞僻不遂"即系指此。此症系广义中风之一种，系在经在络，轻而浅者。经络瘀阻，故症见患侧麻木，甚则不仁，或不时抖动，或见头昏闷痛，耳鸣重听。经络弛缓不用，故见患侧目不能瞑，而致流泪羞明，口不能闭，而致涎水自流，难纳水谷。

1. 左侧麻痹

左侧为病系因木燥血瘀，风邪外束，经络瘀阻，故脉现细濡，稍弦、关寸较大，舌苔白腻。

【治则】健脾疏肝，活血化瘀，祛风透表，通经活络。

【方药】茯　苓9g　甘　草6g　炒杭芍9g　全当归9g　桂　枝6g
制首乌15g　威灵仙6～9g　净蝉衣15g　鲜生姜9g
水煎温服。

【方解】茯苓、甘草健脾和中；桂枝、炒杭芍、全当归、制首乌疏肝通经，活血润燥；威灵仙祛风通络；净蝉衣透表祛风；鲜生姜解表和胃。

【加减】患侧无汗、麻木、表不透者，加青浮萍9～12g，通经透表。口眼喎斜重、抖动、麻木、重听者，加白僵蚕9g，通经活络，疏肝息风。冬月天寒、表闭不开者，加鲜葱根（后下）3枚，通阳解表。

2. 右侧麻痹

右侧为病系因金燥气滞，经络瘀阻，故脉现细濡、稍弦，关寸大，舌苔白腻，或白满腻。

【治则】清肺理气，和胃降逆，祛风通络。

【方药】紫苏叶9g　甘　草6g　炒杭芍9g　全当归9g　制首乌15g
广橘红9g　炒杏仁9g　法半夏9g　广郁金9g　双钩藤12g
丹　参15g　北沙参12g　青浮萍12g　净蝉衣15g　鲜生姜9g
水煎温服。

【方解】紫苏叶、甘草理气解表，和胃顺气；炒杭芍、全当归、制首乌濡肝息风；北沙参、广郁金、广橘红、炒杏仁、法半夏清肺理气，和胃降逆；丹参、双钩藤通经活络化瘀；净蝉衣祛风解表；青浮萍通经透表；鲜生姜解表和胃。

【加减】肝木过燥、口眼喎斜重者，加阿胶9g，以助当归、杭芍药、首乌濡肝息风之力。口眼喎斜重、抖动、麻木不仁者，加白僵蚕9g，通经活络以息风。冬月天寒、表闭不开者，加鲜葱根（后下）3枚，通阳解表。

【外治法】

1.麝香如麦粒大，酒研备用。老葱白五茎，绞汁，兑3枚鸡蛋清，调匀备用。先用酒擦洗患侧，继涂麝香，后涂葱白蛋清汁，每晚睡前涂1次。每次涂前，均需热敷患侧，并用温开水将患侧洗净。少洗脸，尤其勿用凉水洗脸。

2. 麝香如麦粒大，酒研备用。活黑鳝数条，备用。先用酒擦洗患侧，再涂麝香，后将黑鳝尾剪掉，其体流血，速将其血涂于患侧。待血停止后，再剪去1寸，又流血，继续涂抹患侧；直剪至肛门，旋剪旋涂，血流尽为止。每晚睡前涂1次。每次涂前，均需用温开水将患侧洗净。

【忌宜】避风，保暖，忌食辣椒及大热之品。

【按语】面神经麻痹即面神经炎，中医学谓之"吊眩风"。本病之成因，内因肝燥，外感风邪。肝主风，肝燥必风动，所以治疗当以濡肝息风为主。荆芥、防风、秦艽等风药偏燥，反悖病机，不宜用；蜈蚣、全蝎、白附子燥烈有毒，更不宜用。用之效也不显，反有燥烈伤肝之弊。

肝燥多因脾湿而致肝郁，肝郁化热而成者，治当健脾利湿以疏肝。上方用云茯苓、甘草即是此意，乃仲景所谓"见肝之病，知肝传脾，当先实脾"者是也。

【临床医案】

例1：高某，男，49岁。1983年6月4日初诊。自诉：右侧面神经麻痹，1月余。4月28日晚突然头痛，呼吸困难。脑电图提示：脑血管张力明显增高，眼底动脉硬化。查血：胆固醇280mg%。自感面部不适，进而右侧面瘫，口向左斜，右眼不能闭，头昏闷。经治疗，无明显好转。脉细濡，较沉涩，关寸大，舌苔白腻。

辨证：脾虚肝郁，肺胃上逆，经络瘀阻。

诊断：右侧面神经麻痹。

治则：健脾疏肝，清降肺胃，通经活络，祛风解表。

处方：茯苓9g，甘草9g，炒杭芍15g，制首乌20g，广橘红9g，炒杏仁9g，法半夏9g，净蝉衣15g，路路通15g，丹参12g，青浮萍9g，草蔻仁5g，鲜生姜6g。5剂，水煎温服。

6月11日二诊：药后右侧面部自感好转，歪斜较前减轻，身体发热，头昏闷，心烦。脉细濡，关寸较大，舌苔白腻。

上方继服。5剂，水煎温服。

7月20日三诊：上方服20剂，面瘫基本痊愈，闭眼、闭嘴、说笑均已正常，仍感头昏闷，心烦，手心发热，乏困无力，出汗，舌燥，多梦。脉细濡，关寸较大，舌苔白腻。

原方继服。5剂，水煎温服。

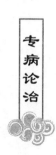

9月8日四诊：面神经麻痹已痊愈。有时胸部不适，头昏。血压：130/88mmHg。脉细濡，关寸较大，偶现代象，舌苔白腻。

原方去净蝉衣、青浮萍，加柏子仁9g，北沙参12g。5剂，水煎温服。

药后诸症均除。

例2：孙某，男，38岁。1977年12月9日初诊。自诉：因劳累汗出，感冒风寒，致使右侧口眼㖞斜，目不能闭，泪水常流，口不能合，涎水自出，咽下困难，颜面右侧麻木，头闷痛，重听，鼻头、舌、人中向左歪。经某医院针灸、西药（不详）治疗1周，无效。脉浮缓，稍滞，关寸大，舌苔白薄。

辨证：中气不运，肺胃上逆，营卫不和，经络瘀阻。

诊断：右侧面神经麻痹。

治则：健脾疏肝，清肺降胃，调和营卫，祛风解表。

处方：紫苏叶9g，甘草6g，炒白芍12g，全当归9g，制首乌15g，广橘红9g，炒杏仁9g，法半夏9g，广郁金9g，双钩藤12g，丹参15g，北沙参12g，青浮萍12g，净蝉衣15g，鲜生姜9g，鲜葱根3枚。5剂，水煎温服。

外治法：麝香如麦粒大，酒研。老葱白五茎，绞汁，以鸡蛋清三枚调匀。先以酒洗患侧，再涂麝香，后涂葱白蛋清汁。每晚睡前涂1次。

嘱配合针灸。

12月14日二诊：药后面瘫明显好转，其他无明显不适。脉细濡，关寸大，舌苔白薄。

上方去鲜葱根。5剂，水煎温服。外治法、针灸继用。

12月20日三诊：药后面瘫基本痊愈，他无明显不适。脉舌同前。

原方去鲜葱根。5剂，水煎温服。外治法、针灸继用。

药尽痊愈，至今未复发。

例3：王某，男，42岁。1969年3月2日初诊。自诉：半月前感冒风寒，致使左侧口眼㖞斜，涎水自流，麻木重听。经针灸、西药（不详）治疗，效不显。脉沉细、较弦，关尺大，舌苔白薄。

辨证：脾湿肝郁，营卫不和，经络瘀阻。

诊断：左侧面神经麻痹。

治则：健脾疏肝，通经活络，调和营卫，祛风解表。

处方：茯苓9g，甘草6g，桂枝6g，全当归9g，炒白芍12g，制首乌15g，威灵仙6g，净蝉衣15g，鲜生姜9g。6剂，水煎温服。

外治法：麝香如麦粒大，酒研；活黄鳝数条。先以酒洗患侧，再涂麝香，后将黄鳝尾剪掉，其体流血，速将其血涂于患侧，旋剪旋涂，直剪至肛门，血流尽为止。每晚睡前涂1次。

3月8日二诊：药后面瘫明显好转，重听已除。脉细濡，关尺大，舌苔白薄。

上方继服。6剂，水煎温服。继用外治法。

3月15日三诊：药后面瘫基本已愈，麻木已除。脉细濡，关寸大，舌苔白薄腻。

原方去桂枝，加法半夏9g。6剂，水煎温服。继用外治法。

药尽痊愈，至今未复发。

例4：闫某，女，39岁。1985年9月18日初诊。自诉：左侧面神经麻痹10余日，经针灸、西药（不详）治疗，效不显。脉细濡，稍弦，关尺大，舌苔白薄腻。

辨证：脾虚肝郁，营卫不和，经络瘀阻。

诊断：左侧面神经麻痹。

治则：健脾疏肝，调和营卫，通经活络，祛风解表。

处方：茯苓9g，甘草6g，炒杭芍9g，制首乌20g，川芎9g，广陈皮9g，炒杏仁9g，丹参15g，青浮萍9g，净蝉衣15g，白僵蚕9g，蒲公英15g，威灵仙6g，煨生姜9g，麝香（吞服）0.2g。3剂，水煎温服。

9月21日二诊：药后面瘫好转。脉舌同前。

上方去麝香。5剂，水煎温服。

9月28日三诊：药后面瘫基本已愈，他无明显不适。脉细濡，关尺略大，舌苔白薄。

原方去麝香、威灵仙，加全当归9g。5剂，水煎温服。

药尽痊愈，至今未复发。

六、血液系统疾病

再生障碍性贫血

再生障碍性贫血系因脾肾虚寒，中气不健，化源不足，肝脾不升，肺胃不降，阳浮于上，阴沉于下，气血生化匮乏所致。

【脉证机理】黄元御曰："血源于肾，统于脾，藏于肝，注于心。气源于胃，藏于肺，纳于肾。肾主骨，骨生髓，髓为血之源。"《灵枢·决气》篇云："上焦开发，宣五谷味，熏肤充身泽毛，若雾露之溉，是谓气……中焦受气取汁，变化而赤，是谓血。"脾为生血之本，胃为化气之源。水土温暖，中气健运，化源充足，生化畅荣，则气血充旺。肝主血，生于肾水而长于脾土，以温暖升发为性。水土温暖，则肝木升发而血不郁。肺主气，以清肃降敛为性，胃气顺降，则肺金降敛而气不逆。木荣而金肃，则脾行其统摄之权，气血循经而不妄行。气血充旺，依经循行，清升浊降，阴平阳秘，所以不病再生障碍性贫血。

诸般劳损而致脾肾虚寒，中气不健，化源不足，气血生化匮乏，脾虚不能统血，血不循经而妄行，症见面色无华，心慌气短，神疲乏力，诸般出血，是病再生障碍性贫血。肝藏魂，心藏神。魂为神之初气，脾肾虚寒，中气不健，不能生长肝木，致使木弱魂虚，无以济神，故症见精神不振，虚乏健忘，纳差运迟。肝藏血而华色，化源不足，气虚血少，故症见面色萎黄无华，口唇浅淡。肝主疏泄，脾肾虚寒，肝木郁陷，疏泄不藏，故症见月经量多，经色浅淡。肝脾郁陷，阴络伤，血溢于内，故便血。肺胃不降，气虚不敛，心阳虚浮，故症见心慌心悸，气短失眠，虚弦盗汗，少气懒言。君相二火虚浮，不能下潜以温癸水，而致肾寒，故症见腰腿酸困无力，腰脊恶风畏寒，稍劳则虚喘自汗，多梦遗精，腰痛耳鸣。胆胃上逆，虚热上浮，故口臭口干，牙龈肿胀。肺虚不敛，虚火刑肺，阳络伤，血溢于外，故鼻衄、肌衄、齿衄。阳浮于外而不归根，故手足烦热。气虚不能行血，血瘀肌肤，故瘀斑青紫。急性再生障碍性贫血多来势凶猛，虚阳上浮，故脉现浮滑、促动、关寸大，舌苔白薄腻，舌质淡，或有瘀斑。慢性再生障碍性贫血气虚血少，故脉现细濡、滑动，关寸大，舌苔薄腻，舌质淡。脉稍现涩象者乃气虽虚而尚能摄血之诊，为佳象。脉滞涩者多系白血病。

【治则】健脾暖肾，滋肝养血，益气和胃，敛肺降逆，益精填髓。

【方药】茯　苓 12g　焦白术 12g　炒赤芍 12g　　生地炭 9g　全当归 12g
广橘红 9g　炒杏仁 9g　法半夏 9g　　炒杜仲 12g　党　参 15g
山萸肉 15g　北沙参 12g　补骨脂 9～12g　砂　仁 6g　白茅根 15g
鹿角胶（烊化）9～12g
水煎温服。

【方解】茯苓、焦白术健脾和胃，以开化源；炒赤芍、生地炭、全当归养血滋肝；北沙参、广橘红、炒杏仁、法半夏清肺理气降逆；炒杜仲、补骨脂补肾壮阳；党参补益气血；砂仁醒脾行瘀；白茅根清肺止血；山萸肉敛肺止汗，补肾潜阳；鹿角胶益精填髓，补血止衄。

【加减】肺热不重、血色素低者，改广橘红为肉桂4~6g，暖肾温经，疏肝荣血。白细胞过低，反复发热者，去党参，加红参9g，益气生津，以退虚热，或以生黄芪60g代之。肺气虚、反复鼻衄或鼻衄不止者，加柏叶炭12g，或加大蓟炭12~15g，清肺敛肺止血。齿衄者，加山榆炭9g，敛肺止血。月经过多者，加棕榈炭12g，炒莲房12g，止血调经。衄血、便血、月经过多均可加田三七粉（分两次冲服）3g，化瘀止血。上热过重者，改炒赤芍为黄芩炭9g，以清相火；但应适可而止，不能久服，以防苦寒败胃而致除中。脉沉、稍弦、精神不振者，加川芎9g，疏肝行血，以济心神。下寒重者，加炒干姜6~9g，温暖中下。失眠梦多者，加炒枣仁15g，敛神魂以安眠。遗精者，加生龙骨12g，牡蛎粉12g，敛精藏神以止遗。心慌心悸者，加柏子仁9g，养心安神止悸。血小板过低、腰痛、心烦、气馁者，加枸杞9~12g，滋肾柔肝。纳食不消者，加鸡内金9~12g，健脾以助运化。心烦心悸、面色苍白者，加煅磁石9~12g，补肾纳气，镇肝潜阳。瘀血瘀斑者，去白茅根，加青浮萍9g，化瘀通络消斑。肾虚脉浮，上有虚热，舌燥口干，或鼻衄者，加刺海参30g（炖烂，分3次服，每周1次），补肾填髓，滋补精血。阳虚畏寒、神疲乏力者，加血鹿茸（研极细粉，分两次冲服）0.3g，崇阳温肾，以济神魂。肾虚精冷者，加大海马（研极细粉，分两次冲服）1g，补肾壮阳，以暖精血。白细胞过低，阳虚卫外不固，易于感冒，甚至高烧者，不可发汗退热（夺血者勿汗），酌加柴胡、连翘、浮萍，清调营卫以退热。若高烧仍不退者，配以输血、输液等疗法，以救危急。熟地、阿胶、首乌、苁蓉、巴戟天等滋补之品可相机加减而用之。辛散、破气、伤中、寒凉之品，系慎用或禁用之列，用必伤正，贻患无穷。

【丸药】海鹿丸

主治：再生障碍性贫血。

功能：健脾暖肾，滋肝养血，补气和胃，益精填髓。

组成：刺海参100g，大海马15g，焦白术10g，血鹿茸（洗净、蒸熟、晒干）5g，茯苓20g，炒赤芍20g，全当归20g，川芎10g，肉桂5g，炒杏仁10g，炒杜仲30g，法半夏10g，大野党30g，红参20g，北沙参30g，补骨脂20g，鹿角胶20g，紫蔻仁10g，鸡内金10g，怀山药20g，生地炭20g，山萸肉30g，生黄芪50g，枸杞20g。

制法：上24味，研细粉，炼蜜500g为丸，每丸重9g。

服法：早、晚各服两丸，温开水送服。

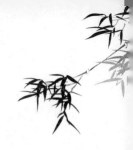

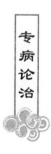

【附方】 生血散

主治：再生障碍性贫血，缺铁性贫血。

功能：温中暖下，补肾生血。

组成：小茴香120g，黑矾60g。

制法：共炒至微黑色，晾透，研细末。

服法：日服2g，分两次冲服。

说明：黑矾生用有毒，伤脾胃。炒可去其毒，故须炒用。

【忌宜】 忌生冷、黏腻难化之品，忌烟酒，忌食母猪肉、无鳞鱼、宿根菜、天鹅肉、荞面；宜食营养丰富、易于消化之品，以食骨髓油炒面、鸡、鱼、肉、蛋、海参等富含高蛋白之食品为宜；忌房劳，不宜重劳；严重者需卧床休息。

【按语】 再生障碍性贫血多系化学的、物理的、生物的、严重及经久不愈的疾病等因素内伤脏腑，致使内脏虚损，气血生化匮乏所致，分急性、慢性两种。其属于中医学的"血虚劳损"范畴。纵观《内经》、《难经》、《伤寒论》、《金匮要略》及后世诸医哲之有关论述，并验之临床，本病的治疗原则以滋补气血为主，兼以健脾和胃，调理脏腑气机。俾使中气运转，则紊乱之脏腑气机渐复其升降之常，化源开而气血渐旺而趋向愈。

急性再生障碍性贫血脉现浮滑而促动，血象过低，出血不止，来势多凶猛，病变迅速，易于感染，甚则因感染而致高烧不退，个别患者症见头痛如裂。此多系阳浮于上，治疗以清上敛肺为主，配合输血、输液，争取治疗之回旋余地。输血为本病的有效疗法之一。急性再生障碍性贫血失血多而致贫血严重者及慢性再生障碍性贫血血色素低于5g%，红细胞低于150万/mm^{3}者应立即输血，续其元气，以解燃眉之急。

慢性再生障碍性贫血来势较缓，脉多现细濡之象。贫血不严重者在治疗上有回旋余地，可暂不输血，及时地以药物治疗。合理输血可促使造血机能的恢复，但不可滥用。当输者应立即输血；可输可不输者尽量不输；不当输者绝对不输，以免形成对输血的依赖性，而不利于自身造血机能的恢复；必须输血者亦应使输血间隔逐渐延长，以至脱离输血为止。本病以输新鲜全血最为理想。

临床证实，党参能促进红细胞再生，但抑制白细胞再生；沙参能促进白细胞再生；黄芪能促进红细胞再生，不抑制白细胞再生；人参既能促进红细胞再生，也能促进白细胞再生。因之，白细胞过低、抵抗力极弱、极易感染发热者，用人参或黄芪代替党参，既可去党参之弊，以固表卫，又可补气生血，一举两得。阿胶、鹿角胶、浮萍均能促进血小板再生。阿胶、鹿角胶长于止血，故出血者必用之。浮萍化瘀通络，功擅消斑，故出现瘀血斑者必用之。

验之临床，再生障碍性贫血因服用氯霉素等药物而诱发者占相当的比例。因此，医者在临床中对氯霉素等药物之应用应持慎重态度，不可滥用。

【临床医案】

例1：杨某，男，36岁。1974年2月18日初诊。自诉：患再生障碍性贫血3个月。头昏耳鸣，心慌气短，乏困无力，经常鼻衄，牙龈出血，午后发热，体温稍高。1973年11月，自觉全身乏力。1974年1月6日，因牙龈出血不止，精神萎靡，心悸气短，住某医院治疗，确诊为再生障碍性贫血。经输血、中西药治疗无效。

诊查：血虚貌，神志清，精神差，未见出血点及瘀斑。体温38.9℃～39.2℃。查血：血色素2.2%，网织红细胞0.5%，红细胞112/mm³，白细胞4500/mm³，中性42%，淋巴58%，血小板5.4万/mm³。脉细濡，稍革，滑动，关寸大，舌苔白涩腻。

辨证：中气虚败，肝脾不升，肺胃不降，上热下寒，精血不藏。

诊断：再生障碍性贫血。

治则：健脾疏肝，清肺和胃，温肾潜阳，滋益精血。

处方：茯苓9g，炒白术9g，炒杭芍15g，肉桂6g，生地炭30g，全当归12g，炒杏仁9g，山萸肉15g，法半夏9g，覆盆子15g，阿胶（烊化）9g，煅磁石12g，柏叶炭12g，北沙参12g，制附片9g，炒干姜9g，红参（另煎）9g，三七粉（分两次冲服）3g。5剂，开水煎服。

收住院。

3月29日：服药30剂后，精神好转，食纳增加，体温正常，可下床活动。脉细濡，稍数，关寸较大，舌苔白，根腻。

2月18日方改炒杭芍为炒赤芍15g，去柏叶炭、煅磁石、制附片，减红参为6g。5剂，水煎温服。

11月27日：8个月来，患者病情日渐好转，精神佳，食纳增，两腿已有力，身上时有出血点，牙龈时出血。

据脉证，曾先后在原方中加党参、广陈皮、女贞子、枸杞子、桂圆肉、炒白及、炒杜仲、补骨脂、柏子仁、炙米壳、棕榈炭等药，输血5次，共1000ml。

12月26日：无明显不适。查血：血色素7.9%，网织细胞1.2%，红细胞401万/mm³，白细胞7700万/mm³，血小板6.5万/mm³。脉细濡、稍紧，关寸略大，舌苔白薄腻。

患者自 1974 年 2 月 18 日入院，住院 11 个月，自觉症状消失，血常规基本正常，12 月 29 日基本痊愈出院。

1982 年 4 月 19 日诊：患者自诉：近七八年来，饮食正常，精神好，能胜任工作。每年春节后，自感身困乏力，牙龈少量出血，稍事休息，即恢复正常。未服药。查血：红细胞 550 万/mm³，血红蛋白 13.5%，网织红细胞 0.8%，血小板 8.6 万/mm³，白细胞 10800 万/mm³，淋巴 37%，单核 3%。脉细濡，右关寸较大，舌苔白，根腻。

处方：茯苓 9g，炒白术 9g，炒赤芍 9g，生地炭 9g，粉丹皮 9g，广橘红 9g，炒杏仁 9g，炒杜仲 12g，法半夏 9g，党参 15g，北沙参 12g，广木香 5g，泽兰 15g，草蔻仁 5g，鹿角胶（烊化）9g。10 剂，带回原籍服用。

随访至 2001 年，体健如常人。

例 2：李某，男，28 岁。1957 年 2 月 22 日初诊。自诉：患"再生障碍性贫血"近 4 年，先后经三所医院确诊。至 1957 年 2 月，共住院 3 年零 8 个月，输血 18000ml，不见好转，现每半月仍需输血 200ml 维持。

诊查：乏困无力，头昏失眠，心慌气短，鼻衄，齿衄，面色㿠白，精神萎靡，全身紫斑，牙龈黑，动即出血。脉细濡、滑数，两关寸大，舌质绛，舌苔白腻。查血：白细胞 4000/mm³，中性 40%，淋巴 60%，红细胞 250 万/mm³，血红蛋白 5.0%，血小板 3 万/mm³。

辨证：中气虚败，肝脾不升，肺胃不降，上热下寒，精血不藏。

诊断：再生障碍性贫血。

治则：健脾疏肝，清降肺胃，温肾潜阳，滋益精血。

处方：茯苓 15g，焦白术 15g，炒杭芍 15g，全当归 10g，川芎 9g，肉桂 6g，炒杏仁 9g，法半夏 9g，炒杜仲 15g，党参 30g，生黄芪 30g，怀山药 30g，山萸肉 30g，阿胶（烊化）12g，北沙参 12g，补骨脂 12g，煅磁石 9g，制附片 6g。5 剂，开水煎服。

收住院。

上方随证加甘草、红参、三七粉、海马、鹿角胶、广橘红、枸杞等药，连续服用 7 个月，输血 800ml，临床症状消失。查血：白细胞 8000 万/mm³，红细胞 400 万/mm³，血小板 8 万/mm³，血红蛋白 12%。基本痊愈出院，并胜任工作。给服海鹿丸，巩固疗效以善后。

两年后复查：血小板 15 万/mm³，其他各项均正常。后结婚，生两子一女，均体健。

随访至 1980 年，未复发，并能胜任日常工作。

例 3：刘某，男，13 岁。1979 年 3 月 6 日初诊。自诉：1978 年 12 月面色开始发黄，1979 年 1 月 12 日因鼻衄不止，在某医院输血 200ml，未确诊。后经某医院确诊为再生障碍性贫血，住院治疗。输血 800ml，内服中西药，病情无明显好转。查血常规：血色素 4.0%，红细胞 116 万/mm^3，白细胞 3800 万/mm^3，中性 52%，淋巴 48%，血小板 3.1 万/mm^3。脉细濡、稍动，关寸较大，舌苔白腻。

辨证：脾肾虚寒，肺胃虚逆，精血亏损。

诊断：再生障碍性贫血。

治则：健脾和胃，清肺降逆，温暖中下。

处方：茯苓 9g，焦白术 9g，炒赤芍 12g，全当归 12g，川芎 9g，广陈皮 9g，炒杏仁 9g，法半夏 9g，炒杜仲 9g，党参 15g，草蔻仁 6g，北沙参 12g，石菖蒲 9g，柏叶炭 12g，炒干姜 9g，阿胶（烊化）9g。5 剂，水煎温服。

3 月 15 日二诊：药后自感精神好转，困乏减轻，唯多汗，日进食 5~6 两，鸡蛋 5 个，二便调，血象较前好转。脉细濡，关寸较大，舌苔白腻。

上方加山萸肉 9g。5 剂，水煎温服。

3 月 27 日三诊：其兄代诉：患者感冒 5 天，初体温 38.5℃~39.1℃，现体温已正常。23 日、24 日鼻衄，出血量较多。3 月 25 日输血 200ml，3 月 26 日又鼻衄 1 次，约半小时，量较多。近 3 天未大便，精神、食纳可。3 月 18 日查血常规：血色素 5.0%，红细胞 242 万/mm^3，白细胞 4000 万/mm^3，中性 58%，淋巴 42%，血小板 3 万/mm^3，网状红细胞 0.5%。

原方去炒干姜，加山萸肉 15g。3 剂，水煎温服。

4 月 5 日四诊：自感无明显不适，仅易出汗。近日面部及头部毛囊感染。3 月 29 日查血：血色素 4.8%，红细胞 239 万/mm^3，白细胞 4980 万/mm^3，中性 54%，淋巴 44%，大单核 2%，血小板 4 万/mm^3。脉细濡，关寸较大，舌苔白腻。

原方减炒干姜为 3g，加山萸肉 15g。6 剂，水煎温服。

4 月 16 日五诊：胸部、臀部出现散在小出血点，无不适感，精神、食纳均佳，二便调。4 月 9 日查血常规：血色素 7.4%，白细胞 7500 万/mm^3，中性 64%，淋巴 34%，单核 2%，血小板 6 万/mm^3。今天查血：血色素 6.0%，红细胞 250 万/mm^3，白细胞 5850 万/mm^3，血小板 5.4 万/mm^3。脉细濡，关寸略大，舌苔白薄腻。

原方减炒干姜为 6g，加山萸肉 15g。6 剂，水煎温服。

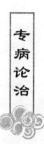

4月23日六诊：自感精神较前明显好转，食纳佳，无明显不适。查血常规：血色素6.0%，红细胞312万/mm³，白细胞6800万/mm³，血小板7.8万/mm³。脉细濡，关寸较大，舌苔白薄腻。

原方减炒干姜为6g，加山萸肉15g。6剂，水煎温服。

5月3日七诊：精神好，纳可，感冒两天，鼻塞，流清涕，腹泻，日2~3次。查血常规：血色素5.4%，红细胞300万/mm³，白细胞7200万/mm³，血小板6.5万/mm³。脉细濡，关寸较大，舌苔白薄。

原方加山萸肉15g。6剂，水煎温服。

5月14日八诊：感冒已愈，无任何不适。查血常规：血色素7.0%，白细胞6100万/mm³，血小板7.1万/mm³。

原方加山萸肉15g。6剂，水煎温服。

6月27日九诊：无不适感，脉细濡，关寸较大，舌苔白薄。

原方加山萸肉15g，制首乌15g。20剂，水煎温服。

9月13日十诊：查血常规：血色素7.1%，白细胞6250万/mm³，血小板9.1万/mm³。脉细濡，关寸较大，舌苔白薄。

原方去柏叶炭，加山萸肉15g，制首乌15g，补骨脂6g。10剂，水煎温服。再未来诊。

例4：齐某，女，20岁。1979年12月3日初诊。自诉：头昏、乏困、眼花6年。多家医院诊为增生性骨髓象、再生障碍性贫血恢复期。经治疗，效不显，现仍感乏困无力，头昏，经常鼻衄。查血常规：血色素5.0%，红细胞270万/mm³，白细胞10900万/mm³，中性56%，淋巴44%，血小板6.4万/mm³。脉细濡、稍涩、关寸大，舌苔白腻。

辨证：中气不运，肺胃虚逆，脾肾虚寒。

诊断：再生障碍性贫血（恢复期）。

治则：健脾疏肝，清降肺胃，温暖中下。

处方：茯苓9g，甘草6g，炒赤芍12g，生地炭12g，全当归9g，广橘红9g，法半夏9g，党参15g，柏叶炭15g，山萸肉15g，草蔻仁9g，棕榈炭12g，炒干姜5g，阿胶（烊化）9g。5剂，水煎温服。

12月10日二诊：头痛头昏，下午腿肿胀，夜间咳嗽甚。查血常规：血色素6.0%，红细胞142万/mm³，白细胞11400万/mm³，中性54%，淋巴46%，血小板10.5万/mm³。脉细濡，关寸较大，舌苔白腻。

上方加骨碎补12g。5剂，水煎温服。

12月17日三诊：咳嗽较重，下午腿肿胀。查血常规：血色素7.0%，红细胞352万/mm³，白细胞9200万/mm³，中性38%，淋巴61%，单核1%，血小板9.1万/mm³。脉细濡，关寸较大，舌苔白薄腻。

原方加骨碎补15g。15剂，水煎温服。

1980年1月9日四诊：近两三天头痛，腿乏困，膝关节痛，目涩，精神好转。查血常规：血色素6.0%，红细胞304万/mm³，白细胞7400万/mm³，中性71%，淋巴28%，血小板7.1万/mm³。脉细濡，关寸较大，舌苔白腻。

原方加骨碎补15g，小蓟炭12g，改阿胶为鹿角胶（烊化）9g。3剂，水煎温服。

7月5日来函称：近日流鼻血，乏力，嗜睡。6月30日查血：血色素7.0%，白细胞5800万/mm³，中性50%，淋巴45%，血小板7.0万/mm³。

原前方改阿胶为鹿角胶（烊化）9g，加小蓟炭12g，三七粉（分两次冲服）1g。10剂，水煎温服。

1982年12月9日五诊：鼻衄、乏困、眼花1月余。妊娠6个月。查血常规：血色素6.0%，红细胞203万/mm³，白细胞7200万/mm³，中性62%，淋巴36%，血小板6.8万/mm³。脉细濡、稍累，关寸较大，舌苔白腻。

原方加焦鸡内金12g。5剂，水煎温服。

婴儿足月顺产。其后仍间断服上方加减。1984年痊愈，至今未复发。

例5：刘某，女，7岁。1980年2月7日初诊。其父代诉：患儿于1979年3月初，因预防"流脑"，服周效磺胺，每日1片。服两次后，发烧，面部出红疹子。3月13日赴某医院求治，经骨髓穿刺，确诊为再生障碍性贫血。住院治疗半年，输血5～6次，每次200ml，内服激素等西药好转，10月初出院。现一般情况可，精神食纳好，无明显不适，胸背、四肢无出血现象，面部出小血点。查血常规：血色素5.6%，红细胞280万/mm³，白细胞5400万/mm³，中性46%，淋巴54%，血小板5.0万/mm³。脉细濡，关寸较大，舌白苔腻。

辨证：脾肾虚寒，肺气不敛。

诊断：再生障碍性贫血。

治则：健脾疏肝，温肾潜阳，滋益精血。

处方：茯苓9g，炒白术9g，炒赤芍9g，全当归9g，熟地9g，肉桂4g，炒杏仁9g，炒杜仲9g，法半夏6g，党参15g，北沙参9g，补骨脂6g，石菖蒲9g，草蔻仁4g，炒干姜5g，鹿角胶（烊化）9g。5剂，水煎温服。

3月7日二诊：上方服10剂，面部出血点减少，精神食纳好，不头昏，无明显不适。3月1日查血常规：血色素7.5%，红细胞206万/mm³，白细胞4280万/mm³，中性59%，淋巴39%，血小板4.0万/mm³。脉细濡，关寸较大，舌苔白腻。

上方加红人参（另煎）6g。5剂，水煎温服。

3月14日三诊：出血点较前减少，精神、食纳均好。查血常规：血色素4.8%，红细胞220万/mm³。白细胞4800万/mm³，中性44%，淋巴56%，血小板3.6万/mm³。脉细濡，稍促动，关寸较大，舌苔白腻。

原方加红参（另煎）6g，女贞子9g，青浮萍6g，海马（分两次冲服）1.5g。3剂，水煎温服。

3月21日四诊：无明显不适，面部针尖大出血点较前增多，精神可，不思食。查血常规：血色素5.7%，红细胞200万/mm³，白细胞3100万/mm³，中性34%，淋巴65%，血小板7.5万/mm³。脉沉细濡，关寸较大，舌苔白腻。

原方改菖蒲为青浮萍9g，加女贞子9g。3剂，水煎温服。

3月28日五诊：有时脐周痛，食纳可，睡眠时出汗，皮肤有小出血点。查血常规：血色素6.6%，红细胞164万/mm³，白细胞2650万/mm³，中性40%，淋巴60%，血小板4.6万/mm³。脉细濡，关寸略大，舌苔白薄腻。

原方增补骨脂为8g，加红参（另煎）6g，青浮萍6g。3剂，水煎温服。

4月10日六诊：皮肤有小出血点，余无不适。查血常规：血色素5.7%，红细胞200万/mm³，白细胞2400万/mm³，血小板4.0万/mm³。脉沉细濡、稍紧，关寸略大，舌苔白薄腻。

原方加红参（另煎）6g，青浮萍6g，骨碎补9g。6剂，水煎温服。

4月24日七诊：药后明显好转，现仅右眼睑上有出血点一个。查血常规：血色素6.3%，红细胞178万/mm³，白细胞3100万/mm³，淋巴51%，中性49%，血小板2.7万/mm³。脉沉细濡，右关寸较大，舌苔白腻。

原方化裁：茯苓9g，炒白术9g，炒赤芍9g，生地炭9g，全当归9g，肉桂5g，炒杏仁9g，炒杜仲9g，法半夏6g，党参15g，北沙参9g，柏子仁9g，红参（另煎）6g，鹿角胶（烊化）9g，草蔻仁6g，炒干姜7g。6剂，水煎温服。

再未来诊。

例6：王某，男，26岁。1976年3月12日初诊。自诉：乏困无力半月余，怕冷，头晕，心慌，纳差，反胃。昨天下午鼻衄1次，小便正常，近两日腹泻，每日3~4次。曾有农药中毒病史。某医院诊断为巨细胞性贫血合并感染，经治疗，效不佳。查血：血色素4.2%，红细胞150万/mm³，白细胞5050万/mm³，血小板 8 万/mm³。脉沉细濡紧，不匀，关寸略大，舌苔白薄。

辨证：脾虚肝郁，肺胃上逆，气血亏损。

诊断：巨细胞性贫血。

治则：健脾疏肝，清降肺胃，气血双补。

处方：茯苓 12g，炒白术 9g，炒赤芍 9g，生地炭 9g，全当归 12g，肉桂 6g，炒杏仁 9g，法半夏 9g，党参 15g，生黄芪 30g，北沙参 9g，补骨脂 9g，砂仁 9g，炒干姜 6g，柏叶炭 15g，阿胶（烊化）9g。5 剂，水煎温服。

3 月 23 日二诊：药后病情好转。查血：血色素 6.5%，红细胞 310 万/mm³，白细胞 6300 万/mm³，血小板 10 万/mm³。脉细濡沉，右稍动，舌苔白薄。

上方再进。9 剂，水煎温服。

再未来诊。

例 7：张某，男，45 岁。1978 年 10 月 23 日初诊。自诉：胸闷胀，腹胀，咳痰不利，纳差，时腹泻，心烦，半年余。曾做上消化道钡透，未见异常。查肝功：正常，总蛋白低，白蛋白 3g，球蛋白 1g，胆固醇正常。查血：血色素 6.6%，血小板 6 万/mm³，血沉 27mm/h。某医院诊断为巨细胞性贫血、结肠慢性炎症。现仍心烦，腹泻，腹胀，胸闷胀不适。心肺（－）。脉细濡，两关大，稍数，舌白腻。

辨证：中气不运，胆胃上逆，肝脾下陷。

诊断：巨细胞性贫血，飧泻。

治则：健脾疏肝，平胆和胃，理气降逆。

处方：茯苓 9g，泽泻 9g，炒杭芍 9g，粉丹皮 9g，制首乌 9g，炒枳壳 9g，炒杏仁 9g，法半夏 9g，广郁金 9g，天台乌 9g，草蔻仁 3g，乌贼骨 9g，石菖蒲 9g，煨生姜 9g。3 剂，水煎温服。

10 月 30 日二诊：药后心烦已除。脉细濡，关寸大，舌苔白薄。

上方加炙米壳 6g。3 剂，水煎温服。

11 月 9 日三诊：药后纳食增加，仍口干，腹泻，打呃儿。脉细濡、稍革，关寸大、紧动，舌苔白腻。

原方去首乌，加熟地 9g，炙米壳 6g，桂枝 6g。3 剂，水煎温服。

11 月 30 日四诊：一直服上药，明显好转，面色转红，体重增加 10 余斤，饮食大增。晨起仍打呃儿，食后即止，仍感胃脘隐隐胀痛，下午双下肢发胀，压之有凹陷，大便调，夜尿较多，口干，听力差。脉细濡，关寸较大，舌苔白腻。

11月9日方继服5剂，水煎温服。

12月7日五诊：下午稍感腹胀，打呃儿，下肢发胀，口干已除，夜尿仍多。近3天来又感胸闷痛，夜间咳嗽，无痰。脉细濡，关尺稍大，舌苔白腻。

11月9日方再进，5剂，水煎温服。

12月15日六诊：下午腹稍胀，腿肿，偶打呃儿，有时胸痛，微咳。脉细濡，右稍弦，右关寸较大，舌苔白腻。

原方加炙米壳6g，北沙参9g。3剂，水煎温服。

12月18日七诊：胸部稍闷痛，下午腿肿。近两天自感心烦，睡眠欠佳。脉细濡，关寸略大，舌苔白灰腻。

原方加炙米壳6g，北沙参9g。3剂，水煎温服。

3月2日八诊：一直服上方，1周前查血，已基本正常，无明显不适。脉细濡，关寸略大，舌苔白薄。

原方加炙米壳6g，北沙参9g。5剂，水煎温服。

再未来诊。

例8：陈某，女，26岁。1986年2月19日初诊。自诉：患缺铁性贫血4年余，经中西医治疗，有所好转。现血象仍较低，乏困无力，大便稀。脉细濡、稍缓，关寸略大，舌苔白薄腻。

辨证：脾虚肾寒，肝气下陷，疏泄不藏。

诊断：缺铁性贫血，腹泻。

治则：健脾温肾，疏肝升陷，涩肠止泻。

处方：茯苓9g，泽泻9g，炒赤芍12g，粉丹皮9g，肉桂5g，党参20g，赤石脂12g，北沙参9g，砂仁6g，煨肉蔻3g，炒干姜6g，补骨脂9g，全当归9g，炙米壳4g。5剂，水煎温服。

2月28日二诊：药后病情好转，贫血减轻，大便亦好转，下腹隐痛。脉细濡，关寸较大，舌苔白腻。

上方去炒赤芍、北沙参，增赤石脂为15g，炒干姜为9g，加炒杭芍9g。5剂，水煎温服。

4月28日三诊：上方服26剂，腹泻已愈，贫血好转。脉细濡，关寸大，舌苔白薄。

原方加法半夏9g，阿胶（烊化）9g。5剂，水煎温服。

8月6日四诊：上方服50余剂，血象已正常，无其他明显不适。脉舌同前。

4月28日方再进，5剂，水煎温服。

再未来诊。

例9：韩某，女，46岁。1980年4月5日初诊。自诉：头昏、全身肌肉颤动1个月。1976年患细菌性痢疾，服合霉素3天后，全身出现红色疹子并发烧。查血：白细胞3700万/mm³，某医院诊断为合霉素过敏。服中药数月，白细胞上升到5000万/mm³左右，后因地震等原因中断治疗。近1个月以来，自感头昏，全身肌肉不停地颤动。3月27日查血：血色素13%，白细胞3400万/mm³，红细胞370万/mm³，中性54%，淋巴44%，血小板9万/mm³。脉细濡，关寸较大、沉涩，舌苔白腻。现查血：血色素14%，白细胞3200万/mm³，中性53%，淋巴45%，血小板12万/mm³。

辨证：脾虚肝郁，肺胃不降，内脏失调。

诊断：白细胞减少症。

治则：健脾疏肝，和中调郁，清肺益气。

处方：云茯苓9g，炒白术9g，炒苍术9g，炒杭芍9g，制首乌12g，广橘红9g，炒杏仁9g，法半夏9g，广郁金9g，石菖蒲9g，北沙参15g，柏子仁9g，草蔻仁6g。3剂，水煎温服。

4月8日二诊：多梦、耳鸣、头昏、肌肉颤动稍有好转。脉细濡，关寸较大，舌苔白腻。

上方加炙米壳3g。5剂，水煎温服。

4月12日三诊：头昏，全身颤动，舌麻痛。脉细濡，关寸较大，舌苔白腻。

原方加丹参15g。5剂，水煎温服。

4月17日四诊：头昏减轻，全身仍颤动，舌尖疼痛。查血：血色素11.7%，白细胞5200万/mm³，中性62%，淋巴35%，血小板15万/mm³。脉细濡，关寸较大，舌苔白腻。

原方加丹参15g。5剂，水煎温服。

4月22日五诊：头昏减轻，仍全身颤动，腿麻，舌尖疼痛。脉细濡，关寸较大，舌苔白腻。

原方加丹参15g，炒枣仁15g。5剂，水煎温服。

4月26日六诊：近两天感冒，头痛，睡眠差，多梦，身颤、腿麻有所减轻。脉细濡、沉，关寸较大，舌苔白腻。

原方去制首乌，加生地炭12g，丹参9g，炒枣仁15g。5剂，水煎温服。

5月3日七诊：全身无力好转，仍易感冒，头痛，多梦。脉细濡，关寸较大，舌苔白腻。

原方去制首乌，加生地炭 12g，丹参 9g，炒枣仁 15g。5 剂，水煎温服。

5 月 8 日八诊：药后乏力好转，仍头晕眼花，视见黑圈。有胃下垂病史，消化欠佳。查血：白细胞 4300 万/mm³。脉细濡、稍弱，关寸较大，舌苔白腻。

原方改制首乌为全当归 9g，加丹参 12g，炒枣仁 15g。5 剂，水煎温服。

5 月 13 日九诊：药后睡眠好转，易出汗。脉细濡，关寸大，舌苔白腻。

原方改制首乌为生地炭 12g，加丹参 12g，炒枣仁 15g。5 剂，水煎温服。

5 月 22 日十诊：18 日、19 日发烧两天，现烧已退，乏力，腿软，多汗。查血：血色素 11.2%，白细胞 4100 万/mm³，中性 62%，淋巴 35%，网织红细胞 3%，血小板 11 万/mm³。脉细濡，关寸较大，舌苔白腻。

原方改制首乌为大熟地 9g，加白茅根 15g。5 剂，水煎温服。

再未来诊。

例 10：马某，男，4 岁。1980 年 4 月 28 日初诊。其父代诉：患儿曾有外伤出血不止病史，外感后全身出现瘀斑、血肿已年余，某医院诊断为血友病。现一般情况尚可，今晨感右下肢疼痛，即出现紫斑并肿胀。脉细濡，关寸略大，舌苔白薄腻。

辨证：脾虚肝郁，肺气不敛，气血亏损。

诊断：血友病。

治则：健脾疏肝，清肺降逆，温下止血。

处方：茯苓 9g，甘草 6g，炒杭芍 7g，粉丹皮 7g，全当归 7g，广橘红 7g，炒杏仁 9g，法半夏 7g，棕榈炭 9g，草蔻仁 3g，柏叶炭 7g，炮姜炭 5g，小蓟花 5 个（为引）。5 剂，水煎温服。

5 月 3 日二诊：药后瘀斑减少，两踝关节处浮肿好转，纳差。脉细濡，关寸较大，舌苔淡白腻。

上方加丹参 9g，青浮萍 6g。5 剂，水煎温服。

5 月 10 日三诊：药后好转，腿上出小片紫斑，受凉后腿不能动。脉细濡，关寸略大，舌苔厚腻。

原方加青浮萍 9g，丹参 9g，小蓟炭 9g，去柏叶炭。5 剂，水煎温服。

5 月 20 日四诊：紫斑比前减少，食纳差，腹胀，矢气多。近日未出血，四肢仍见大小不均片状青黑紫斑。脉沉细濡，关寸较大，舌苔白腻。

原方加青浮萍 9g，炙米壳 3g，小蓟炭 9g。5 剂，水煎温服。

5 月 27 日五诊：前两天流鼻血两次，近来纳食较前好转，腹不胀，二便无异常，仍左腿痛，左下肢可见片状青瘀斑，浮肿不明显。脉细濡，关寸略大，

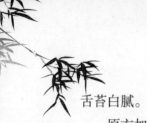

舌苔白腻。

原方加青浮萍9g，炙米壳3g，小蓟炭9g。5剂，水煎温服。

7月19日六诊：其母来函称：上方连服30剂，仍出少量紫斑，腿痛已愈。继服5月27日方。15剂，水煎温服。

再未来诊。

血小板减少性紫癜

血小板减少性紫癜多因脾虚胃逆，肺不降敛，表卫不固，脾失统摄之权，营血外溢，血不归经所致。

【脉证机理】气统于肺，血藏于肝，而均源于中焦脾胃。中气健旺，则肝脾温升而营血不郁，肺胃清降而卫气敛固，表阳内交于里阴，里阴外济于表阳，营卫调和，气血畅遂，营行于内，卫固于外，气血循经，而不外溢，所以不病血小板减少性紫癜。

由于饮食不调，劳倦过度，或因外感发斑，久而不愈，致使肝脾郁陷而不升。肺胃虚逆而不降，表里不和，营卫失调，表阳不能内交于里阴，营血溢于肌表，而作紫斑。里阴不能外济于表阳，营血溢于经络脏腑，而作鼻衄、齿衄、便血、尿血、月经过多，是病血小板减少性紫癜。

营郁较轻、卫气微滞者，见斑色浅红，斑点稀疏，浮现于肌表。营郁较重、卫气滞重者，见斑色青紫不鲜，致密成片。营卫俱虚而郁滞者，则见斑色暗淡，隐于皮里。肺胃虚逆而不降，胆无降路而上逆，故症见鼻衄、齿衄，食不甘味，神疲懒言，虚乏多汗。脾虚血弱，无以养心，故症见心悸气短，头晕目眩。血虚无以华色，故症见面色㿠白，唇甲无华。肝脾郁滞，脾失统摄，疏泄不藏，故症见便血，月经过多，或见尿血。脾湿肾寒，心肾不交，故症见多梦易惊。阳不内交于阴、偏于发斑、衄血者，脉现细濡，稍浮紧，关寸大；阴不外济于阳、偏于便血溺血、月经过多者，脉现细濡，稍弦，右关尺、左关寸大；气血俱虚者，脉现细濡，较弱，两关偏寸较大，舌苔白腻，舌质偏紫。

【治则】健脾疏肝，和胃平胆，清肺降逆，理气行瘀。

【方药】茯　苓9g　　甘　草9g　　炒杭芍9g　　粉丹皮9g　　熟　地9g
广橘红9g　　炒杏仁9g　　法半夏9g　　炒杜仲12g　　青浮萍9～12g
丹　参12g　　北沙参9g　　白蔻仁6g　　阿　胶(烊化)9g
水煎温服。

【方解】茯苓、甘草健脾和中；炒杭芍、粉丹皮、熟地养血疏肝，兼以平胆；广橘红、炒杏仁、法半夏清肺和胃；青浮萍、丹参通经活络，化瘀消斑；炒杜仲温阳补肾，暖下止血；北沙参清肺理气，以助卫气；阿胶润肝补虚，养血止血；白蔻仁调气暖胃，以助食纳。

【加减】鼻衄者，加白茅根15g，柏叶炭12g，清敛肺气以止衄。齿衄者，加山榆炭9g，大蓟炭9g，敛肺以止衄，午后微发潮热、时见鼻衄者，加小蓟炭15g，棕榈炭12g，敛肺以止衄。下寒、腰腹隐痛者，加补骨脂6~9g，温补肾阳，暖下止痛。月经过多者，加棕榈炭12g，炒莲房12g，三七粉（分两次冲服）3g，化瘀止血调经。大便隐血阳性，或便血者，加槐角炭9g，凉血止血。尿血者，加瞿麦9g，清热止血。上热口臭者，加黄芩炭6~9g，清相火，除上热，但应适可而止，不可久服。气虚神疲、自汗者，加生黄芪15~30g，补气固表止汗。当归、首乌、生地炭、人参、鸡内金等补中益气、补血养阴之品，可酌情加用。紫斑深重，血小板低于5万/mm^{3}者，改阿胶为鹿角胶9g，补血濡肝以止血。

【忌宜】忌食大热、大凉之品，忌烟、酒、辣椒等刺激之物，宜食高糖、高蛋白食品，骨髓汤及猪蹄炖山药；忌房劳；勿重劳。

【按语】血小板减少性紫癜是一种常见的出血性疾病，以皮肤出现瘀点及瘀斑、黏膜及内脏出血为主要临床表现，有原发性、继发性两种，分急性、慢性两大型。急性者，以"青萍汤"加减主之。慢性者，斑色浅红、斑点稀疏、浮于肌表者，易治；斑色青紫不鲜、致密成片者，难治；斑色暗淡、隐于皮里者，预后不良。三者均以甘缓补养为原则。

【临床医案】

聂某，女，53岁。1985年5月28日初诊。自诉：全身出紫斑，牙龈出血4月，某医院确诊为血小板减少性紫癜。经治疗，效不显。查血：血小板6.2万/mm^3。脉细濡稍滑，关寸略大，舌苔白薄腻。

辨证：中气不运，肺胃不降，气滞血瘀。

诊断：血小板减少性紫癜。

治则：健脾疏肝，清降肺胃，化瘀消斑。

处方：茯苓9g，炒白术9g，炒赤芍15g，制首乌20g，全当归9g，广橘红9g，炒杏仁9g，炒杜仲12g，党参30g，法半夏9g，北沙参12g，补骨脂9g，砂仁6g，青浮萍9g，阿胶（烊化）9g。5剂，水煎温服。

6月8日二诊：药后好转，齿衄减轻。脉舌同前。

上方去党参，减砂仁为5g，加生黄芪20g。6剂，水煎温服。

8月26日三诊：一直服上方，紫斑基本已愈，鼻衄已止，牙龈间或出血。

脉细濡、稍滞，关寸较大，舌苔白腻。

原方去当归、党参，减砂仁为 4g，加粉丹皮 9g，广郁金 9g，刘寄奴 6g。6 剂，水煎温服。

10 月 10 日四诊：齿衄已止，近来白带多，小便不利，某医院诊断为肾盂肾炎。脉细濡，稍涩，关寸大，舌苔白腻。

原方去白术、首乌、当归、党参、补骨脂、阿胶，减砂仁为 4g，加泽泻 9g，生地炭 12g，粉丹皮 9g，炒芡实 12g，牡蛎粉 15g，炙米壳 3g，白檀香 5g。5 剂，水煎温服。

10 月 22 日五诊，药后白带已除，小便已正常，未出紫斑。脉细濡，关寸略大，舌苔白薄腻。

10 月 10 日方再进，5 剂，水煎温服。

药尽痊愈。

七、内科杂病

阳 痿

阳痿系因肾寒脾湿，肝木郁陷不能升发所致。

【脉证机理】木生于水而长于土，平人水土温暖，故肝木条达，而不郁陷，生气畅旺，所以不病阳痿。

纵欲无度及手淫，或因思虑过度，或因恐惧不释而伤肾，致使肾寒脾虚，肝木郁陷，不能升发，生气不足，而见阴茎痿软不举，是病阳痿。阳虚肾寒，故症见面色㿠白，腰膝酸软。肾寒脾湿，生气不足，故症见神疲乏力，四肢倦怠，或面色萎黄。二火不潜，肾家虚寒，故症见卧寐易惊，精神紧张。肾生肝，肝藏魂，肝生心，心藏神，水寒土湿，肝木郁陷，魂虚无以济神，故症见头目昏朦不清，怔忡健忘，纳差运迟，或见腹胀。脾肾湿寒，肝木郁陷，故脉现细濡，关尺较大，舌苔白薄腻。

【治则】健脾疏肝，滋益精血，补肾壮阳。

【方药】茯　苓 9g　泽　泻 9g　桂　枝 9g　炒杭芍 9g　全当归 9g
阳起石 12g　淫羊藿 15g　枸　杞 12g　砂　仁 6g　锁　阳 15g
补骨脂 9g　阿　胶（烊化）9g
水煎温服

· 192 ·

【方解】茯苓、泽泻健脾渗湿；桂枝、炒杭芍、全当归、阿胶养血疏肝升陷；枸杞、阳起石、淫羊藿、锁阳、补骨脂补肾壮阳；砂仁暖脾行瘀。

【加减】精神疲困、倦怠无力、脊背畏寒者，加巴戟天 12g，金毛狗脊 15g，温阳补肾，壮腰填髓。早泄者，加炙米壳 5g，温肾锁阳。阴茎痿软不举者，加仙茅 6g，补肾兴阳。阳强不倒，脉现细濡、弦，关尺大者，去补骨脂，加炒小茴香 9g，荔枝核 9g，炒橘核 9g，甘松 9g，疏肝升陷。

【忌宜】忌生冷、寒凉，以营养丰富之食品为宜。解除思想顾虑，保持情志舒畅。

【按语】阳痿属性神经衰弱范畴，以阴茎痿软不举为特征。其成因系脾湿肾寒，肝木郁陷。肝主筋，阴茎为诸筋之所聚，名宗筋，脾湿肾寒，肝木郁陷，故阴茎痿软不举。治疗以健脾疏肝为主，兼补肾阳。世医多以补肾滋阴为主，鲜见用疏肝升陷之品者。滋阴伐阳，致使水旺土湿，肝木愈陷，阳痿不唯不愈，遗泄反而愈加。

仙茅有小毒，当慎用。其功能兴阳而不敛阳，兼有早泄者禁用，用之则早泄愈加。

【临床医案】

姚某，男，30 岁。1987 年 4 月 25 日初诊。自诉：阳痿 3 年，性欲淡漠，数月勉强同房，痿软难入，一触即泄，大汗淋漓，致使夫妻感情不和，苦恼不堪。屡经治疗，效不显，仍阳痿不举，经常自汗盗汗，头昏目眩，心慌气短，乏困无力。血压：94/54mmHg。脉细濡、稍弱，关寸略大，舌苔白薄。

辨证：脾肾虚寒，清阳不升，肺虚不敛。

诊断：阳痿，早泄。

治则：健脾温肾，疏肝升陷，清肺敛精。

处方：茯苓 9g，甘草 6g，炒杭芍 12g，制首乌 30g，粉丹皮 9g，广陈皮 9g，炒杏仁 9g，炒杜仲 12g，桂枝 6g，炙五味子 9g，天花粉 12g，淫羊藿 12g，阳起石 12g，枸杞 9g，北沙参 15g，阿胶（烊化）9g。6 剂，水煎温服。

6 月 6 日二诊：药后病情有所好转。脉细濡，关寸略大，舌苔白腻。

上方去粉丹皮、天花粉、炙五味子，加白蔻仁 4g，白茅根 9g，牡蛎粉 15g。10 剂，水煎温服。

8 月 24 日三诊：上方服 30 余剂，阳痿、早泄明显好转，自汗、盗汗已愈。脉细濡，关寸大，舌苔白腻。

6 月 6 日方加北沙参 15g。10 剂，水煎温服。

10月2日四诊：上方服20余剂，阳痿、早泄已不明显，纳食增加，精力已较充沛。脉细濡，关寸较大，舌苔白腻。

原方去天花粉，加补骨脂12g。10剂，水煎温服。

11月21日五诊：上药服20剂，早泄已愈，阳痿已不明显，无其他明显不适。血压：100/70mmHg，脉细濡，关寸略大，舌苔白薄腻。

原方去天花粉、炙五味子，加补骨脂12g，改桂枝为肉桂3g。10剂，水煎温服。

药尽痊愈。

遗　精

遗精系因脾肾俱虚，肝郁风动，疏泄太过，肺不能敛，肾不能藏所致。

【脉证机理】恣情纵欲，思虑过度，伤及心肝、脾、肾，致使脾肾俱虚，木郁风动，疏泄太过，相火逆升，刑逼肺金，肺金不敛，君相二火，不能密藏，致使肾寒，精关不固，而病遗精。

相火不密，妄动刑肺，致使肺金虚热，不能敛降，脾肾虚寒，故症见头晕目眩，咳嗽吐痰，耳鸣腰酸，卧寐不宁，神疲乏力。夜半阴尽阳生，阳生则动，然肾家虚寒，不能生木，脾虚不能长木，致使木郁风动，故而梦交。肝木疏泄，肾不蛰藏，故而梦遗。久病脾肾虚寒，不能生长肝木，生气不旺，故症见面色㿠白无华，精神萎靡不振，腰酸困痛，时而滑精，甚则耳闻亵语，或目见美色，而致神驰精流。脾肾俱虚，相火浮动，肺热不敛，故脉现细濡，关寸大，尺微，舌苔白腻。

【治则】健脾疏肝，平胆降逆，清肺理气，敛精藏神。

【方药】　茯　苓9g　　甘　草6g　　炒杭芍9g　　粉丹皮9g　　肉　桂4～5g
　　　　　广橘红9g　　炒杏仁9g　　法半夏9g　　炒杜仲12g　补骨脂6～9g
　　　　　生龙骨12g　牡蛎粉15g　山　奈6g

水煎温服。

【方解】茯苓、甘草健脾和中；炒杭芍、粉丹皮疏肝平胆；广橘红、炒杏仁、法半夏清降肺胃；肉桂温中暖下；炒杜仲、补骨脂补肾壮阳，强腰止痛；生龙骨、牡蛎粉蛰火潜阳，敛精藏神；山奈敛精止遗。

【加减】消化不良者，加草蔻仁4～6g，暖脾行瘀，以助消化。梦惊、耳鸣者，加炙米壳3～5g，暖下潜阳。胃酸多者，改牡蛎粉为乌贼骨9g，疏肝和胃。肝郁脉弦者，去肉桂，加制首乌20g，润肝升陷。尿道灼热、尿意不尽者，去补骨脂，加白檀香 6g，清利膀胱湿热。大便干结者，加肉苁蓉 15g，润燥利便。肾寒滑精，脉现细濡，稍弦，关尺大，舌苔白薄者，加炒小茴香 6～9g，骨碎补 12g，暖肾强腰，固本止遗，或加金樱子 15～20g，补肾涩精。溺下白浊者，加炒芡实 12g，补肾敛精。下焦湿热、尿浊色黄者，去补骨脂、肉桂，加制首乌 20g，川萆薢 9～12g，车前草 12g，润血疏肝，清利膀胱湿热，分清化浊。

【忌宜】忌生冷寒凉，勿仰身睡觉。以营养丰富之食品为宜，宜侧身睡觉。

【按语】遗精包括梦遗、滑精。梦与女交而遗精者，谓之梦遗；不因梦感，而精自出者，或目见美色，耳闻亵语，则精遂自流者，谓之滑精。

遗精首伤肾阴，然精液流溢，肾之温气亦随之亡失，所以继伤肾阳，久则肾之阴阳俱虚，而以肾阳虚为主，上焦虚热，中下虚寒。所以《金匮要略》云："夫失精家，少腹弦急，阴头寒，目眩，发落，脉极虚芤迟，为清谷，亡血，失精。"

遗精之作因脾肾虚寒，肝木郁陷，疏泄不藏，精关不固，相火升泄，肺家虚热不敛。治疗以健脾温肾为主，兼清肺家虚热，蛰藏浮动之虚阳，以复上清下温之常，则滑遗自可向愈。

【临床医案】

陈某，男，35 岁。1985 年 12 月 3 日初诊。自诉：遗精数年，每因梦见美色、劳累即遗精，头昏目眩，乏困无力。屡经治疗，效不显。泛酸吞酸，脘腹时痛，曾做胃肠钡透，胃及十二指肠未见异常。脉细濡、弦，关尺大，舌苔白腻。

辨证：脾虚肾寒，肝气郁陷，肺胃不降。

诊断：遗精。

治则：健脾温肾，疏肝升陷，清降肺胃。

处方：茯苓 12g，炒白术 12g，炒杭芍 12g，粉丹皮 9g，桂枝 9g，广橘红 9g，炒杏仁 9g，法半夏 9g，砂仁 6g，生龙骨 12g，牡蛎粉 15g，炒干姜 6g，延胡索 9g。5 剂，水煎温服。

12 月 9 日二诊：药后梦遗有所好转，仍吐酸水。脉细濡，左关尺、右关寸略大，舌苔白腻。

上方去广橘红、牡蛎粉、延胡索，减茯苓为 9g，炒白术为 9g，炒杭芍为 9g，加广陈皮 9g，乌贼骨 9g，炙米壳 3g，党参 15g。5 剂，水煎温服。

1986 年 1 月 21 日三诊：上方服 20 剂，梦遗大减，吐酸水已愈，纳食增加，精力明显好转。脉细濡，关寸略大，舌苔白腻。

1985 年 12 月 9 日方加补骨脂 12g。10 剂，水煎温服。

药尽痊愈。

耳鸣、耳聋

耳鸣、耳聋系因中气不健，浊阴上逆，相火升炎，填塞耳窍所致。

【脉证机理】耳者，清阳之门户，清虚则善闻，滞塞则重听，甚则耳聋。《素问·阴阳应象大论》云："北方生寒，在脏为肾，在窍为耳。"《素问·金匮真言论》云："南方赤色，入通于心，开窍于耳。"因之耳为肾官，亦为心官。所以然者，心肾同属少阴。平人心火下蛰，以温肾水，肾水上承，以济心火，心肾交泰，水火既济，下温而上清。上清则气机畅利，浊阴悉降，耳窍虚灵，故耳聪而善听。下温则精血充盈，清阳上达，耳窍空灵，声入耳通，故巨细必闻，所以耳以一窍而并官心肾也。心肾交泰之权在于中焦脾胃，脾升则肾肝随之亦升，胃降则心肺随之亦降。肝藏魂，心藏神，魂者神之初气；肺藏魄，肾藏精，魄者精之始基。平人水土温暖，肝木条达而不郁，清阳升发而神旺，肺气清肃而不滞，浊阴悉降而精盈，是以不病耳鸣、耳聋。

由于内外感伤，房室过度，耗伤真元，致使脾肾两虚，不能生长肝木。肝主生，生气不旺，清阳不升，因而魂神俱虚，而病左耳鸣，甚则耳聋。脾虚肝郁，必致胆胃上逆，肺失降敛，精魄俱虚，浊阴填塞耳窍，而病右耳鸣，甚则耳聋。肾主骨，骨生髓。脑为髓之海，肺为水之上源，亦为髓之上源，肾为髓之下源，肺不降敛，魄虚无以化精，髓源不足，髓海空虚，则两耳俱鸣，甚则俱聋。《素问·通评虚实论》云："头痛耳鸣，九窍不利，肠胃之所生也。"综其所因，中气不运，脾湿肝郁，胆胃上逆，清阳下陷，浊阴上逆，填塞孔窍，虚灵障蔽，而致耳鸣耳聋，重听不闻。病虽在耳窍，而溯其本源，实因中土不健使然。脾虚肝郁，浊阴上逆，故脉现细濡弦，稍滞，关寸较大，舌苔白腻，或黄腻。

【治则】健脾疏肝，平胆和胃，清上温下。

【方药】茯 苓 9g　甘 草 6g　黄芩炭 9g　炒杭芍 9g　制首乌 20g

　　　　广橘红 9g　全瓜蒌 9g　法半夏 9g　广郁金 9g　生龙骨 12g

　　　　牡蛎粉 12g　北沙参 12g　石菖蒲 9g　草蔻仁 6g

　　　　水煎温服。

【方解】茯苓、甘草健脾和中；黄芩炭、炒杭芍、制首乌平胆疏肝；北沙参、广橘红、全瓜蒌、广郁金、法半夏清肺理气，宽胸降逆；草蔻仁、石菖蒲暖中化瘀，交通阴阳；生龙骨、牡蛎粉蛰火潜阳，敛精藏神。

【加减】肾寒者，加补骨脂9g，温肾以祛寒。阳气浮动者，加炙米壳3～5g，温中暖下，以潜浮阳。

【忌宜】忌烟酒，节房欲，以居处清静、清心寡欲为宜。

【按语】耳鸣、耳聋既是多种疾病中两个不同的症状，也是两个不同的病名。名虽为二，实为一症，仅程度不同而已，轻则耳鸣，重则耳聋。属症状者，治其本病，耳鸣、耳聋随之并愈。属疾病者，多系肾虚，清阳不升，浊气上逆，填塞耳窍使然；治疗以降浊为主，升清为辅。清降肺胃，蛰藏上逆之相火，复其上清下温之常，则耳窍空灵，声入耳通，而耳鸣、耳聋遂愈。若系外伤等因素所致者，病因不同，治亦另当别论。

内伤发热

内伤发热系因脾湿肝郁、胆胃上逆、相火升泄所致。

【脉证机理】平人脾胃燥湿不偏，相互既济，因而脾胃调和，肝胆不郁，相火蛰潜，上清下温，所以不病内伤发热。

脾家湿旺之人，肝木郁滞，脾湿肝郁，胆胃必逆。甲木化生相火，升泄于外，因而热作，是病内伤发热。相火上扰，致使营卫不和，故发热之先首见微恶风寒，继则因相火升泄于外，但热而不寒。相火壅滞，上蒙清空，故头痛头昏。相火上炎，火热伤津，故症见口苦咽干，口渴思饮。胆胃上逆，肺无降路，气滞胸胁，经脉瘀塞，故症见胸胁胀闷，甚则疼痛。相火内扰，营热外泄，故微汗出。热随汗解，发热遂退。热虽退而因未除，故仍发热，因之反复不已，缠绵不愈。素本湿盛，故见舌苔白腻、根厚腻、舌质胖。发热之先一如常人，故脉现细濡，关寸略大。发热之时因相火升泄，阳不归根，故脉现细濡、稍弦、浮数，或洪数，关寸大。热退后仍如常人，故脉仍现细濡，关寸略大。

【治则】健脾疏肝，平胆和胃，清肺降逆。

【方药】茯　苓9g　甘　草6g　生杭芍9g　　粉丹皮9g　制首乌15g

广橘红9g　炒杏仁9g　法半夏9g　　广郁金9g　柏子仁9g

草蔻仁6g　北沙参12g　常山1.5～3g　柴　胡6g

水煎温服。

【方解】茯苓、甘草健脾和中；生杭芍、粉丹皮、制首乌平胆疏肝；广郁金、广橘红、炒杏仁、法半夏、北沙参清肺理气，和胃降逆；柏子仁宁心安神；草蔻仁和胃顺气；柴胡、常山清解少阳以退热。

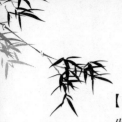

【加减】

发热之先恶寒时间长、发热时间反短、来势猛者，加鲜生姜9g，辛温发散祛寒。发热之先恶寒时间短、发热时间长者，去柏子仁，加黑元参9～15g，润血凉营退热。头痛重、舌苔白黏而腻者，改生杭芍为黄芩炭6～9g，清泻相火退热。口干口渴者，加天花粉12g，润肺止渴。小便黄者，加焦山栀3～6g，清利膀胱湿热。咽干者，去柴胡，加川射干9g，清利咽喉。大便初干者，加肉苁蓉15g，润肠通便。烧退后，头昏遗精者，去柏子仁，加牡蛎粉12g，涩精止遗。烧退后，大渴引饮者，去柏子仁，加海浮石9g，生津止渴。烧退后，胸闷不舒者，去炒杏仁，加全瓜蒌9～12g，宽胸理气除满。烧退后，胁痛者，改柴胡为丹参15g，加延胡索9g，通经活络，化瘀止痛。烧退后，腰痛者，加补骨脂6～9g，或加骨碎补9～12g，壮腰补肾止痛。

【忌宜】忌生冷、辛辣刺激之物。

【按语】内伤发热包括不明原因发热等疾患。

此症系因胆胃上逆、相火不藏、升泻于外所致。胆胃上逆之源系因脾湿肝郁，所以此种发热属内伤，而非外感。治以健脾疏肝、蛰火潜阳为主。阳气归根，复其上清下温之常则发热自除。

常山为治疟疾之要药，功能清泻胆火。因此种发热先有微恶风寒，继而发热，退热之时微汗出，热随汗解，后又微恶风寒，发热，且反复不已之特征，形似疟疾，故用常山以治此症，效果殊佳。然常山有小毒，用之要慎，过量则呕吐不止。热退时不出汗者系湿郁较重，此方疗效欠佳，当加健脾渗湿之品。

【临床医案】

姜某，男，43岁。1978年7月11日初诊。自诉：6月7日开始发热，体温38.5℃～40℃。急赴某医院求治，用多种抗生素治疗，热仍不退，不思食，乏困无力，心慌气短。脉细濡，关寸较大，舌苔淡白腻。

辨证：中气不运，胆胃上逆，肺热不敛。

诊断：内伤发热。

治则：疏肝平胆，清降肺胃，蛰火潜阳。

处方：炒黄芩9g，生杭芍15g，生首乌15g，生地9g，粉丹皮9g，全瓜蒌9g，法半夏9g，白薇9g，广橘红9g，淡竹茹9g，常山3g，鲜生姜3g。2剂，水煎温服。

7月13日二诊：药后体温降至39℃，已能稍进饮食。脉舌同前。

上方加减：茯苓9g，泽泻9g，黄芩炭12g，制首乌15g，粉丹皮9g，广橘红

12g，全瓜蒌9g，法半夏9g，广郁金9g，白薇12g，北沙参12g，淡竹茹9g，常山3g，鲜生姜3g。3剂，水煎温服。

7月16日三诊：体温已降至37.8℃，他症均减轻。近日发现右胁下有一硬块，直径6cm，经医院诊断为肝脓肿，靠近胆囊。脉细濡，稍弦，右关寸较大，舌苔白淡腻。

7月13日方去茯苓，加白头翁9g，蒲公英15g。3剂，水煎温服。

7月20日四诊：药后热退，体温正常，包块缩小至3.5cm，精神好转，仍不思食。脉细濡，左关、右寸大，舌苔淡腻。

7月13日方去常山、鲜生姜，加白头翁9g，蒲公英21g。3剂，水煎温服。

7月25日五诊：药后自感诸症好转，右胁仍闷胀，纳食有所增加，大便每天1次，初干。脉细濡，左关、右寸较大，舌苔淡腻。

7月13日方去鲜生姜、常山，加白头翁9g，蒲公英15g，改广橘红为炒枳壳9g。3剂，水煎温服。

再未来诊。

少阳如经头痛

少阳如经头痛多因脾湿肝郁，胆胃上逆，浊阴弥漫于上，清阳不展所致。

【脉证机理】手三阳经自手走头，足三阳经自头走足，手足六阳经皆会于头上，故头为诸阳之会。清阳上升而浊阴下降，则五官空灵，不病头痛。

由于饮食失调，劳倦过度，或因情志不舒，或因外感风邪，久而不愈，内伤肝脾，致脾湿肝郁。肝胆同气，脾胃同源，脾湿肝郁，胆胃必逆。甲木上逆，化生相火，扰心君而刑肺金，致使肺热，不能降敛。君相二火逆升，浊阴弥漫于上，虚灵障蔽，清阳不展，则病头痛。其痛可因振动而加重，故症见恶闻声响，尤恶噪声，语声啾啾，细而且长，步履拖拖，不敢高抬。相火刑金，肺热不敛，故午后多见微恶寒发热，头痛也因之加重。阳明经行于头之前，少阳经行于头之侧，故而痛在额角、前额者居多。胆胃不降，气滞胸胁，故症见胸痞胀闷。相火逆升，不能潜藏，上热下寒，故易作惊恐。脾湿肝郁，胆胃上逆，相火不藏，故脉现细濡，稍弦，关寸较大，舌苔白腻，或见舌根厚腻。

【治则】健脾和中，平胆疏肝，清降肺胃，通络止痛。

【方药】茯　苓9g　　甘　草6g　　黄芩炭9g　　炒杭芍9g　　粉丹皮9g

　　　　广橘红9g　　炒杏仁9g　　法半夏9g　　辛夷花9g　　双钩藤12g

　　　　牡蛎粉15g　　炒干姜4g

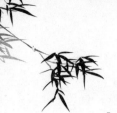

水煎温服。

【方解】茯苓、甘草健脾和中；黄芩炭、炒杭芍、粉丹皮平胆疏肝；广橘红、炒杏仁、法半夏清肺理气，和胃降逆；辛夷花理肺散瘀，通络止痛；双钩藤通络止痛；牡蛎粉潜阳安神；炒干姜暖下蛰火。

【加减】头痛重者，加鹅不食草1.5～3g，通络散瘀止痛。肺热重者，去炒干姜，加北沙参12g，清肺除热。纳差运迟者，加草蔻仁4g，暖脾行瘀，以助运化。胸闷胀者，改炒杏仁为炒瓜蒌仁9g，涤心祛痰宽胸。因外伤而致头痛者，去炒干姜，加北沙参12g，泽兰叶15～30g，或加三七粉（分两次冲服）3g，清肺化瘀，扶伤止痛。颠顶及头后两侧痛者，去粉丹皮，加全当归9g，润血疏肝止痛。

【忌宜】忌烟、酒、辣椒，及大热食品；居处宜清静。

【按语】少阳如经头痛系指头痛以额角前额为主，兼见少阳经症状，如同少阳经病头痛者，包括神经性头痛、因鼻炎而致三叉神经痛等疾患。

少阳经病头痛系因外感所致，少阳如经头痛则系内伤使然。病机多系胆胃上逆，相火刑金，浊阴弥漫于上，故治疗以平胆降逆、清肺理气为主，兼以通络止痛。

见其上有虚热，其下多有虚寒。所以然者，相火逆升，而不下潜，肾不得温，必致下寒。故方中黄芩、干姜并用，以清上温下，蛰火潜阳，复其上清下温之常。上清则浊阴降，下温则清阳升，清阳展布，头痛自可向愈。

辛夷花性温而散，入肺经而利鼻窍，通脉络而止头痛，乃治头痛之要药。因鼻渊而致之头痛，用之效果尤捷。但不宜过量，过则有瘙痒难忍之弊。

【临床医案】

例1：李某，女，17岁。1980年8月6日初诊。其父代诉：颠顶痛20余天，伴恶心呕吐，面色苍白。7月中旬某日头部被撞，头痛，尤以颠顶为甚，每日反复发作十余次，甚则2～3分钟发作1次，痛如针刺，抱头哭闹，平卧痛稍减，过后昏昏似睡。在某医院多方治疗无效，又转院治疗20天，经腰穿确诊为低颅压综合征，痛仍不减。脉细、小紧，关寸大，舌苔白腻。

辨证：中气不运，胆胃上逆，肺热不敛，气滞血瘀。

诊断：头痛。

治则：健脾和胃，平胆疏肝，清肺降逆，化瘀止痛。

处方：茯苓9g，甘草6g，黄芩炭9g，炒杭芍9g，全当归9g，广橘红9g，炒杏仁9g，法半夏9g，辛夷花9g，双钩藤12g，牡蛎粉12g，北沙参12g，草蔻仁9g，泽兰叶20g，三七粉（分两次冲服）1.5g。3剂，水煎温服。

8月9日二诊：自行来诊。自诉：服上药两剂后，头痛明显减轻，今痛已止，睡眠好，未呕吐，食纳差，有时恶心。脉细濡，关寸略大，舌苔白腻。

上方继服。5剂，水煎温服。

药尽痊愈。随访至今，未复发。

例2：马某，女，12岁。1979年10月8日初诊。其父代诉：1周前开始不明原因头痛，多以两太阳穴及头后枕部疼痛为主，每隔4～5分钟发作1次，剧痛难忍，哭闹翻滚，咬牙憋气，面色苍白，持续2～3分钟逐渐缓解。昼夜反复发作，彻夜不得安眠，被迫停学。不发热，恶心呕吐，纳差，日食3～4两，小便正常，大便干，1～2天1次。在某医院做腰穿、拍头颅片、脑电图等检查，疑系脑血管水肿所致。头痛时用杜冷丁、冬眠灵等药治疗无效。诊查：神志清楚，表情淡漠，面色灰黄，痛苦病容，颈软，活动自如。心肺未发现异常，腹软，肝肋下2.5cm，敛下8cm，质中，缘钝，脾未及。神经系统检查：生理反射存在，病理反射未引出。继往体健。脉细濡，关寸大，右寸稍弦，舌苔白满腻。

辨证：胆胃上逆，肺失降敛，气滞血瘀。

诊断：头痛。

治则：平胆疏肝，清降肺胃，化瘀止痛。

处方：茯苓9g，甘草6g，黄芩炭12g，炒杭芍9g，粉丹皮9g，广橘红9g，炒杏仁9g，法半夏9g，川郁金9g，双钩藤12g，牡蛎粉12g，肉苁蓉15g，辛夷花6g，鲜生姜8g。2剂，水煎温服。

11月3日二诊：其父代诉：药后头痛明显减轻，发作间隔较前延长，约半小时至1小时发作1次，晚上可入睡4～5小时。精神等均较前好转。脉细濡，关寸大，舌苔腻，稍满。

上方减黄芩炭为9g，加天花粉9g。5剂，水煎温服。其后据脉证先后以原方去生姜、牡蛎粉，加北沙参、炒五味子、元参、蒲公英、炒大黄、生地炭、丹参等治疗，头痛逐渐减轻，然仍不定时地发作，伴有心烦急躁，有时发呆，有时坐卧不宁，胃脘胀满，大便干。11月底复学，讲授内容可基本理解，考试成绩尚好。

12月初来诊，自诉：头后枕部痛，有时精神不集中，胡思乱想，甚则欲哭，心烦急躁，纳差脘胀。某精神病医院疑系精神分裂症。

原方去生姜，加草蔻仁、夏枯草、北沙参、柏子仁等治疗，上症继续减轻。

1980年1月份，间断治疗，症状续减。

2月20日来诊，自诉：晨起自感头麻木，有时轻度疼痛，心烦急躁。脉细濡，关寸略大，舌苔白腻。

原方加北沙参12g，柏子仁15g，再未来诊。

5月4日随访，自诉：自2月下旬以后，头痛再未发作，也未做任何治疗。

例3：史某，女，34岁。1980年7月24日初诊。自诉：头痛3个月。近3个月来，头顶麻木闷痛，无一日休止，头晕失眠，脘腹胀满不适，饮食尚可，二便、月经正常。曾用中西药治疗，效不显。平素易感冒。血压：120/88mmHg。脉细濡，关寸较大，舌苔白腻。

辨证：胆胃上逆，肺失降敛，浊阴弥漫于上。

诊断：头痛。

治则：平胆疏肝，清降肺胃，潜敛浮阳。

处方：茯苓9g，甘草6g，黄芩炭9g，炒杭芍9g，全当归9g，广橘红9g，炒杏仁9g，法半夏9g，广郁金9g，辛夷花9g，牡蛎粉12g，炒干姜4g。5剂，水煎温服。

7月29日二诊：药后头痛明显减轻，仍稍感麻木，腹胀已愈，睡眠佳。脉细濡、较实，关寸较大，舌苔白腻。

上方继服。3剂，水煎温服。

患者于8月5日、12日来诊两次，自诉头痛已愈，仅感头顶稍微麻木。

原方加双钩藤12g。10剂，水煎温服。

药后头顶麻木消失。

信访3年，未复发。

例4：董某，女，58岁。1987年5月15日初诊。自诉：右侧偏头痛数年，经检查，脑部无器质性改变。多方治疗无显效，仍经常头痛、牙痛。血压：140/80mmHg。脉细濡弦，关寸大，舌苔白满腻。

辨证：中气不运，胆胃上逆，阳不潜降。

诊断：头痛。

治则：健脾疏肝，平胆和胃，潜敛浮阳。

处方：茯苓9g，甘草6g，黄芩炭9g，炒杭芍9g，制首乌20g，广橘红9g，全瓜蒌9g，法半夏9g，辛夷花5g，延胡索9g，牡蛎粉15g，炮干姜4g，白蔻仁5g。3剂，水煎温服。

5月18日二诊：药后头痛略有好转。脉细濡，右关大而弦，舌苔白、根腻。

上方去全瓜蒌、延胡索、炮干姜，增辛夷花为6g，加炒杏仁9g，北沙参12g，煨生姜5g。6剂，水煎温服。

5月25日三诊：药后头痛减轻，有时仍牙痛。脉细濡，两关寸大、右稍弦，

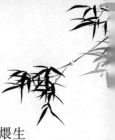

舌苔白腻。

原方去全瓜蒌、炮干姜，增辛夷花为 6g，加炒杏仁 9g，北沙参 12g，煨生姜 5g。5 剂，水煎温服。

6 月 8 日四诊：头痛基本已愈。脉细濡，关寸较大，舌苔白薄腻。

原方去全瓜蒌、炮干姜，加炒杏仁 9g，北沙参 12g，煨生姜 5g。6 剂，水煎温服。

6 月 15 日五诊：脉证均佳。

原方去全瓜蒌、延胡索、炮干姜，加炒杏仁 9g，炒芡实 9g，北沙参 15g，煨生姜 4g。6 剂，水煎温服。

再未来诊。

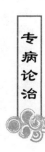

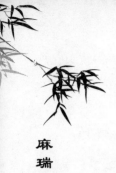
外 科 病 证

风湿性关节炎

风湿性关节炎系因风寒湿邪，伤于筋骨肌肉使然。

【脉证机理】 平人正气充旺，气血调畅，卫固于外，营守于内，表里调和，风寒湿邪无由侵入，故风湿性关节炎弗作。

由于劳伤中气，脾湿增而胃气滞，纳食减而运化迟，化源不足，气血虚弱，腠理空疏，卫外不固。一旦汗出当风，或居处寒冷，或淋雨入水，则风寒湿邪乘虚而入。膝踝者，众水之谿壑，诸筋之会聚，风寒湿邪入侵，则游走筋骨之间，痹着于诸节肌肉，致使痹痛遍历筋骨诸节肌肉，是病风湿性关节炎。《素问·痹论》云："风寒湿三气杂至，合而为痹，"即系指此。足之三阴经起于足下，内循踝膝，而上胸中。肝肾之升，赖乎脾土之升。劳伤中气，脾湿不运，肝肾亦郁而不升。癸水不升，则肾家寒，不生乙木，肝木郁动而风作。脾主肉，肾主骨，肝主筋，湿淫则伤肉，寒淫则伤骨，风淫则伤筋。风寒湿邪合伤于三阴之经，故症见筋骨痹痛，遍历诸节，肌肉疼痛，甚则小关节肿胀变形。清邪居上，浊邪居下，寒湿乃地下之浊邪，所伤在下，故痹痛多在腰股膝踝，痹着不移，痛楚难耐，《素问·痹论》所谓"寒气盛者为痛痹，湿气盛者为着痹"是也。风为阳邪，善行走窜，故而全身疼痛，游走不定，手、足、腕、踝、肘、肩、膝、髀诸节尤剧，《素问·痹论》所谓"风气盛者为行痹"是也。脾肾湿寒，肝木郁陷，胆胃必逆，故症见心慌气短，纳差消瘦，午后身热，或见自汗。脾湿肾寒，肝木郁遏，故脉现细濡，稍涩，或稍弦紧，关寸大，或关尺大。湿盛则脉偏濡涩，寒盛则脉偏沉紧，风盛则脉偏弦数，舌苔白腻。

【治则】 健脾疏肝，暖肾行瘀，活血通络，化瘀止痛。

【方药】

| 土茯苓15g | 泽　泻9g | 炒杭芍9g | 粉丹皮9g | 全当归9g |
| 广橘红9g | 炒杏仁9g | 法半夏9g | 炒杜仲12g | 丹　参15g |

鸡血藤 12g　路路通 12g　青浮萍 9g　补骨脂 9g

水煎温服。

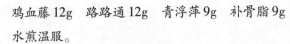

【方解】土茯苓、泽泻培脾渗湿，强筋壮骨；炒杭芍、粉丹皮、全当归疏肝行瘀，活血止痛；炒杜仲、补骨脂温阳补肾，壮腰止痛；广橘红、炒杏仁、法半夏清降肺胃；丹参、鸡血藤、路路通活血通经，化瘀止痛；青浮萍疏通经络，利湿消肿。

【加减】疼痛重者，加炙米壳 5g，暖下止痛。脉现关尺大、稍弦者，去法半夏，加桂枝 6~9g，疏肝升陷。脉现濡涩、下肢肿痛重者，加汉防己 9g，或加怀牛膝 6~9g，利湿消肿，行瘀止痛。风湿热、四肢不肿、关节疼痛、时而发热汗出、脉沉紧者，加生黄芪 30~60g，补气止痛。坐骨神经痛者，去丹参，加炒乳香 9g，通经止痛。慢性风湿性关节炎脉现细濡、关尺大者，去粉丹皮、全当归、法半夏，加桂枝 9g，川芎 9g，疏肝升陷，通经止痛，或径用"桂芍知母汤"加全当归 9g，丹参 15g 治之。

【忌宜】居处忌潮湿，宜温暖；忌房劳；宜食营养性高之饮食。

【按语】风湿性关节炎（包括类风湿性关节炎）属中医学"历节"范畴，《内经》名"痹"，以疼痛遍历诸节为特征。

风湿性关节炎（包括类风湿性关节炎）之作，内因正气之虚，外因风寒湿邪乘虚而入。正气之虚，系因肝、脾、肾三脏虚寒，外邪之入，舍于筋骨肌肉，故治疗首当温暖中下，培补正气，实表以绝邪气入侵之门径，通经活血，以止疼痛。

【临床医案】

例 1：尹某，男 14 岁。1976 年 9 月 27 日初诊。其母代诉：因住防震棚感受寒湿，发热 1 周，头昏，心慌，出汗，四肢关节肿胀疼痛，左足跟部疼痛，不能行走。血沉：57mm/h，某医院诊断为风湿性关节炎。脉细沉紧，关尺大，舌苔白腻。

辨证：脾湿肝郁，肺胃上逆，经络瘀阻。

诊断：风湿性关节炎。

治则：健脾疏肝，清降肺胃，化瘀通络，利湿消肿。

处方：土茯苓 12g，泽泻 9g，炒杭芍 9g，生地炭 9g，全当归 9g，广橘红 9g，炒杏仁 9g，炒杜仲 9g，法半夏 9g，青浮萍 15g，鸡血藤 12g，路路通 9g，秦艽 9g，木防己 9g，生姜 9g。3 剂，水煎温服。

9 月 30 日二诊：药后腿肿胀减轻，黎明前仍汗多，左目红涩疼痛，左臂活动不灵，纳食稍增，大便可，小便黄。脉细沉涩，右紧，关尺较大，舌苔白腻。

上方加北沙参 12g。5 剂，水煎温服。

10月4日三诊：药后腿痛减轻，左膝外侧仍肿痛。脉细濡，不柔，关寸略大，舌苔白腻。

原方加北沙参12g，去木防己，加丹参12g。5剂，水煎温服。

10月8日四诊：药后诸症减轻，关节仍肿胀疼痛，夜间灼热，双臂伸不直，大便可，小便黄。脉细濡，稍紧，关寸略大，舌苔白腻。

原方加丹参12g。5剂，水煎温服。

10月21日五诊：仍纳差，夜间出汗，夜间自觉全身发热，腿仍痛，脚后跟不能着地，二便调。脉沉细，稍紧，关寸略显，舌苔白腻。

原方去青浮萍，加丹参15g，北沙参9g。5剂，水煎温服。

10月29日六诊：仍纳差，心慌，口干，喜热饮，腿肿痛时轻时重，脚后跟不能着地，夜间发热，二便调。脉细濡，沉涩，关寸略显，舌苔白腻。

原方加丹参15g。5剂，水煎温服。

11月4日七诊：下肢关节仍肿，纳差。查血沉：18mm/h。脉细濡，关寸略大、稍紧，舌苔白薄。

原方改青浮萍为丹参15g，加草蔻仁6g。5剂，水煎温服。

11月11日八诊：药后关节疼痛减轻，仍肿胀，屈伸时疼痛，纳差。脉沉细濡，关寸大，稍紧，舌苔白腻。

原方去青浮萍，加丹参15g，补骨脂9g。5剂，水煎温服。

11月18日九诊：药后膝关节疼痛已愈，夜间出汗好转，心慌减轻。脉细濡，关寸略大，舌苔白腻。

原方加丹参15g，补骨脂9g，去青浮萍。5剂，水煎温服。

11月25日十诊：左腿关节又痛。脉沉细濡，关尺较大，舌苔淡腻。

原方去木防己、青浮萍，加桂枝6g，丹参12g，补骨脂9g。5剂，水煎温服。

12月2日十一诊：左脚后跟痛，左小腿痛，时轻时重，纳可，二便调。脉沉细濡，关寸略大，舌苔白腻。

原方去木防己、青浮萍，加桂枝6g，补骨脂9g，丹参15g，炙米壳3g。5剂，水煎温服。

12月16日十二诊：关节疼痛肿胀已愈，仅感右脚跟痛，右膝压痛，精神好转，纳食增加，无其他不适。脉细濡，关寸略大，舌苔白腻。

原方去木防己、青浮萍，加桂枝6g，补骨脂9g，丹参15g，炙米壳4.5g，改土茯苓为茯苓12g。5剂，水煎温服。

1977 年 3 月 24 日十三诊：间断服上药，诸症基本痊愈，活动自如。查血沉：5mm/h。脉舌同前。

1976 年 12 月 16 日方再进。10 剂，水煎温服。

8 月 6 日走访，自感无明显不适，可参加各项体育活动及劳动。至今未见复发。

例 2：冯某，女，56 岁。1987 年 7 月 2 日初诊。自诉：患高血压十余年，风湿性关节炎 5 年。经多方治疗，效不显，仍头晕，关节疼痛日剧，不能屈曲。血压：160/120mmHg。脉濡涩，关寸大，舌苔白腻。

辨证：中气不运，脾湿肝郁，胆胃上逆，气血瘀阻。

诊断：风湿性关节炎，眩晕。

治则：健脾疏肝，平胆和胃，暖下行瘀。

处方：茯苓 9g，泽泻 9g，炒杭芍 12g，粉丹皮 9g，制首乌 20g，广陈皮 9g，炒杏仁 9g，炒杜仲 12g，法半夏 9g，泽兰 20g，鸡血藤 12g，路路通 12g，砂仁 6g，炙米壳 3g，鲜生姜 6g，夏枯草 12g，青浮萍 9g。5 剂，水煎温服。

7 月 20 日二诊：药后自感尚好。血压：144/90mmHg。查血沉：45mm/h。脉细濡，稍涩，关寸较大，舌苔白腻。

上方去广陈皮、鲜生姜，加广橘红 9g，补骨脂 9g。10 剂，水煎温服。

8 月 7 日三诊：药后诸症好转。血压：160/96mmHg，血沉：24mm/h。脉细濡，关寸较大，舌苔白腻。

原方去粉丹皮、广陈皮、泽兰、鸡血藤、砂仁、鲜生姜，增制首乌为 30g，加川芎 9g，广橘红 9g，丹参 20g，决明子 15g，白蔻仁 5g，北沙参 12g。10 剂，水煎温服。

再未来诊。

例 3：王某，男，20 岁。1988 年 5 月 10 日初诊。自诉：患类风湿性关节炎两年，经治疗，无明显好转。近半年来，下肢肌肉萎缩酸痛，遗精，阴囊湿痒。脉细濡、稍弦，左关、右关寸较大，舌苔白腻。

辨证：中下虚寒，肝气下陷，经络瘀阻。

诊断：类风湿性关节炎，遗精。

治则：健脾温肾，疏肝升陷，化瘀止痛。

处方：茯苓 9g，甘草 6g，炒杭芍 9g，制首乌 30g，桂枝 6g，生龙骨 12g，牡蛎粉 15g，丹参 20g，砂仁 4g，炙米壳 3g，鸡血藤 12g，路路通 12g，橘核 9g，炒小茴香 6g，荔枝核 9g。5 剂，水煎温服。

5月23日二诊：药后诸症有所好转。脉细濡，左关尺、右关寸大，舌苔白腻。

上方去茯苓、甘草、生龙骨、砂仁、橘核、炒小茴香，增炒杭芍为12g，鸡血藤为15g，加土茯苓15g，泽泻9g，粉丹皮9g，炒杏仁9g，法半夏9g，青浮萍9g，补骨脂9g，北沙参15g。5剂，水煎温服。

6月2日三诊：上方服23剂，关节痛、睾丸湿痒均减轻，行走蹇跛，肌肉仍萎缩。脉细濡、数，左关尺、右关寸较大，舌苔白腻。

原方去茯苓、甘草、生龙骨、牡蛎粉、砂仁、橘核、炒小茴香、荔枝核，增炒杭芍为12g，制首乌为40g，丹参为30g，鸡血藤为15g，路路通为15g，加土茯苓20g，炒白术12g，生地炭12g，炒杏仁9g，炒杜仲12g，青浮萍9g，补骨脂12g，北沙参20g，炒苍术12g。10剂，水煎温服。

8月30日四诊：上方服20剂，脉证均好转。

原方去甘草、橘核、炒小茴香、荔枝核，减牡蛎粉为12g，加炒白术9g，广陈皮9g，炒杏仁9g，炒杜仲12g，炮干姜5g。5剂，水煎温服。

1989年3月6日来函称：上方服30剂，诸症均愈。

例4： 李某，男，33岁。1978年9月19日初诊。自诉：四肢困软、疼痛、发凉6年余。某医院以周期性瘫痪治疗，无效。现每遇天阴下雨则加重，耳鸣，纳可，二便调。脉濡、两尺大，舌苔白薄。

辨证：脾湿肾寒，肝气郁陷，经络瘀阻。

诊断：风湿性关节炎。

治则：健脾温肾，疏肝升陷，化瘀止痛。

处方：土茯苓15，泽泻9g，桂枝9g，炒杭芍9g，粉丹皮9g，全当归9g，川芎15g，丹参15g，木防己9g，泽兰30g，补骨脂9g，路路通12g，青浮萍15g，煨生姜9g。5剂，水煎温服。

9月23日二诊：药后病情稳定。脉细濡，关寸较大，舌苔白腻。

上方加炙米壳6g。5剂，水煎温服。

9月28日三诊：药后下肢疼痛已愈，仍发凉，乏困，夜间汗多，便溏。脉细濡，关尺较大，舌苔白腻。

原方加炙米壳6g，增丹参为20g。5剂，水煎温服。

10月6日四诊：药后已能弃杖步行来医院就诊，阴雨天肢体仍发凉。脉细濡，关寸较大，右尺涩，舌苔白淡腻。

原方加炙米壳6g，增丹参为20g。3剂，水煎温服。

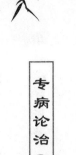

10月9日五诊：药后行动自如，下肢仍发凉乏困。脉细濡，左关尺、右关寸较大，舌苔白腻。

10月6日方再进。3剂，水煎温服。

10月12日六诊：药后下肢发软减轻，已稍有力，活动自如，夜汗减少，大便仍溏，每日2~3次，下肢发凉。脉细濡，关寸较大，舌苔白腻。

原方增丹参为30g，加炙米壳6g。3剂，水煎温服。

10月14日七诊：下肢仍发凉，他症基本消失。脉细濡，关寸较大，右尺涩，舌苔白薄腻。

原方增丹参为30g，加炙米壳6g。10剂，水煎温服。

10月21日八诊：下肢发凉减轻，现已不受天阴下雨影响，腿已能抬平。脉细濡，关尺大，尺稍涩，舌苔白薄。

原方增丹参30g，加炙米壳6g。3剂，水煎温服。

再未来诊。

例5：黄某，男，42岁。1978年3月14日初诊。其妻代诉：患者两腿困，重滞，步履维艰，言语謇涩，吐字不清，约两年，食纳、二便正常。在当地治疗，效不显。赴西安某医院就诊，诊断为侧索硬化症，颈椎病。脉细濡，涩浑，关寸大，舌苔白腻。

辨证：中气不运，胆胃上逆，肺热不敛，气滞血瘀。

诊断：历节，侧索硬化症。

治则：健脾疏肝，和胃平胆，清肺理气，化瘀通络。

处方：茯苓9g，泽泻9g，黄芩炭9g，炒杭芍9g，全当归9g，广橘红9g，炒杏仁9g，法半夏9g，广郁金9g，辛夷花9g，天花粉9g，丹参12g，草蔻仁6g，煨生姜9g。3剂，水煎温服。

3月20日二诊：药后无明显效果，尿急尿频。脉细濡，滞浑，关寸大，舌苔白腻。

上方加半枝莲12g。3剂，水煎温服。

3月28日三诊：药后诸症有所好转，仍感下肢困倦不柔，步履艰难，易惊，左胁下疼痛。脉细濡，尺实涩，关寸较大，舌苔白腻。

原方加泽兰30g，半枝莲15g。3剂，水煎温服。

4月27日四诊：上方服13剂，仍感两下肢困乏无力，行走两腿沉重，言语不利，睡眠差，心怯易惊，食纳可。脉细濡、滞涩，关寸略大，舌苔白腻。

原方加石菖蒲9g，牡蛎粉12g。5剂，水煎温服。

6月10日五诊：上方服16剂，语謇较前明显好转，余症同前。脉细濡，右关寸较大，舌苔白腻。

原方加石菖蒲12g，木防己9g。3剂，水煎温服。

7月7日六诊：上方服23剂，诸症均好转。脉细濡，关寸较大，两尺涩，舌苔白腻。

原方加石菖蒲15g，木防己9g，增丹参为15g。5剂，水煎温服。

8月11日七诊：上方服30剂，精神明显好转，反应灵敏，吐字清晰，步履灵活有力，并能参加适当的体育锻炼，纳食、睡眠、二便均正常。脉细濡，关寸较大，舌苔白腻。

原方增丹参为30g，加木防己9g，石菖蒲15g。10剂，水煎温服。回原籍工作。

例6：任某，男，45岁。1978年5月27日初诊。自诉：眼睛睁不开，四肢无力，张口无力，饮食困难，半年余，某医院诊断为重症肌无力。经多方治疗，效不显。脉细、促动，关寸较大，舌苔白腻。

辨证：中气不运，气滞血瘀。

诊断：历节，重症肌无力。

治则：健脾疏肝，清肺降胃，和中调瘀。

处方：茯苓9g，焦白术9g，全当归9g，炒杭芍9g，粉丹皮9g，广橘红9g，炒杏仁9g，法半夏9g，广郁金9g，丹参12g，炒草蔻仁6g，石菖蒲9g，炙米壳6g，炒苍术9g。3剂，水煎温服。

5月30日二诊：药后诸症稍有好转。脉细濡，关寸较大，舌苔白腻。

上方加柏子仁9g。3剂，水煎温服。

6月9日三诊：上方服6剂，右眼已稍能睁大，左眼仍如故，晨起病轻，午后依然，仍项肌无力，吞咽仍无力。脉细濡，关寸略大，舌苔白腻。

原方加牡蛎粉12g，柏子仁9g。3剂，水煎温服。

6月13日四诊：药后平稳。昨天下午3时许，呼吸困难，经肌注新斯的明缓解，颈项无力，张口困难。脉细濡，关尺较大，舌苔白腻。

原方加柴胡9g，柏子仁9g。3剂，水煎温服。

6月16日五诊：每服药1小时后，呼吸均匀，腹肌较有力，过后依然，项肌仍无力。脉细濡，关尺较大，舌苔白腻。

原方加柴胡9g，柏子仁9g。3剂，水煎温服。

7月7日六诊：上方服15剂后症状平稳，仍项肌无力，下午较甚，饮食、睡眠、二便均可。脉细濡，关尺较大，舌苔白薄腻。

原方加桂枝6g，柏子仁9g。6剂，水煎温服。

7月21日七诊：上药服13剂，症状平稳，呼吸、食纳均好，余症无明显变化。脉细濡，关尺较大，舌苔白腻。

原方加桂枝9g，生黄芪30g，改丹皮为川芎9g。3剂，水煎温服。

7月27日八诊：药后好转，自感全身较前有力，脉细濡，关尺较大，舌苔白淡腻。

原方改粉丹皮为制首乌12g，加桂枝9g，生黄芪30g，川芎15g。3剂，水煎温服。

8月3日九诊：药后睁眼较前好转，晨起双目干涩，口干，余可。脉细濡，左关尺、右关寸较大，舌苔白薄。

原方去粉丹皮，加软柴胡9g，生黄芪30g，川芎15g。6剂，水煎温服。

8月10日十诊：药后眨眼已愈，睁眼已如常人，自感臂力明显增加，每天午后头昏，颈软无力。脉细濡，左关尺、右关寸较大，舌苔白薄。

8月3日方加粉葛根9g。6剂，水煎温服。

8月29日十一诊：上方服12剂，自感尚好。脉细濡，关寸较大，舌苔白腻。

原方改粉丹皮为川芎12g，加生黄芪30g，粉葛根9g。5剂，水煎温服。

9月14日十二诊：眼睁闭灵活，纳佳，呼吸正常，二便调，四肢有力。脉细濡，关寸较大，舌苔白腻。

原方去粉丹皮，加川芎16g，生黄芪30g，增石菖蒲为15g。5剂，水煎温服。

10月7日十三诊：现肢体有力，眼球欠灵活，夜甚，余症同前。脉细濡，关寸较大，舌苔白腻。

原方去粉丹皮，加川芎15g，生黄芪30g，增石菖蒲为15g。5剂，水煎温服。

12月12日十四诊：四肢有力，眼睁闭灵活，下午头昏，颈部稍软。脉细濡，关寸略大，舌苔白腻。

原方去粉丹皮，加川芎9g，生黄芪30g，辛夷花9g，增菖蒲为12g。3剂，水煎温服。

12月24日十五诊：上药服10剂，头昏已除，他症均继续好转。脉细濡，关寸略大，舌苔白薄腻。

原方去粉丹皮，加川芎 15g，生黄芪 30g，增石菖蒲为 15g。10 剂，水煎温服。

1979 年 5 月 6 日十六诊：上方服 60 余剂，诸症均除。脉细濡，关寸略大，舌苔白薄。

1978 年 12 月 24 日方加粉葛根 9g。10 剂，水煎温服。

药尽痊愈。

结节性红斑

结节性红斑系因风伤卫气，遏闭营血，营热内郁，发于肌表所致。

【脉证机理】本病起于内有湿蕴，外感风邪。风伤卫气，卫气敛闭，遏逼营阴，营郁化热。营热外发，透出肌表，而现红色斑点，形似丘疹之状，高起顽硬，大小不等，压之疼痛，有时作痒，是病结节性红斑。脾湿肝郁，陷而不升，故多发于下肢膝踝之间，夜间痛重。木郁风动，筋脉不柔，可见步履蹇跛。外因风邪入侵，内因脾土湿盛，故属历节范畴，多兼见历节诸症。肝脾郁陷，故脉现细濡，稍涩，关尺较大，舌苔白腻。若上有虚热者，阳气上浮，则脉现细濡，稍滞，关寸大。痛重者，脉现弦涩之象。

【治则】濡肝息风，清肺理气，调营解表，行瘀止痛。

【方药】桂　枝 9g　　生白术 9g　　炒杭芍 9g　　粉丹皮 9g　　全当归 9g

知　母 9g　　炒杏仁 9g　　土茯苓 12g　　青浮萍 12g　　鲜生姜 9g

大　枣 4 枚

【方解】桂枝疏肝升陷；生白术和胃健脾；炒杭芍、粉丹皮、全当归活血化瘀，润肝息风；土茯苓强筋壮骨，利湿化瘀；青浮萍通经解表，活血化瘀；知母、炒杏仁清润肺气；鲜生姜和胃降逆，发散解表；大枣补脾生血。

【加减】血瘀痛重者，加丹参 15g，延胡索 6~9g，化瘀止痛。上热头昏者，加黄芩炭 6~9g，以清相火。皮肤瘙痒、搔之出血者，加威灵仙 3~6g，祛风止痒。下寒者，加制附片 6~9g，暖肾止痛。关节肿痛者，加青风藤 3~6g，疏利关节，祛风止痛。表不固、汗多者，加生黄芪 15~30g，固表止汗。

外洗法：嫩桑枝 250g，鲜槐枝 500g（或蒺藜蔓 500g）。

上两味，煎汤外洗，加热再洗，日 3 次。洗后用纱布裹患处以避风。用治踝部红斑最捷。

【忌宜】忌食辣椒及大热之品，忌烟酒，避风。

【按语】结节性红斑中医学谓之红斑，属"历节"范畴。其主症为红斑高起，压之顽硬疼痛，多发于膝踝之间，夜间烦热作痛，黎明热退痛减，经久不愈。个别患者痛痒兼作，难以入眠。患此者多系女性，男性少见。痛为血瘀，不通则痛；痒为气滞，不畅则痒，气滞血瘀，经络壅阻，所以痛痒兼作。气滞重者，痒重而痛轻；血瘀重者，痛重而痒轻。阴郁则发热，阳郁则汗出，患此者多见夜间烦热，而不汗出，故多系阴郁。虽红肿高起，烦热频作，甚者搔之流血水，但不化脓，故非为阳盛血热之疮疡，而系风湿为患，所以用桂芍知母汤加减治之。去麻黄之辛散，重用浮萍，祛风热而达表郁，并加濡肝息风之品，活血化瘀，以善其后。验之临床，效果甚佳。

荨麻疹、过敏性紫癜

荨麻疹、过敏性紫癜系因营卫不和、瘀于腠理发于肌表所致。

【脉证机理】肺主卫气，肝主营血，平人肺气肃降，肝血升发，营卫调和，卫气敛固，实肌表而固腠理，营血畅达，充脉络而温分肉，表气和调而不郁，所以不病荨麻疹、过敏性紫癜。

感于露风，或因饮食不适，情志不遂，而致卫气闭敛，内遏营血。营郁不得外发，郁而生热，而愈欲外发。卫欲闭而营欲发，闭而不秘，发而不透，郁于腠理，轻而浅者，则皮腠隐现疹点而瘙痒，是病荨麻疹。重而深者，皮肤出现紫色斑块，或伴见痒痛，是病紫癜。二者症虽不同，病机则一，均由于营卫之郁滞，所以一并论述。《金匮要略》云："脉浮而洪，浮则为风，洪则为气。风气相搏，风强则为隐疹，身体为痒。"此论极似荨麻疹。痒者责在卫气之郁闭，痛者责在营血不通。

营郁日久，内热蕴积，蒸血腐肉，则作疮疡。既成疮疡，非但在肌表腠理，而且深在肌肉，甚则伤筋动骨，内连脏腑，不唯表气之郁，里气亦伤。病已入里，治也另当别论。

（一）荨麻疹

荨麻疹系轻而浅者，以卫气闭郁为主，故瘙痒甚。卫闭则营郁，营郁则愈欲外发，营卫抟于肌表，故全身隐现散在疹点。脉现细濡，浮稍数，关寸大，舌苔白薄。

【治则】清肺理气，调和营卫，润血祛风。

【方药】紫苏叶9g　甘　草6g　炒杭芍9g　　粉丹皮9g　生　地9g
　　　　青浮萍9g　炒杏仁9g　大　枣4枚　　煨生姜6g
　　　　水煎温服。

【方解】紫苏叶、青浮萍、炒杏仁清肺理气，调卫祛风；炒杭芍、粉丹皮、生地滋肝调营，化瘀消疹；甘草、大枣调和营卫；煨生姜通经达表。

【加减】卫气闭敛太过、瘙痒甚者，加荆芥 6g，防风 6g，泄卫止痒。体胖湿盛、脉浮大而涩者，加木防己 9g，利尿泄湿。过敏性体质稍感风寒即感冒，感冒即发疹，反复发作，久久不愈者，加炒乳香 9g，脱敏以止痒。

（二）过敏性紫癜

过敏性紫癜系深而重者，以卫气敛闭太过，营血不能外达，瘀于肌腠，故疹点密集成片，色紫暗不鲜，高起皮肤，连缀成片，大小不一，反复发作，俗称瘀血斑。肝气郁陷，故紫斑多见于下肢，以女性多见，男子甚少。脉现细濡，涩，关尺大，或关寸大，舌苔白淡腻。

【治则】疏肝达郁，调和营卫，化瘀消斑。

【方药】桂　枝 9g　生甘草 6g　生杭芍 9g　粉丹皮 9g　全当归 9g

　　　　川　芎 9g　丹　参 15g　青浮萍 12g　煨生姜 9g　大　枣 4 枚

　　　　水煎温服。

【方解】桂枝疏肝达郁；生杭芍、粉丹皮、全当归、川芎、丹参疏肝活血，化瘀消斑；青浮萍调卫达表；生甘草、大枣调和营卫；煨生姜和胃达表。

【加减】下肢痛者，加路路通 12g，鸡血藤 12g，活血通络，祛风止痛。气虚者，加生黄芪 15～30g，补气固表。

【忌宜】忌风寒湿冷刺激，去除过敏原，忌食燥热食品。

【按语】荨麻疹、过敏性紫癜是两种不同的疾病，然病位均在腠理肌表，轻则为荨麻疹，重则为过敏性紫癜，病机相似，治亦相近。

治此二症应先去其过敏原，疗效方佳。如搔则起疹，移时消失者，多因蛔虫引起，当首先祛虫，虫去则疹自瘥。后用上方调之，可数剂而愈。因其他因素引起者，亦然。

【临床医案】

例1：陈某，男，20 岁。1986 年 8 月 26 日初诊。自诉：患胃溃疡数年，久治不愈。两月前因吐血、便血，行胃次全切除术，术中输血 1000ml。术后恢复尚可，唯全身起荨麻疹，瘙痒难忍。脉细濡、稍促，关寸大，舌苔白腻。

辨证：肺胃不和，营卫不调，气血瘀滞。

诊断：荨麻疹。

治则：清肺和胃，调和营卫，理气和血。

处方：紫苏叶 9g，炒杏仁 9g，炒杭芍 9g，青浮萍 9g，泽兰 15g，粉丹皮 9g，干生地 9g，甘草 6g，煨生姜 6g，北沙参 9g，生黄芪 12g，生首乌 15g。5 剂，水煎温服。

9 月 21 日二诊：药后脉症好转。

上方加草红花 6g。5 剂，水煎温服。

10 月 22 日三诊：药后痒疹基本痊愈。脉细濡，关尺大，舌苔白腻。

原方去泽兰、北沙参、制首乌，加桂枝 5g，砂仁 4g。5 剂，水煎温服。

药尽痊愈。

例 2：张某，男，57 岁。1987 年 4 月 20 日初诊。自诉：双下肢出大片紫癜 3 月余，某医院诊断为过敏性紫癜。曾用激素等药治疗，效不显，仍反复发作，融合成片，上至臀部及上肢。脉濡涩，关寸较大，舌苔白腻。

辨证：中气不运，肺胃上逆，营卫不和，气滞血瘀。

诊断：过敏性紫癜。

治则：健脾疏肝，清降肺胃，调和营卫，化瘀消斑。

处方：茯苓 9g，泽泻 9g，炒杭芍 12g，粉丹皮 9g，制首乌 20g，广橘红 9g，炒杏仁 9g，法半夏 9g，青浮萍 9g，鲜生姜 6g，北沙参 9g，大红枣 4 枚。3 剂，水煎温服。

4 月 24 日二诊：药后紫癜明显消退。脉细濡，关寸大，舌苔白薄腻。

上方去鲜生姜、大枣，增制首乌为 30g，北沙参为 15g，加泽兰 15g，夏枯草 9g，白茅根 9g，白蔻仁 4g。5 剂，水煎温服。

5 月 11 日三诊：药后紫癜已愈，他无明显不适。脉舌同前。

原方去鲜生姜、大枣，增制首乌为 30g，北沙参为 15g，加泽兰 15g，炙五味子 9g，白蔻仁 4g，嫩桑枝 15g，白茅根 7g。10 剂，水煎温服。

药尽痊愈。

例 3：李某，男，14 岁。1977 年 8 月 29 日初诊。其母代诉：阵发性腹部疼痛，反复发作，发热心慌，全身发斑，出丘疹，瘙痒 3 天。经治疗，效不显。脉细濡、稍数，两关尺大，舌苔白腻。

辨证：肺胃失调，营卫不和，气血壅滞。

诊断：癫风。

治则：清肺和胃，调和营卫，凉血化瘀。

处方：紫苏叶 9g，炒杏仁 9g，炒杭芍 9g，生地 9g，粉丹皮 9g，炒乳香 9g，青浮萍 12g，全当归 9g，柴胡 9g，黄芩炭 6g，甘草 6g，鲜生姜 9g。5 剂，水煎温服。

9月4日二诊：药后丘疹明显消退，发热已除。脉细濡、稍数，关寸大，舌苔白腻。

上方再进。5剂，水煎温服。

药尽痊愈。

例4：陈某，女，55岁。1980年7月26日初诊。自诉：全身皮肤发痒，起脓疱两年，加重半年。从1978年开始，全身发痒，今年春节后起脓疱，溃破后流黄水，反复发作不已。犯病每先从两下肢起，后蔓延到腹背及两上肢。服中药治疗，痒减轻，脓疱减少，纳可，大便两天1次。久不痊愈。脉细濡、滞，关寸大，舌苔白薄腻。

辨证：营卫不和，肺胃失调，气血瘀滞。

诊断：癫风。

治则：调和营卫，清肺和胃，活血化瘀。

处方：紫苏叶12g，炒杏仁9g，炒杭芍12g，粉丹皮12g，干生地15g，生黄芩15g，青浮萍12g，汉防己9g，生甘草6g，苦桔梗9g，鲜生姜9g，丹参12g。5剂，水煎温服。

8月5日二诊：药后诸症明显减轻，脓疱减少，仍发痒。近两天感冒，咽喉痛，咳嗽，全身肌肉酸痛，纳可，口苦，大便两天1次。脉细濡，关寸较大，舌苔白腻。

上方减汉防己为6g。5剂，水煎温服。

8月16日三诊：药后诸症减轻，感冒已愈，脓疱亦已消失，仍感身痒，口苦口干，食纳无味。脉细濡，关寸略大，舌苔白腻。

原方去汉防己，加嫩桑枝15g。5剂，水煎温服。

药尽痊愈。

例5：刘某，女，51岁。1987年10月5日初诊。自诉：左上半身起疱疹，瘙痒，半年余。经治疗，稍有好转，仍反复发作。脉濡滞，关寸大，舌苔白腻。

辨证：肺胃失调，营卫不和，气血瘀滞。

诊断：癫风。

治则：清肺和胃，调和营卫，活血化瘀。

处方：紫苏叶9g，炒杏仁9g，炒杭芍15g，粉丹皮9g，青浮萍9g，生地12g，生黄芪12g，甘草6g，鲜生姜4g。3剂，水煎温服。

桉树叶100g，煎汤外洗。

10月14日二诊：药后疱疹大半消退，有时仍痒。脉细濡，关寸较大，舌苔白腻。

上方去紫苏叶、粉丹皮、生地、生黄芪，减炒杭芍为12g，加茯苓9g，制首乌30g，全当归9g，广陈皮9g，法半夏9g，党参15g，北沙参12g，炒杜仲9g，白蔻仁4g。5剂，水煎温服。

药尽痊愈。

瘿瘤

瘿瘤系因脾湿胃逆，甲木不降，肺气壅滞，阳不潜藏，气血结聚于脖颈所致。

【脉证机理】平人脾胃冲和，肝胆调畅，清升浊降，肝血温升而不瘀，肺气清降而不滞，相火下蛰于水脏，上清下温，故瘿瘤不作。

由于水中缺碘，饥饱劳逸不均，情志不遂，致使土湿木郁，中气不运，胆胃上逆。胆以甲木而化气于相火，胃土上逆，碍甲木下行之路，相火必逆，刑克肺金，致使肺不降敛，浊阴上逆，壅于脖颈，久则气血结聚，顽硬壅肿，而成瘿瘤。足少阳胆经行于颈之两侧，胆气上逆，壅滞不畅，故症见脖颈憋胀变粗，颈侧疼痛，缺盆胀满。相火不藏，冲逆于上，故症见头目昏闷，咽干口苦，心烦易怒，甚则目睛突出。胆胃燥热，故多食善饥，而日渐消瘦。浊阴上逆，气血结聚，故脉现濡滞，关寸大，舌苔白腻。

【治则】健脾和胃，平胆疏肝，清肺降逆，软坚化瘀。

【方药】 茯　苓9g　　泽　泻9g　　黄芩炭9g　　炒杭芍9g　　粉丹皮9g
　　　　　陈枳壳9g　　全瓜蒌9g　　法半夏9g　　昆　布15g　　海　藻15g
　　　　　蒲公英18g　川射干9g　　草果仁6g

水煎温服。

【方解】茯苓、泽泻健脾渗湿；炒杭芍、粉丹皮、黄芩炭平胆疏肝；陈枳壳、全瓜蒌、法半夏清肺破滞，宽胸降逆；昆布、海藻软坚化瘀；蒲公英、川射干解毒消瘿，清利咽喉；草果仁开胃顺气。

【加减】咽喉不利者，加山豆根9g，苦桔梗12g，清利咽喉。心动过速者，改粉丹皮为生地炭9g，润燥凉血止悸。两目突出者，加牡蛎粉30g，潜阳安神。

【忌宜】忌食辛辣食品及姜、桂之类，忌酒，宜食含碘多之海带等食品；保持情志舒畅。

【按语】瘿瘤包括单纯性甲状腺肿、甲状腺功能亢进等疾患。

单纯性甲状腺肿系因缺碘而导致的代偿性甲状腺肿大之疾患，多因水土影响，致使脾湿胃逆，相火不藏，浊阴逆升，抟结于脖颈所致。若迁延失治，或因情志抑郁，致使相火亢旺，灼伤营阴，可成甲状腺功能亢进。治疗以潜降浮阳、软坚散结为主。

化瘀散结之品以海藻、昆布为佳。《神农本草经》谓："海藻主瘿瘤、颈下核。"近代科学证明，海藻、昆布均含有丰富的碘质。前贤虽不知此，然证之临床，知其对瘿瘤有卓效。历代医家一直沿用，已两千余年。

验之临床，单纯用碘剂，或单纯用含碘丰富的中药治疗单纯性甲状腺肿有的疗效并不理想。通过辨证，将含碘质多的药物伍于复方之中，疗效甚为理想，有的甚至疗效卓著。

【临床医案】

例1：王某，女，30岁。1982年11月20日初诊。自诉：左侧甲状腺肿大1周。1周前因生气，左侧甲状腺逐渐肿大至3cm×3cm。诊断为甲状腺瘤，建议手术。本人不愿手术，故寻求中医治疗。心烦，心慌，精神紧张，右侧甲状腺冷温相间结节。脉细濡，右弦，右关寸大，舌苔白腻。

辨证：中气不运，胆胃上逆，肺气不降，气滞血瘀。

诊断：瘿瘤。

治则：健脾疏肝，平胆和胃，理气破滞，化瘀消瘿。

处方：茯苓9g，炒杭芍12g，粉丹皮9g，制首乌20g，炒枳壳9g，全瓜蒌12g，法半夏9g，蒲公英18g，海藻15g，昆布15g，半枝莲12g。3剂，水煎温服。

11月23日二诊：药后无明显变化。脉细濡、稍紧，右关寸大，舌苔白腻。

上方加北沙参15g。5剂，水煎温服。

11月30日三诊：药后自感尚可，瘿瘤变软缩小，现已基本触摸不到。脉细濡，关寸较大，舌苔白腻。

原方加牡蛎粉15g。5剂，水煎温服。

12月9日四诊：瘿瘤已缩小至黄豆大小，他无明显不适。脉细濡、稍弦紧，关尺较大，舌苔白腻。

原方加牡蛎粉15g，增炒杭芍为15g。5剂，水煎温服。

12月25日五诊：上方服10剂，瘿瘤触之稍有感觉，软，大如绿豆。脉细濡，右稍滞涩，关寸大，舌苔白腻。

原方增炒杭芍为15g，炒枳壳为12g，加牡蛎粉15g。5剂，水煎温服。

1983年1月20日六诊：现无明显不适，瘿瘤已不明显，有时心烦。脉细濡稍数，关寸大，舌苔白腻。

原方加牡蛎粉12g。5剂，水煎温服。

2月7日七诊：药后平稳，瘿瘤已触摸不到，有时心烦，心慌，行经腹痛，他无不适。脉细濡、右弦，关寸稍弱，舌苔白腻。

原方增炒杭芍为15g，减海藻为12g，昆布为12g，加北沙参9g，草果仁5g。5剂，水煎温服。

药尽诸症均愈，至今未复发。

例2：李某，女，45岁。1978年10月27日初诊。自诉：颈部发热疼痛10余日，某医院诊断为左侧甲状腺瘤，约2cm×4cm，建议手术治疗。本人不愿手术，故求中医治疗。脉细濡，关寸大，舌苔白腻。

辨证：脾湿肝郁，胆胃上逆，肺气不降，气滞血瘀。

诊断：瘿瘤。

治则：健脾疏肝，平胆和胃，理气破滞，化瘀消瘿。

处方：茯苓9g，泽泻9g，黄芩炭9g，炒杭芍9g，粉丹皮9g，炒枳壳9g，全瓜蒌9g，法半夏9g，昆布15g，海藻15g，蒲公英18g，山豆根9g，草果仁6g。3剂，水煎温服。

10月30日二诊：药后病情平稳。脉细濡，关寸略大，舌苔白腻。

上方加川射干9g，苦桔梗9g。3剂，水煎温服。

11月3日三诊：药后症状稍有减轻，纳差，梦多。脉细濡，两关寸较大，舌苔白腻。

原方加川射干9g，苦桔梗15g。3剂，水煎温服。

11月7日四诊：药后甲状腺肿块较前明显缩小，近感恶心。脉细濡，关寸较大，舌苔白腻。

原方加苦桔梗9g。3剂，水煎温服。

11月11日五诊：颈部肿块继续缩小，约1cm×2cm，不红不痛，食饮咽下不畅。脉细濡，关寸略大，舌苔白腻。

原方加苦桔梗15g。3剂，水煎温服。

11月23日六诊：上方服6剂，甲状腺肿块已消失。脉细濡，关寸略大，舌苔白腻。

原方加苦桔梗15g。10剂，水煎温服。

药尽痊愈，至今未复发。

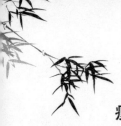

瘰 疬

瘰疬系脾虚肝郁，胃气不降，肺金不敛，胆火上逆，浊阴壅滞于上所致。

【脉证机理】足阳明经行身之前，足太阳经行身之后，足少阳经行身之侧。足少阳胆，属甲木而化气于相火，其经起目之外眦，上抵耳后，循颈侧而入缺盆，下胸膈而行胁肋。相火循经下行，藏于肾脏，以温癸水。中气健旺，脾胃冲和，胃土右转，肺气降敛，胆火宁谧，潜于肾脏，而不逆升，所以不病瘰疬。

由于劳伤中气，或因情志不舒，或痨虫乘袭，致使脾虚肝郁，肺胃上逆，不能降敛，则胆木逆升，经气壅遏，化生相火，刑灼肺金，肺气壅滞，瘀热抟结于耳后两侧，下至缺盆，顽肿磊硬，瘰瘰成串，是病瘰疬。

相火升炎，壅滞经络，故初起耳后两侧烧灼。肝主筋，肝胆同气，火热伤阴，筋脉蜷屈壅肿，故症见颈侧渐而肿起，磊落历碌，顽硬坚实，重者大如鸡卵，甚至其大如拳。若自缺盆而至腋下瘰瘰如串，形如马刀之状者，谓之马刀。病在筋而不在肉，故多坚硬而不溃，不红不热，肿而不痛。重者溃烂，脓水浅淡，状如粉浆，极难愈合。中气不健，故多伴见全身不适，疲乏无力。脾虚肝郁，故情志抑郁。胆火上炎，可兼见失眠。初起推之移动，无根，属阳，易治；后期推之不动，有根，属阴，难治。中气不健，肝胆郁滞，故脉现细濡、稍弦，两寸关大，舌白腻，或黄腻。

【治则】平胆疏肝，宽胸降逆，通经活血，化瘀消肿。

【方药】

茯 苓9g	黄芩炭9g	炒杭芍9g	粉丹皮9g	制首乌15～20g
鹅枳实9g	全瓜蒌9g	法半夏9g	苦桔梗9g	蒲公英18～25g
青浮萍9g				

水煎温服。

【方解】茯苓健脾调中；黄芩炭、炒杭芍、粉丹皮、制首乌平胆泻火，润血疏肝；鹅枳实、全瓜蒌、法半夏清肺破滞，宽胸降逆；蒲公英、苦桔梗、清浮萍通经活络，化瘀消肿。

【加减】左侧重、口苦者，加柴胡9g，疏肝平胆行瘀。肿块硬大者，加昆布15g，海藻15g，软坚化瘀消肿。失眠、肿块硬大者，加昆布15g，海藻15g，牡蛎粉15g，软坚散结，镇惊安眠。胃热口臭者，加粉葛根9g，清胃去热。肺热气逆者，加浙贝母9g，清肺降逆。已溃者，内服三七粉3g，或外搽"育红膏"，或外贴"拔毒膏"，化瘀解毒以敛口。

【忌宜】忌食宿根菜，无鳞鱼，天鹅肉（大雁肉），鸡、鹅、鸭肉，及一切发物。宜食营养丰富、含钙质多之食品，及骨髓汤。

【按语】瘰疬即淋巴结核。此方主要治疗颈淋巴结核。其状肿大不平，累累如串珠，有的大如拳，可使头颈强迫性向健侧歪斜，多系肺胃不降、胆火逆升、瘀热壅遏所致。病在足少阳、足厥阴两经。未溃者，用上方治疗，效果尚佳。因其病在筋而不在肉，所以较之诸疮为难愈。若已溃烂，俗名老鼠疮，多系相火升炎，上热日增，脾肾阳虚，下寒日剧所致。久不敛口，可因阳败土崩而危及生命，不可大意。

何首乌有消肿功能，上方重用制首乌、蒲公英，两者相辅相成，效果甚佳。

【临床医案】

例1：付某，女，33岁。1978年12月11日初诊。自诉：右侧颌下及颈部淋巴结肿大1周，颌下如核桃大，颈部如栗子大，不痛，活动。脉濡虚涩，关寸大，舌苔白薄腻。

辨证：脾湿肝郁，胆胃上逆，气滞血瘀。

诊断：瘰疬。

治则：健脾疏肝，平胆和胃，清泄相火，化瘀散结。

处方：茯苓9g，泽泻9g，炒杭芍9g，粉丹皮9g，制首乌15g，炒枳壳9g，全瓜蒌12g，法半夏9g，昆布9g，粉葛根12g，蒲公英18g，苦桔梗9g，草果仁6g。3剂，水煎温服。

12月17日二诊：药后见效。脉细濡，关寸大，舌苔白腻。

上方去泽泻，加大青叶6g。3剂，水煎温服。

1979年1月10日三诊：药后肿块缩小，压之不痛。脉细濡，关寸较大，舌苔白腻。

原方去泽泻，加大青叶9g，炒桃仁12g。5剂，水煎温服。

2月12日四诊：药后右侧颌下淋巴结肿已缩小如栗子大。脉细濡，右关寸略大，舌苔白腻。

原方去泽泻，加川射干9g，大青叶6g。3剂，水煎温服。

2月27日五诊：药后右颌下淋巴结肿继续缩小，颈部淋巴结已消失。脉细濡、缓，关寸大，舌苔白腻。

原方加炒桃仁12g，大青叶6g，川射干9g。5剂，水煎温服。

3月21日六诊：药后病情继续好转。脉细濡，关寸较大，舌苔白腻。

原方加大青叶9g，炒桃仁12g，增蒲公英为30g。10剂，水煎温服。

4月15日七诊：药后右颌下淋巴结继续缩小。脉细濡，关寸较大，舌苔

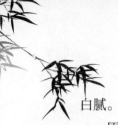

白腻。

原方加大青叶 6g，炒桃仁 12g，青浮萍 12g，增蒲公英为 30g。10 剂，水煎温服。

药尽痊愈，至今未复发。

例 2：李某，女，44 岁。1987 年 8 月 2 日初诊。自诉：双耳下肿痛半年余，某医院诊断为耳下淋巴结核。经治疗，无显效。脉细濡，关寸较大，舌苔白黏腻。

辨证：脾湿肝郁，胆胃上逆，相火不藏，气滞血瘀。

诊断：瘰疬。

治则：健脾疏肝，平胆和胃，理气降逆，化瘀散结。

处方：茯苓 9g，泽泻 9g，黄芩炭 9g，炒杭芍 12g，制首乌 30g，广橘红 9g，全瓜蒌 12g，法半夏 9g，广郁金 9g，苦桔梗 9g，北沙参 15g，半枝莲 9g，白蔻仁 4g。6 剂，水煎温服。

8 月 9 日二诊：药后病情平稳。脉细濡，关寸较大，舌苔白腻。

上方去北沙参，增白蔻仁为 5g，减炒杭芍为 9g，加牡蛎粉 15g，煨生姜 4g。6 剂，水煎温服。

8 月 23 日三诊：药后肿块已消大半。脉细濡，关寸较大，舌苔白腻。

原方去北沙参、白蔻仁，减炒杭芍为 9g，加牡蛎粉 15g，草果仁 g，嫩桑枝 9g，煨生姜 3g。10 剂，水煎温服。

9 月 3 日四诊：药后肿块明显缩小。脉细濡滞，关寸较大，舌苔白腻。

原方去泽泻、黄芩炭、北沙参，增白蔻仁为 5g，加甘草 6g，粉丹皮 9g，牡蛎粉 15g，煨生姜 4g，丹参 15g。10 剂，水煎温服。

10 月 24 日五诊：上方服 20 剂，胀块已不明显，他症已除。脉细濡，关寸较大，舌苔白腻。

9 月 3 日方再进。10 剂，水煎温服。

药尽痊愈。

例 3：刘某，男，60 岁。1976 年 9 月 4 日初诊。自诉：近 10 天来，口淡无味，不思饮食，打呃儿。大便正常，左耳下淋巴结肿大，病理切片正常。脉细濡、右稍弦，关尺大，舌苔白腻。

辨证：胆胃上逆，相火不藏，气滞血瘀。

诊断：瘰疬。

治则：平胆和胃，理气降逆，化瘀散结。

处方：柴胡 9g，黄芩炭 9g，炒杭芍 9g，粉丹皮 9g，炒枳壳 9g，炒杏仁 9g，粉葛根9g，蚤休9g，法半夏9g，蒲公英9g，半枝莲12g，草蔻仁6g。3剂，水煎温服。

9月9日二诊：药后食欲好转，淋巴结有所缩小，大便正常，小便多。脉细濡，关尺大，舌苔白腻。

上方增蒲公英为15g。5剂，水煎温服。

9月21日三诊：药后淋巴结明显缩小，大便正常，小便频。脉细濡，关尺大，舌苔白腻。

原方加麦门冬9g，增蒲公英为15g。5剂，水煎温服。

10月4日四诊：药后淋巴结继续缩小，仍感全身无力，纳食可，大便正常，尿频，腰痛。脉细濡，关寸略大，舌苔白腻。

原方加麦门冬12g。5剂，水煎温服。

上方服20余剂，痊愈。

肠 痈

肠痈系因饮食不节，肝郁化热，内陷肠腑，蒸腐血肉所致。

【脉证机理】因暴饮暴食，或过食生冷，或因劳累，或因急行奔走，或因寒温不适，内伤脾胃，肝气郁陷肠腑，郁而化热，蒸腐血肉，症见右少腹肿痞，按之痛如淋，则病肠痈，甚则化生痈脓。

肠痈初起，因邪热上扰，致使营卫不和，症见发热恶寒，形似外感。肝气郁陷，疏泄不遂，攻冲激荡，故症见满腹作痛，游走不定。肝胆同气，肝郁则胆逆，胆逆则横克戊土，胃失和降，故症见恶心呕吐，或右上腹作痛。继则因肝郁化热，气滞血瘀，而致右少腹肿痞作痛，痛处不移。肝主筋，肝气郁滞，化热伤津，筋失濡润，因而拘急，故症见右腿屈曲则痛缓，伸则牵引痛重。热极蒸腐血肉，化生痈脓，故症见腹皮紧急，按之濡软。肝郁化热，故脉现细数而弦，关尺较大，舌苔白腻，舌质红。脓成则热势益剧，故脉现洪数。

【治则】清利肠腑，凉血消肿，化瘀排脓。

【方药】生大黄9g　粉丹皮9g　　生桃仁15g　芒　硝(后下)9g

桉树叶5g　败酱草15g　　冬瓜籽(研)15g

水煎温服。

【方解】生大黄、芒硝清利肠腑，凉血退热；桉树叶、生桃仁、粉丹皮、冬瓜籽、败酱草清热凉血，消肿排脓。

【加减】肠痈初起呕吐者，增生大黄为15g，清泄内热，而止呕吐。脓成，湿寒明显者，加生苡仁 30g，利湿消滞，或酌加制附片 3~6g，祛寒散结。

【忌宜】忌食辛辣刺激食品及肥甘厚味。以软食为宜，保持大便通利。

【按语】肠痈包括阑尾炎等疾患。

阑尾炎有急、慢性之分，有不化脓、化脓甚则穿孔之别。急性化脓者，起病急骤，热象明显，变化迅速，用上方治疗。若有穿孔先兆，或已穿孔，引起腹膜炎者，应及时手术或用西药治疗。慢性者，起病较缓，热象不显，反复发作，以右下腹疼痛为主。治以健脾和胃，疏肝止痛，佐以清利肠腑湿热。慢性阑尾炎急性发作者也可出现明显热象，甚则化脓穿孔，不可忽视。当此之时，仍需按急性阑尾炎处理。

桉树叶杀菌消炎，效果甚佳，急性、慢性均宜，实为治疗阑尾炎之良药，效在蒲公英、金银花之上。

【临床医案】

例1：张某，男，54 岁。1984 年 11 月 1 日初诊。自诉：阑尾手术后半年余，恢复尚可，唯右少腹疼痛，大便时干时稀。经治疗，效不显。脉细濡、弦，关尺大，舌苔白腻。

辨证：脾虚肝郁，气血瘀阻。

诊断：阑尾手术后遗症。

治则：健脾疏肝，通利大肠，化瘀止痛。

处方：茯苓 9g，甘草 6g，桂枝 6g，炒杭芍 9g，粉丹皮 9g，泽兰 30g，广陈皮 9g，炒杏仁 9g，砂仁 5g，延胡索 6g，桉树叶 3g，冬瓜仁 20g。3 剂，水煎温服。

11 月 8 日二诊：右少腹疼痛减轻，大便明显好转。脉细濡，关寸略大，舌苔白薄腻。

上方去广陈皮、冬瓜仁，增延胡索为 9g，加制首乌 20g，炙米壳 3g。3 剂，水煎温服。

11 月 29 日三诊：药后腹痛已愈，大便正常。脉舌同前。

原方去广陈皮、桉树叶、冬瓜仁，增延胡索为 9g，减泽兰为 20g，加制首乌 20g，炙米壳 3g。5 剂，水煎温服。

药尽痊愈。

例2：仲某，男，20 岁。1978 年 9 月 21 日初诊。自诉：腹泻两年余，每日 2~3 次，呈黄色稀便，伴腹痛腹胀，遇寒则加重。查大便常规：黄色软便，见有鞭虫卵。脉沉细濡，两关独大，舌苔白腻。

辨证：脾湿肾寒，肝木郁陷，化生肠虫。

诊断：鞭虫。

治则：清利肠腑，杀虫止痛。

处方：槟榔90g，雷丸片9g。1剂，水煎温服。

9月25日二诊：药后腹泻两次，腹痛明显好转。未注意大便中是否有虫。脉细濡，关寸较大，舌苔白腻。

处方：茯苓4g，甘草6g，炒杭芍9g，粉丹皮9g，肉桂6g，党参9克，赤石脂9g，炒干姜6g，炙米壳6g。3剂，水煎温服。

9月29日三诊：药后腹泻腹痛已愈。查大便常规：正常，未见虫卵。脉细濡，关寸略大，舌苔白腻。

9月25日方再进。3剂，水煎温服。

再未来诊。

癞 疝

癞疝系因中下虚寒，肝木郁陷，下冲少腹，结于阴囊所致。

【脉证机理】此症多因情志不舒，加之外感寒湿之邪，致使肝脾郁陷，盘瘀少腹，结于阴囊而成。症见阴囊或左或右坚硬坠痛，牵引少腹，拘急疼痛，因疼痛而致步履艰难，或见大便干结难下，阴囊湿冷。脉现细濡弦，关尺大，舌苔白腻。

【治则】温暖中下，疏肝升陷，化瘀软坚。

【方药】桂　枝9g　　阿　胶9g　　荔枝核9～12g　全当归9g

炒小茴香9g　大茴香1～3g　炒橘核9～12g

水煎温服。

【方解】炒小茴香、大茴香温暖中下；桂枝、阿胶、全当归疏肝升陷；荔枝核、炒橘核疏肝止痛，化瘀软坚。

【加减】大便干结难下者，加肉苁蓉15～30g，炒麻仁9g，润肠通便。

【忌宜】忌食辣椒、酒，切忌房劳，避免大热、大寒刺激。

【按语】癞疝为七疝之一，以阴囊偏坠、拘急疼痛为特征。

《素问·骨空论》云："任脉为病，男子内结七疝。"《灵枢·经脉》云："肝足厥阴之脉……过阴器……大夫癞疝……是肝所生病者。"故疝气与肝之关系至为密切，多系中下虚寒、肝气郁陷所致。癞疝为七疝之一，多系睾丸炎等疾患，用上方治疗，效果甚佳。

此症有因久病遗精、白浊而成者。

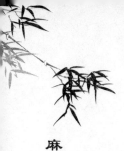

妇 科 病 证

月经不调

月经不调包括月经先期、崩漏、月经后错和月经闭结。

血生于脾，藏于肝，而总统于冲任二脉。脾统血，喜燥而恶湿。肾藏精，其性闭蛰，主冲任二脉。肝主疏泄，性喜条达，生于肾水而长于脾土。水土温暖，生发之令畅，则肝木条达，月经调畅，盈缩按时；脾湿肾寒，不能生长肝木，则肝气郁陷，疏泄不遂，冲任失调，则月经病作。疏泄太过，则月事先期而至，甚则崩漏不止；疏泄不及，则月事后期方来，甚则闭结而断绝；肝肾阴旺，则经血凝瘀，紫黑成块，腐败不鲜，甚则绝产不生，以致亡身殒命。故治疗妇科疾患首在调经。

太过与不及虽缘于脾湿肾寒，肝气郁陷，亦缘于肺胃降敛之失常。所以然者，脾胃同属中土，互为表里，互相既济。脾湿则胃逆，胃逆则肺无降路，故肺胃降敛失常。降敛不及，则肝气疏泄愈甚；降敛太过，则肝气郁遏愈加。

治宜溯本求源，首当健运中州，以资经血化生之源，疏肝理气，以调经期之不准，温肾潜阳，以固其根本。

妇人之质有异于男子，病则多宜培补疏调，最忌寒凉伐泄。先哲仲景示以温经之法，可谓治疗妇科病之准绳。遵先哲之垂训，视其脏气之偏而慎调之，虽不能尽愈妇科诸疾，也当能瘳愈过半，非难为之事也。

（一）月经先期、崩漏

【脉证机理】月经先期为崩漏之先兆，崩漏为先期之剧者。肝木疏泄过旺，肺金收敛不及，则月经先期而至，或淋沥不止；肝木疏泄太过，肺金不能收敛，则病血崩。究其根源，均系中气虚败，肾家虚寒。

脾为生血之本，胃为化气之源，血统摄于肝脾，气藏纳于肺肾。中气虚弱，则肝木郁陷而愈欲疏泄，木愈泄而金愈敛，气虚收敛不及，则月经先期而至，或淋沥不止（漏经），或梗塞不利；木但能泄而金不能敛，则月经滂沛流溢，而病血崩。肾家虚寒，故见经色淡薄。阳虚寒凝，故见月经暗红，或紫黑成块。腰为肾之府，肾寒，故症见腰膝疼痛，酸软无力。肺肾气虚，不能潜藏，则虚阳上浮，故症见头目晕眩，心慌气短，面色㿠白。阳虚欲绝，则症见面色苍白，手足逆冷。

1. 月经先期

月经先期系因肝木疏泄过旺，肺气收敛不及所致，故脉现细濡弦，关寸大，舌苔白薄，或白腻。

【治则】健脾温肾，疏肝敛肺，调经止血。

【方药】
茯　苓 9g	甘　草 6g	炒赤芍 12g	全当归 12g	肉　桂 6g
党　参 15g	炒杏仁 12g	法半夏 9g	炒杜仲 12g	棕榈炭 12g
莲房炭 12g	炒干姜 6g	草蔻仁 6g		

水煎温服。

【方解】茯苓、甘草健脾调中；炒赤芍、全当归疏肝养血；炒杏仁清肺理气；党参补气止血；法半夏和胃潜阳；炒杜仲温阳补肾；棕榈炭、莲房炭调经止血；肉桂、草蔻仁、炒干姜温暖中下。

【加减】淋沥不止者，加阿胶（烊化）9～12g，濡肝止漏。腹痛者，加炙米壳3～5g，温暖中下止痛。大便初干、腹痛者，加肉苁蓉15g，延胡索9g，润燥通便，疏肝止痛。大便初干、胃酸多者，加炒麻仁9～15g，乌贼骨9g，滑肠通便，疏肝和中。气滞者，加广橘红9g，清肺理气。小便不利者，加炒蒲黄15g，化瘀止血利尿。创伤、小腹痛者，加泽兰15～30g，降真香9g，化瘀扶伤止痛。淋沥不止、紫黑成块者，加三七粉（分两次冲服）3g，化瘀止血。

2. 崩漏

崩漏系因肝木疏泄太过，气虚至极，金不收敛所致，故脉现细濡、稍促动，关寸大，或关尺大，或虚大而芤，舌苔白腻。

【治则】健脾疏肝，清肺温肾，气血双补，调经止崩。

【方药】
茯　苓 15g	甘　草 6g	炒赤芍 15g	生地炭 15g	全当归 15g
炙黄芪 30g	炒杏仁 12g	棕榈炭 12g	莲房炭 12g	煨生姜 9g
阿　胶（烊化）12g				

水煎温服。

【方解】茯苓、甘草健脾缓中；炒赤芍、全当归、生地炭、阿胶补血润肝止血；炙黄芪补气固脱；炒杏仁清肺调气；棕榈炭、莲房炭调经止血；煨生姜和胃降逆。

【加减】气虚者，加红参9g，或加党参15g，益气补虚摄血。腹痛者，加炙米壳3～6g，延胡索6～9g，温暖中下，疏肝止痛。脉两寸大、尺微者，加法半夏9g，降逆潜阳。脉关寸大、下寒者，加肉桂4～6g，温肾潜阳。脉关尺大、欲脱者，加桂枝6～9g，升提肝气防脱。舌苔燥腻者，加北沙参15g，清肺润燥。尿不利而黄者，加炒蒲黄15g，化瘀止血利尿。创伤、出血过多者，加刘寄奴6～9g，三七粉1.5～3g（分两次冲服），扶伤止血。出血不止者，立即输液或输血，以扶正固脱。

【忌宜】忌生冷，避寒凉。以食营养性高、宜消化食品为宜。

【按语】月经先期与崩漏均属脾肾虚寒，风木郁冲，疏泄太过，气虚不敛所致。崩症或见上有虚热，但切不可为此标症所惑，本末倒置，径用寒凉伐泄，祸及患者于反掌之间。崩症见有欲脱之征兆者，立即输液或输血，以救其危急。

鲜生姜达表发汗，煨生姜和胃降逆，所以鲜生姜用于辛温解表，内伤杂病，胃气上逆者，用煨生姜以降胃气之冲逆。

（二）月经后错、月经闭结

【脉证机理】月经后错为闭结之先兆，闭结为后错之剧者。肝气郁遏，疏泄不畅，肺气敛闭，则月经衍期而至，或结涩不畅；肺气敛闭不启，肝气不能疏泄，则月经闭结。究其根源，均系中下虚寒，肝胆郁热。

肝胆同气，乙木郁陷，则甲木必逆。郁陷则下热生，逆冲则上热作，甚则盗汗出。热则经脉燔蒸，营阴暗耗，汗出则亡其阳。肺气敛闭，肝郁疏泄不利，故症见经来结涩不利，血色暗红，或紫黑成块，小腹下坠不适，甚则闭结不通。相火上逆，故症见头目晕眩，胸闷气短，心烦易怒，或见夜热骨蒸盗汗。肝郁胆逆之源，缘于中气之虚，肾家之寒。脾虚则湿增而不运化，胃虚则失其顺降之常，中虚不调，升降不遂，必致肝木郁陷，胆木上逆。胃气不降，君相二火下无降路，不能潜藏，必致肾寒，故症见腰膝酸困无力，积瘀日久，月经方来，或来时腹痛腰酸，艰涩不利。

1. 月经后错

月经后错系因肺气敛闭，肝气疏泄不畅所致，故脉现细濡，稍滞，关寸大，或见细濡，稍涩，关尺大，舌苔白薄腻。

【治则】健脾疏肝，清降肺胃，活血通经。

【方药】茯　苓9g　甘　草6g　　桂　枝6g　　粉丹皮9g　川　芎9g

陈枳壳9g　炒桃仁9～15g　法半夏9g　　泽　兰20g　丹　参15g

石菖蒲9g　川牛膝9～12g　砂　仁6g

水煎温服。

【方解】茯苓、甘草健脾和中；桂枝、粉丹皮、川芎疏肝平胆，通经活血；陈枳壳宽胸利气；炒桃仁破血行瘀；法半夏和胃降逆；泽兰、丹参活血行瘀；川牛膝通经行血；砂仁、石菖蒲暖中行瘀。

【加减】上热头痛、脉现寸大者，加黄芩炭6～9g，清相火而止头痛。腹痛重者，加延胡索9g，全当归9g，疏肝止痛。中下湿寒者，加炒干姜3～6g，温暖中下，以祛湿寒。脾肾湿寒、肝郁腹痛、脉弦者，去川芎，增桂枝为9g，温阳疏肝，升陷止痛。中气不足者，加党参12g，或加红参6g，补益中气。肾寒、性机能衰退者，加石楠叶15～20g，温肾兴阳。

2. 月经闭结

月经闭结系因肺气敛闭不启，肝木不能疏泄所致，故脉现细濡，稍涩，关寸大，偶现关尺大，舌苔白腻。

【治则】健脾疏肝，平胆和胃，理气行瘀。

【方药】茯　苓9g　　甘　草6g　桂　枝6g　　粉丹皮9g　　川　芎9g

鹅枳实9g　　法半夏9g　广郁金9g　泽兰叶30g　炒桃仁9～15g

丹　参30g　草红花9g　川牛膝12g　石菖蒲9g　　砂　仁6g

水煎温服。

【方解】茯苓、甘草健脾和中；桂枝、粉丹皮、川芎疏肝平胆，通经活血；鹅枳实、广郁金利气宽胸；法半夏和胃降逆；炒桃仁、草红花破血行瘀，通经开闭；泽兰、丹参活血行瘀；川牛膝通经活血；砂仁、石菖蒲暖中行瘀。

【加减】骨蒸夜热、舌苔黄腻者，去桂枝，加柴胡9g，清泄肝胆以退热，加熟地9～12g，滋润肝血以除蒸。面色枯槁、目下青黑者，加茜草根15g，活血化瘀通经。小腹有痞块、压之硬痛者，加京三棱9g，蓬莪术9g，破结化瘀消癥。下寒、白带多而清稀者，加蛇床子6g，补肾止带。

【忌宜】忌食大辛、大热之品。

【按语】月经后错与闭结其本为脾肾湿寒，其标为肝胆燥热，所以不可见其燥热闭结，而辄用凉营泄热之品，用则脾阳颓败，中气愈虚，病反难愈。

茜草根少用止血，多用活血化瘀。

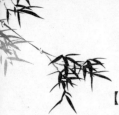

【临床医案】

例1：韩某，女，36 岁。1988 年 3 月 12 日初诊。自诉：月经提前，20 天左右来潮 1 次，量多，色黑有块，10 天左右方罢，甚至淋沥不尽，心烦眠差，已近半年。经治疗，无明显好转，仍量多，淋沥不尽，小腹隐痛。脉濡，尺涩，关寸大，舌苔白腻。

辨证：脾湿肾寒，肝气郁陷，疏泄不藏。

诊断：月经量多，月经先期。

治则：健脾温肾，疏肝升陷，调经止血。

处方：茯苓 9g，泽泻 9g，炒杭芍 12g，制首乌 30g，全当归 9g，广橘红 9g，炒杏仁 9g，炒杜仲 12g，砂仁 5g，炙米壳 3g，棕榈炭 12g，炒莲房 12g，牡蛎粉 15g，阿胶（分冲）9g，炮干姜 4g，三七粉（分冲）3g。5 剂，水煎温服。

3 月 19 日二诊：药后淋沥已止。脉细濡，关寸较大，舌苔白腻、根厚。

上方去炙米壳、炮干姜，加白茅根 9g。5 剂，水煎温服。

3 月 26 日三诊：药后自感尚可，无明显不适。脉细濡，关寸较大，舌苔白腻。

原方去泽泻、阿胶、炮干姜，减制首乌为 20g，炙米壳为 2g，加甘草 6g。5 剂，水煎温服。

4 月 10 日四诊：月经昨日来潮，量中等，色不黑，腹不痛。脉细濡，关寸略大，舌苔白腻。

原方再进 5 剂，水煎温服。

药尽月经也罢，无其他明显不适。随访 3 年，未犯病。

例2：张某，女，38 岁。1988 年 1 月 7 日初诊。自诉：头晕，心慌，腰腿痛，白带多，月经来潮时腹痛，量多，色黑有块，淋沥不断，十余日不尽，右大腿面痛，当脐跳动，大便初干，已数年。经治疗，无明显好转。脉细濡、涩，两关偏寸较大，舌苔白腻。

辨证：脾湿肾寒，肝气郁陷，精血不藏。

诊断：月经量多，带下。

治则：健脾温肾，疏肝升陷，调经止带。

处方：茯苓 9g，泽泻 9g，炒杭芍 9g，制首乌 30g，全当归 9g，广橘红 9g，炒杏仁 9g，炒杜仲 12g，法半夏 9g，炒芡实 12g，牡蛎粉 15g，炒苍术 12g，棕榈炭 12g，砂仁 9g，延胡索 9g，补骨脂 9g。10 剂，水煎温服。

1 月 18 日二诊：药后淋沥已止，带下也好转，腰痛减轻，右大腿面仍痛，他无明显不适。脉细濡，关寸略大，舌苔白腻。

上方去棕榈炭，减砂仁为6g，加桂枝4g。10剂，水煎温服。

2月3日三诊：药后白带已正常，腿痛已愈。月经前天来潮，量较多，色不黑，他无明显不适。脉细濡，关寸略大，舌苔白腻。

原方再进10剂，水煎温服。

2月23日来函称：上方服5剂月经已罢，药尽诸症痊愈。

例3：姜某，女，16岁。1984年7月4日初诊。其母代诉：其女去年月经初潮，20天左右来潮1次，量多，色黑有块，小腹隐痛。经治疗，效不显，仍月经提前，量多。脉细濡，关尺大，舌苔白腻。

辨证：脾虚肝郁，疏泄不藏。

诊断：月经先期，月经量多。

治则：健脾疏肝，调经止血。

处方：茯苓9g，甘草6g，炒赤芍12g，全当归12g，制首乌20g，广陈皮9g，炒杏仁9g，炒杜仲12g，棕榈炭12g，炒莲房12g，牡蛎粉12g，炒干姜5g。5剂，水煎温服。

7月10日二诊：药后月经已止，另有脱发数年。脉细濡，稍滞，关寸大，舌苔白腻。

上方去炒赤芍、炒杜仲、棕榈炭、炒莲房、牡蛎粉，增制首乌为30g，炒干姜为6g，减全当归为9g，加黄芩炭9g，炒杭芍9g，法半夏9g，砂仁6g，旱莲草9g。5剂，水煎温服。

7月15日三诊：药后自感尚可，脱发有所减轻，他无明显不适。脉细濡，关寸略大，舌苔白腻。

7月10日方再进。10剂，水煎温服。

7月26日四诊：药后脱发明显减轻。昨日月经来潮，量中等，色不黑，无明显不适。脉细濡，关寸略大，舌苔白薄腻。

原方加旱莲草9g。10剂，水煎温服。

10月25日其母来函称：上方服4剂月经即罢。近几个月月经正常。

例4：韩某，女，47岁。1987年11月27日初诊。自诉：月经过多，紫黑成块，淋沥不尽，右胁下及背痛，胃脘嘈杂不适，脾大二指，半年余。某医院以功能性子宫出血治疗无效。脉细濡，滞涩，不柔，关寸大，舌苔燥腻。

辨证：脾湿肝郁，胆胃不降，疏泄不藏。

诊断：功能性子宫出血，崩漏。

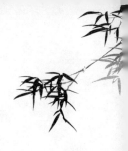

专病论治

治则：健脾疏肝，平胆和胃，暖下止血。

处方：茯苓9g，泽泻9g，炒杭芍12g，制首乌20g，粉丹皮9g，广橘红9g，炒杏仁9g，炒杜仲12g，法半夏9g，棕榈炭12g，牡蛎粉12g，制香附3g，炙米壳3g，刘寄奴9g，炮干姜4g，三七粉（分两次冲服）3g。6剂，水煎温服。

12月4日二诊：药后诸症明显好转，月经已止。脉细濡，关寸较大，舌苔白腻。

上方去刘寄奴，增制首乌为30g，加砂仁6g，炒苍术15g。10剂，水煎温服。

12月20日三诊：药后好转，脉舌同前。

原方去泽泻、制首乌、法半夏、制香附、刘寄奴，增牡蛎粉为15g，加甘草6g，全当归9g，桂枝6g，炒苍术15g，砂仁6g，延胡索9g。10剂，水煎温服。
药尽痊愈。

例5：任某，女，42岁。1986年11月23日初诊。自诉：月经量多，色黑有块，经期正常，头昏、头痛、心慌、胃痛吞酸、白带过多、腰痛、全身痛，天阴则前阴发痒，已数年。多经治疗，无明显好转。脉细濡，左关、右关寸大，舌苔白腻。

辨证：脾湿肝郁，胆胃上逆，上热下寒，精血不藏。

诊断：月经量多，带下。

治则：健脾疏肝，平胆和胃，清上温下，调经止带。

处方：茯苓9g，泽泻9g，黄芩炭9g，炒杭芍9g，制首乌20g，广橘红9g，炒杏仁9g，炒杜仲12g，法半夏9g，延胡索9g，牡蛎粉15g，炒干姜6g，砂仁6g，炒芡实12g，棕榈炭12g。10剂，水煎温服。

12月16日二诊：药后诸症均有所好转，头痛亦减轻。脉细濡，关尺大，舌苔白腻。

上方去黄芩炭、棕榈炭，加粉丹皮9g，桂枝6g。10剂，水煎温服。

12月28日三诊：药后白带已正常，他无明显不适。脉细濡，关寸略大，舌苔白薄腻。

原方改黄芩炭为粉丹皮9g，加炙米壳3g。10剂，水煎温服。

1987年4月2日来函称：药后诸症均愈。

例6：李某，女，34岁。1984年12月22日初诊。自诉：眩晕、腰痛、月经量少、白带多，数年。经治疗，时好时差。脉细濡，稍弦，关寸大，舌苔白腻。

辨证：脾虚肝郁，肺胃上逆，肾寒不藏。

诊断：月经不调，带下。

治则：健脾疏肝，清降肺胃，温肾潜阳，敛精止带。

处方：茯苓9g，甘草6g，炒杭芍12g，粉丹皮9g，制首乌20g，广橘红9g，炒杏仁9g，炒杜仲12g，法半夏9g，炒芡实12g，牡蛎粉15g，北沙参12g，草蔻仁4g，泽兰20g，补骨脂9g。5剂，水煎温服。

1985年1月8日二诊：药后诸症均减轻。脉细濡，关寸大，舌苔白薄腻。

上方去甘草，加泽泻9g。5剂，水煎温服。

上方服10剂，诸症均愈。

痛　经

【脉证机理】痛经分经前腹痛、行经腹痛和经后腹痛，均系肝木疏泄不遂、刑克脾土使然。经前腹痛多伴有月经错后，经后腹痛多伴有月经提前。

（一）经前腹痛

经前腹痛为痛在月经来潮之前者系因脾湿肝郁，经脉壅遏，不能疏泄，肺气敛闭太过，因而多见月经过期不来。当泄而不能泄，肝气郁勃冲突，势必刑克脾土，脾主大腹，故症见下腹作痛。痛甚而致阴阳格拒，阳浮于上，故头上汗出，阴沉于下，故小腹冷坠。腰为肾之府，阳虚肾寒，故症见腰痛。胞宫为肾所主，肾虚寒凝，故多见宫寒不孕，绝产不生。肝气郁极，方能疏泄，所以多见月经错后。肝木虽能疏泄，而肺气仍敛闭不启，故经来艰涩不利，或紫黑成块。经水既来，则经脉疏通，木气松和，痛亦自减或全止。或因脾土被贼，运化迟滞，胃气壅满，上逆而作恶心呕吐。脾湿肝郁，疏泄不利，故脉现细濡，稍弦，关寸大，舌苔白腻。

【治则】健脾疏肝，理气行瘀，暖下止痛。

【方药】茯　苓9g　甘　草6g　炒杭芍12g　粉丹皮9g　　肉　桂5g
　　　　广橘红9g　炒桃仁12g　法半夏9g　泽　兰30g　　延胡索9g
　　　　草蔻仁6g　丹　参12g

水煎温服。

【方解】茯苓、甘草健脾缓急；炒杭芍、粉丹皮疏肝止痛；广橘红、法半夏清降肺胃；草蔻仁、肉桂温暖中下；炒桃仁、泽兰、丹参、延胡索通经活血，行瘀止痛。

【加减】脉稍弦、月经稍后错者，去肉桂，加全当归9g，疏肝止痛。脉弦、月经后错者，去肉桂，加川芎9g，通经止痛。下寒者，加炒干姜6g，温暖中下祛寒。夜热烦躁、舌苔厚腻者，去肉桂，加柴胡6g，生地炭9g；或加大熟地9g，以清胆经之郁热，濡肝家之枯燥。脾湿腹胀、小便不利者，加车前草12g，利尿去湿。胃热呕恶者，去肉桂，加淡竹茹9g，煨生姜6g，清热和胃，降逆止呕。

（二）行经腹痛

行经腹痛为痛在行经之始终者，亦因脾湿肝郁、经脉壅遏不通所致，症见月经量少、结涩不利，多系子宫后倾、输卵管不通使然，治同经前腹痛。

【加减】行经口臭、胸膈烦热，或五心烦热者，加柴胡6g，或加黄芩炭9g，以清肝胆郁热，或径用"丹栀逍遥散"。经来量少、结涩不利、白带多者，加牡蛎粉12g，破结通经，潜阳止带。经来量少、时停、腹痛又来、时通时闭者，加补骨脂9g，温肾通经。行经腰痛者，加炒杜仲12g，痛甚加骨碎补9g，温肾以止痛。输卵管不通者，加石菖蒲9g，行瘀破结。

（三）经后腹痛

经后腹痛为痛在月经来潮之后者，系因水寒土湿，血虚肝燥，陷泄不升，因而多见月经先期而至，行经期长，断续不止。肝木枯燥郁遏，贼伤脾土，故症见纳差运迟，小腹隐隐作痛。脾湿肾寒，故症见腰腿困乏无力，大便稀薄，甚则宫寒不孕，即使怀孕，也易流产。脾湿肾寒，肝木郁陷，故脉现细濡，关尺略大，舌苔白薄，或白薄腻。

【治则】温中暖下，润血疏肝，行瘀止痛。

【方药】茯　苓9g　　甘　草6g　　桂　枝6g　　炒杭芍9g　　粉丹皮9g
　　　　全当归15g　石菖蒲9g　泽　兰15g　炒干姜6g　　阿　胶（烊化）9g

水煎温服。

【方解】茯苓、甘草健脾和中；桂枝、粉丹皮、阿胶、炒杭芍、全当归疏肝升陷，润血止痛；石菖蒲、泽兰行瘀止痛；炒干姜温暖中下。

【加减】脾虚运迟者，加草蔻仁6g，暖中醒脾。月经量多者，去泽兰，加炒莲房15g，棕榈炭9g，调经止血。月经量多、紫黑成块者，加刘寄奴6g，化瘀止血。经色暗淡稀薄者，加炒蒲黄12g，利湿止血。肾寒腰痛者，加炒杜仲12g，或加骨碎补9g，温肾止痛。宫寒不孕者，加石楠叶10g，以暖宫寒，或径用"大温经汤"化裁以治之。腹泻者，加炙米壳5g，暖下涩肠止泄。痛重者，加延胡索9g，疏肝止痛。气虚不敛、月经量多者，加山茱萸12～15g，敛肺止血，或加生黄芪15g，益气止血。

【忌宜】忌生冷、辛辣食物，宜食营养丰富之食品，勿劳累。

【按语】经前腹痛、行经腹痛多因肝气郁滞、经脉结涩所致，因此，疏肝理气、化瘀止痛为不易之法，但亦当适可而止，以免肝气疏泄太过而致崩漏。若非白带过多，不用泽泻，以防利脾湿而伤肝阴。

经后腹痛多因血虚木燥、陷泄不升所致，多见上有标热，而本属脾肾虚寒。血虚木燥，宜补血润血；脾虚肾寒，宜温中暖下。但不宜过用香燥、大热之品，以防助阳太过而灼伤肝阴。更不可见有标热径用寒凉，戕伐脾肾本已虚惫之阳，致成堕胎、宫寒不孕之祸。

痛在经前多伴有月经后错，痛在经后多伴有月经提前，故当与月经先期、月经后错互参，灵活变通而治之。

经期感冒

【脉证机理】《金匮要略》云："妇人伤寒发热，经水适来，昼日明了，暮则谵语，如见鬼状者，此为热入血室。妇人中风，发热恶寒，经水适来，得之七八日，热除脉迟，身凉和，胸胁满，如结胸状，此为热入血室也。妇人中风七八日，续来寒热，发作有时，经水适断，此为热入血室，其血必结，故使如疟状，发作有时，小柴胡汤主之。"行经之时，血室空虚，不慎感受风寒，卫气闭敛，而致营血郁滞；营郁则发热，热自经络乘虚而入客血室，是病热入血室，即经期感冒。

肝藏血，血室为肝所主，肝胆同气，热邪自厥阴而传少阳，少阳经气不利，横塞胸胁，故症见胸闷气短，甚则状如结胸。少阳相火，不能潜降，势必逆升，相火升炎，灼伤心液，心液耗伤，神不守舍，故而谵语，如见鬼状。血属阴，邪客血室，故入夜则发热谵语，如见鬼状，白昼一如常人，或为一般感冒之状。热客血室，故夜间脉现浮数，舌苔白腻或淡黄腻，白昼脉现细濡，关寸略大，舌苔白薄，一如常人。

【治则】益脾和胃，疏肝平胆，清热凉营。

【方药】醋柴胡9g　炒杭芍9g　黄芩炭9g　粉丹皮9g　熟　地15g
　　　　法半夏9g　甘　草6g　煨生姜9g　肥大枣3~5枚
　　　　水煎温服。

【方解】醋柴胡、黄芩炭和解清热；炒杭芍、粉丹皮、熟地疏肝凉营；法半夏、煨生姜和胃降逆；甘草、肥大枣和胃益脾，以资化源。

【加减】气虚者，加党参12g，以补中益气。腹痛者，加延胡索9g，疏肝止痛。

【忌宜】忌食生冷、辛辣，勿受寒凉，注意休息，勿劳累。

【按语】经期感冒系指经期感受风寒之邪，邪气乘血室空虚，化热入客之疾患，中医学谓之热入血室。虽系感受风寒，属感冒范畴，但因血虚，邪客血室，故见症不同于一般感冒，治亦迥然而异。要详询病史，知夜热谵语之源，投以清泄肝胆、和解凉营之剂。虽非易如反掌，也绝非难治。

妊娠病

《灵枢·决气》云："两精相抟，合而成形，常先生身，是谓精。"《灵枢·经脉》云："人始生，先成精。精成而脑髓生，骨为干脉为营，筋为刚，肉为墙，皮肤坚而毛发长，谷入手胃，脉道以通，血气乃行。"两精相抟，二气妙凝，合而成形，血以濡之，化其神魂，气以煦之，化其精魄，涵养变化，五气完足，瓜熟蒂落，十月而生，是为人。

未形之先，爰有祖气，祖气之内，包含阴阳。气含阴阳，则有清浊，清则浮升，浊则沉降，升则为阳，降则为阴。阴阳之间，是谓中气，中气者，土也。胎以气化，而不以精化。精为果中之仁，气为仁中之生意。胎得土气，生意为芽，芽生则仁渐枯，故精不能生。结胎者，精中之生意也。胎气既结，血以濡之，而化其魂神，气以煦之，而化其精魄。气统于肺，血藏于肝，而气血之根，总源于脾胃。脾胃属土，乃化生气血、培养胎元之根本，所以黄元御曰："胎妊者，土气所长养也。"土气充旺，则四维得养，木火以生长之，金水以收成之。化生五神，爰生五气，以为卫外，产生五精，以为内守，结五脏，以为宫城，开五官，以为门户。日迁月化，潜滋默长，形完气足，十月而生，是为人。

（一）妊娠恶阻

【脉证机理】《金匮要略》云："妇人得平脉，阴脉小弱，其人渴，不能食，无寒热，名妊娠。"《素问·平人气象论》云："妇人手少阴脉动甚者，妊子也。"胎气初结，中气凝壅，升降之机湮郁，冲和之气壅碍。胃气初郁，故症见口味厌常而喜新。及其两月胎成，胃气阻逆，故症见恶心呕吐，食不下，是病妊娠恶阻。胎气阻膈，而致脾胃不和，肝胆失调，升降倒置，阴不能上承以济阳，则阳盛于上，故见头昏、心慌、气短、口渴、失眠，阳不能下潜以济阴，则坎中阳虚，故腰腿酸困无力。胎气形于脉，故脉现细濡，关寸较大，寸动，舌苔白薄腻。

【治则】健脾和胃，平胆疏肝，清肺降逆。

【方药】茯　苓 9g　甘　草 6g　炒杭芍 9g　全当归 9g　广陈皮 9g

炒杏仁 9g　白蔻仁 9g　姜半夏 9g　砂　仁 9g　煨生姜 9g

水煎温服。

【方解】茯苓、甘草健脾和中；炒杭芍、全当归平胆疏肝；广陈皮、炒杏仁、姜半夏清肺理气，降逆止呕；白蔻仁和胃止呕；砂仁温中保胎；煨生姜和胃降逆止呕。

【加减】腹痛者，加延胡索 9g，或加粉丹皮 6～9g，疏肝止痛。失眠者，加炒枣仁 12g，炒五味子 9g，敛肺养心安眠。气虚口渴、舌苔白腻而厚者，加红参 6g，天花粉 9g，清热益气，生津止渴。木香香窜下行，禁用；若与半夏同用，有堕胎之弊。若素有癥疾，怀孕之后，胎连于癥，则癥亦加重，甚则漏下。因气血同趋养胎，正气虚弱，无以御癥使然。脉见细濡，稍弦，关尺大，舌苔白腻，或见舌质较紫。以上方加广郁金 9g，粉丹皮 9g，泽兰 15g，炒桃仁 15g，砂仁 9g，石菖蒲 9g 治之。癥大者，可用桃核承气汤，或酌用抵当汤（丸）治之。

【忌宜】忌生冷、大辛、大热之食物。勿劳累，宜静卧休息。

【按语】平脉指脉象和平，人无疾病之脉，亦即细濡之脉。阴脉小弱，即尺脉微而寸脉稍大之象。手少阴脉动，指脉动在神门穴。手少阴心脉候于左寸，神门脉动，左寸必动，左寸动，右寸也动，故手少阴脉动，即寸脉动之变文。

胎气一结，中气壅阻，阴阳格拒，因而恶阻。法当理气行郁，和胃降逆，清上热而行郁滞。内热者加清润上焦之品，内寒者加温中暖下之味，酌其脏腑阴阳之偏而调之，不宜用填补之剂。

素有癥疾者，因气血养胎，正虚邪实，可见漏下。法当去癥，则漏下自止。经云"有故无殒"，不必畏犯虚虚之戒。

（二）胎漏

【脉证机理】胎元化生，一月二月，木气生之；三月四月，火气长之；五月六月，土气化之；七月八月，金气收之；九月十月，水气成之，五气皆足，胎完而生。

土为四象之母，在脏为脾，在腑为胃。脾为生血之本，胃为化气之源，胎元化生，全赖气血之煦濡，故保胎之要，首在培土。中土阳旺，则善纳而健运，化源充足，气血充沛，金火清凉而上不病热，水木温暖而下不病寒。木温而火清，则血畅而不凝，金凉而水暖，则气行而不滞。气血环抱而煦濡之，形神安固，绝无伤堕陨落之患。

血气虚衰则四维失养，生长之气弱则胎不发育，收成之气弱则胎不坚完。木火之气衰则胎堕于初结之月，金水之气弱则胎陨于将成之时。

中土阳衰缘于命门火败。《难经·三十六难》云："命门者，诸精神之所舍，元气之所系也，男子以藏精，女子以系胞。"命门火败，肾水渐寒，侮土灭火，不生肝木，故胎多堕在火气长养之时。妊娠三至四月，因阳败火虚，肝气郁陷，贼伤脾土，故堕前小腹下坠疼痛，腰痛下血。肝气郁陷，胆胃必逆，故症见头目晕眩，心慌气短，恶心欲吐。肝木郁遏，故脉现弦细、关寸大，舌苔白薄。

【治则】健脾疏肝，补气止血，温肾固胎。

【方药】
茯　苓 9g	焦白术 9g	全当归 9g	炒杭芍 9g	肉　桂 4g
党　参 15g	炒杏仁 9g	炒杜仲 12g	炒莲房 12g	棕榈炭 12g
补骨脂 6~9g	三七粉（分两次冲服）3g

水煎温服。

【方解】茯苓、焦白术健脾和胃；炒杭芍、全当归疏肝止痛；党参补气固胎；炒杏仁清肺理气；三七粉、棕榈炭、炒莲房、肉桂、炒杜仲、补骨脂温补命门，止血固胎。

【加减】上有虚热者，加黄芩炭 6g，清上以保胎。胎动不安者，加砂仁 6g，暖中以安胎。肝气郁陷，脉现关尺大，稍弦，小腹下坠疼痛者，去肉桂，加桂枝 6g，疏肝升陷止痛。呕吐者，去肉桂，加煨生姜 6~9g，和胃降冲止呕。

【忌宜】忌生冷及大辛、大热食品，以营养丰富之食品为佳；勿劳累，宜静卧将息；忌房事。

【按语】怀孕 1~2 个月陨胎者，谓之流产；3~4 个月陨胎者，谓之小产；6个月以上陨胎者，谓之早产。

命门火衰为陨胎之源。所以然者，火衰则中气虚寒，气血化源乏竭无以养胎，故易陨落。治当溯本求源，重在温补肾阳，益命门之火以安胎，兼调脾胃肝胆及止血，则胎动可安，胎漏可止，而无陨落之患。

偶见怀孕 7~8 月，突然腹内鸣声如啼，谓之胎哭，系因展腰或登高所致。急取黄豆一百粒撒地上，令孕妇弯腰拾取，胎哭随即而止。

（三）妊娠高血压

【脉证机理】怀孕之后由于胎气阻碍，气机不利，致使胆胃上逆，肝脾下陷，君相二火不能潜降，以温肾水。肾水不能上承，以济心火，而致上热下寒。上热，故症见头目昏晕，心烦气短，血压升高（以舒张压偏高为主）。下寒，故症见脘腹胀满，小便不利，腰腿酸困疼痛。脾湿肝郁，上热下寒，故脉现细濡、滞涩，或伏涩，关寸大，舌苔白腻。

【治则】健脾和胃，平胆疏肝，清肺理气，和胃降逆。

【方药】 茯　苓9g　　泽　泻9g　　黄芩炭9g　　炒杭芍9g　　全当归9g

　　　　 广橘红9g　　炒杏仁9g　　姜半夏9g　　炒杜仲12g　　夏枯草12g

　　　　 茺蔚子12g　煨生姜9g

　　　　 水煎温服。

【方解】茯苓、泽泻健脾利湿；黄芩炭、炒杭芍、全当归、夏枯草平胆疏肝；广橘红、炒杏仁、姜半夏清肺理气，和胃降逆；炒杜仲、茺蔚子温阳利尿降压；煨生姜和胃降冲。

【加减】腰痛者，加骨碎补12g，温肾壮腰止痛。腹胀者，加泽兰15g，利湿化瘀消胀。尺脉弱、小便清长者，加补骨脂9g，温肾涩尿。肾亏者，加菟丝子9g，暖下补肾。

【忌宜】忌辛辣、大热、刺激食物，忌腥荤；宜食清素食品及植物油；不宜劳累。

【按语】妊娠高血压系怀孕之后气血同趋养胎，致使虚阳上浮，肾家虚寒，脾湿肝郁，肺失通调，水湿瘀阻所致。治同一般高血压，而加温肾利湿之品。尿利湿去则胀消，头目眩晕亦随之而除，血压下降而向愈。

妇人杂病

妇人杂病多因水寒土湿、肝木郁陷、邪气浸淫所致。验之临床，阳虚积冷者多，阴虚热结者少。水寒土湿，肝木郁陷者十之八九，土燥水亏，而生燥热者不过十之一二。《金匮要略》云："妇人腹中诸疾痛，当归芍药散主之。"此论提纲挈领，此方简捷精当，药味平和无损，功能健脾渗湿，疏肝止痛，切当病机，寓意深刻，可谓论治妇科杂病之纲领。不但主妇人腹中诸疾痛，凭脉辨证，加减化裁，也适用于绝大部分妇科杂病。

（一）带下证

带下证多因脾湿肝郁，疏泄不藏，阴精流溢使然。

【脉证机理】《素问·上古天真论》云："肾者主水，受五脏六腑之精而藏之。"《素问·骨空论》云："任脉为病，男子内结七疝，女子带下瘕聚。"肾温则藏，寒则不藏。脾湿肝郁，胆胃不降，则相火不藏，不能温暖肾水，而致肾寒；肾家虚寒，不能生长肝木，肝木抑郁，行其疏泄；肾寒不藏，任脉阴旺，带脉不能收引，故阴精流溢，而病带下。

五脏各有其本色，所以带有青、黄、赤、白、黑五色。一脏偏伤，则一色偏见。腰为肾之府，肾寒，故腰膝酸软，困乏无力。三焦相火，陷于膀胱，郁生下热，故带下色黄黏稠，腥臭难闻，溺黄涩不利。脾湿肝郁，胆胃上逆，相火升泄，致使上热燔蒸，故症见胸膈满闷，五心烦热，夜热毛蒸，口舌干燥，头昏耳鸣，心烦失眠，恶闻声响。

究其上热下寒之源，过不在心肾，而在于脾家之湿旺。脾家湿旺，中土不运，阻碍阴阳升降之路，心肾不能交济，故而上热下寒。脾湿则肝郁，故而作酸烧心，纳差运迟，大便初干后溏，或稀溏。脾湿肝郁，上热下寒，故脉现细濡、稍虚涩，关寸大，或稍弦，关尺大，舌苔白腻，或淡黄腻。

【治则】健脾疏肝，平胆和胃，敛精止带。

【方药】茯苓9g　　焦白术9g　　炒杭芍9g　　粉丹皮9g　　全当归12g
　　　　广橘红9g　　炒杏仁9g　　法半夏9g　　炒杜仲12g　　牡蛎粉12g
　　　　炒芡实15g　草蔻仁6g

　　　　水煎温服。

【方解】茯苓、焦白术健脾和胃；炒杭芍、粉丹皮、全当归平胆疏肝；广橘红、炒杏仁、法半夏清肺降逆；炒杜仲壮腰止痛；草蔻仁暖中行瘀；牡蛎粉、炒芡实敛精止带。

【加减】上热头痛者，去全当归，加黄芩炭6～9g，清相火而止头痛。肺热、口干苔腻者，加北沙参15g，清热润肺。月经后错者，加泽兰20g，丹参15g，行瘀通经。月经提前者，加棕榈炭12g，炒莲房12g，调经止血。腹胀者，加泽兰20g，行瘀消胀。腹痛者，加延胡索6～9g，疏肝止痛。湿热重、前阴作痒、带下黄稠者，去焦白术，加泽泻9g，半枝莲9～12g，清利湿热止带。脉现关尺大、月经提前者，加桂枝6～9g，疏肝升陷止血。带下色黄、小便黄赤者，加焦山栀6～9g，清利下焦湿热以止带。带下清稀、中气虚弱者，加党参15g，补中益气止带。带下色黄、黏稠如脓、气味腥臭者，加焦山栀6～9g，车前草15g，或加白檀香6g，或加鱼腥草9g，或加桉树叶3g，清热解毒，利湿止带。肾虚下寒、小腹冷痛者，加炒干姜4～6g，暖下止痛。发热溺涩、带黄阴痛者，加炒黄柏6g，焦山栀9g，清利膀胱，凉营退热。

【忌宜】忌食辛辣、大热之品；勿受寒受潮，勿坐湿地。

【按语】带下证者有五色之不同，以白黄两色为多见。白带多属湿寒，黄带多属湿热，其病因均以脾家湿旺为主。湿旺则阻遏阴阳升降之路，阳不能潜降以济阴，则壅滞于上而燔蒸。肾不得温而愈寒，阴不能上承以济阳，则瘀陷于下而流溢，心不得濡而上热。上热壅滞，重则症见五心烦热，夜热毛蒸，而究其脾肾，则系一派湿寒。

相火不潜之夜热毛蒸与阴虚之夜热骨蒸截然不同，治亦迥然有异。切不可见有上热，径投寒凉滋腻之品，泻火伐阳必致寒湿愈加而带下愈剧，上热愈甚。

带下当渗利脾湿，轻清上热，但不能过利，须适可而止。所以然者，带证肝胆多有郁热，渗利过度必伤肝阴，故当慎之。

偶见夜热骨蒸者，用"柴胡地黄汤"治之（方见经期感冒），重用柴胡、熟地，疗效尤佳。

【附方】下治丸

主治：滴虫性阴道炎。症见带下黄赤，气味腥臭，前阴奇痒难忍。

功能：除湿杀虫。

组成：百部 30g，蛇床子 15g，枯矾 5～8g。

制法：上三味捣为细粉，炼蜜 50g 为丸，绢包。

用法：纳入阴内。

【临床医案】

王某，女，33 岁。1986 年 10 月 11 日初诊。自诉：白带多，月经提前，当脐跳动，满腹作痛，大便初干，两年余。经治疗，无明显好转，近两年来血压偏高。血压：156/80mmHg。脉细濡、稍牢，关寸较大，舌苔白腻。

辨证：脾湿肝郁，胆胃上逆，上热下寒，精血不藏。

诊断：带下，月经先期。

治则：健脾疏肝，清肺降胃，暖下止带。

处方：茯苓 9g，泽泻 9g，炒杭芍 9g，粉丹皮 9g，桂枝 6g，广橘红 9g，炒杏仁 9g，法半夏 9g，广郁金 9g，延胡索 9g，牡蛎粉 15g，北沙参 12g，砂仁 6g，肉苁蓉 12g，炮干姜 4g，石菖蒲 9g。6 剂，水煎温服。

10 月 19 日二诊：药后自感尚可，诸症减轻。血压：130/80mmHg。脉细濡，关寸略大，舌苔白腻。

上方去桂枝、肉苁蓉、石菖蒲、炮干姜，加制首乌 15g，炙米壳 3g，番泻叶 1g，炒枣仁 12g。6 剂，水煎温服。

10 月 26 日三诊：药后大便已利。近来咳嗽，咳黄痰。脉细濡、稍数，关寸较大，舌苔白腻。

原方去桂枝、广郁金、牡蛎粉、肉苁蓉、石菖蒲、炮干姜，增炒杭芍为 12g，加炙五味子 9g。10 剂，水煎温服。

11月6日四诊：药后咳嗽减轻，腹仍胀，大便不利。脉细濡，关寸较大，舌苔白腻。

原方去粉丹皮、桂枝、广郁金、肉苁蓉、石菖蒲、炮干姜，增炒杭芍为12g，减牡蛎粉为12g，加生地炭12g，制首乌20g，前胡9g，川贝母9g，白茅根9g，炒枣仁9g。10剂，水煎温服。

11月24日五诊：药后咳嗽已愈。脉细濡，关寸略大，舌苔白腻。

原方去桂枝、广郁金、肉苁蓉、石菖蒲、炮干姜，加制首乌20g，炒杜仲12g，炙米壳3g，炒枣仁12g，丹参15g。10剂，水煎温服。

12月14日六诊：近来头项不适，鼻口时有血块，睡眠欠佳。脉濡涩，关寸较大，舌苔白腻。

原方去粉丹皮、桂枝、广郁金、北沙参、砂仁、肉苁蓉、石菖蒲、炮干姜，加黄芩炭9g，制首乌20g，炒杜仲12g，夏枯草9g，决明子15g，草果仁4g，丹参12g，炒枣仁12g，煨生姜5g。10剂，水煎温服。

2月13日七诊：头痛已愈，他无明显不适。脉细濡，关寸较大，舌苔白腻。

原方去粉丹皮、桂枝、广郁金、延胡索、砂仁、肉苁蓉、石菖蒲，增炒杭芍为12g，加制首乌20g，全当归9g，炒杜仲12g，炒芡实9g，补骨脂9g，白蔻仁5g，棕榈炭12g。6剂，水煎温服。

再未来诊。

（二）乳痈

乳痈系因营卫虚弱，风邪入客，营郁化热，壅聚乳房所致。

【脉证机理】乳汁为气血之所化。营卫即经络之气血，在经在络，名曰营卫；在脏在腑，名曰气血，名虽异而实为一物。

乳儿期间，部分气血化为乳汁，乳妇之气血因之虚弱，营卫亦虚。若不慎当风，风邪乘虚入客，风伤卫气而遏营血，致使营卫不和。营郁化热，壅聚乳房，红肿疼痛，恶寒发热，脉浮而数，是病乳痈。

当此之时，投以凉营泄热，活血化瘀，兼以辛凉解表，则营郁外泄，微汗出而红肿消，寒热除而疼痛止，乳痈即愈。若失于表解，则郁热内伤气血。热伤气分，则卫郁而发热。气之有余便是火，故症见口干口苦，烦热作痛，渴欲饮冷，甚则恶心呕吐，溲溺黄赤。热伤血分，则血瘀化热，壅聚乳房，故症见乳房红肿，硬痛难忍。久则气血瘀滞，热腐血肉而为脓，甚至乳房溃烂，脓血流溢。气血瘀滞，内热壅盛，故脉现滑数，舌苔黄腻，舌质多红紫。

【治则】疏肝通经，活血化瘀，凉营解表，消肿止痛。

【方药】桂　枝 6~9g　　粉丹皮 9g　　　苦桔梗 9g　　　炒桃仁 15g

青浮萍 12~15g　生　地 9~12g　天门冬 9~2g　甘　草 6g

水煎温服。

【方解】桂枝、粉丹皮、生地疏肝通经，行瘀止痛；炒桃仁、苦桔梗通经活络、化瘀消肿；天门冬清肺泄热；青浮萍凉营解表，祛瘀消肿；甘草和中缓急。

【加减】发热头痛、不恶寒者，去桂枝，加黄芩炭 9g，泻火退热。呕吐者，加淡竹茹 9g，和胃止呕。乳房肿痛重者，加生枳实 6~9g，破气行瘀止痛。欲化脓者，去桂枝，加蒲公英 15~20g，紫花地丁 3g，清热凉血，解毒消肿。芍药收敛，禁用！

【忌宜】忌辛辣刺激食品，以清淡饮食为宜；注意休息；乳房胀痛者，可用吸奶器将乳汁吸出，勿食用。

【按语】乳痈包括乳腺炎等乳房肿痛之疾患。

乳腺炎可因外感风邪，乳儿吃奶睡着压迫乳房等因素引起。初起营卫不调，营郁化热，症见发热恶寒，乳房红肿疼痛。治以凉营解表，化瘀通经，以上方取微汗，数剂可愈。若迁延失治，入里化热，则去桂枝，加凉营泄热解毒之品以治之。

乳痈初起，虽红肿热痛，然必须用桂枝通经，否则效不佳。脓既成，或已溃，用此方效不显，当从痈证论治。

【临床医案】

例1：海某，女，28岁。1978年6月22日初诊。自诉：两乳房肿痛半年余。妊娠6个月开始感到两乳房疼痛，某医院诊断为乳腺炎。怀第一胎时也曾患乳痛，服药无效，断奶后疼痛消失。近1月来，失眠、多梦、易惊，颈项两侧以及头顶痛且发胀，汗多，大便先干后溏，小便正常。脉细濡，关寸较大，舌苔白腻。

辨证：脾虚肝郁；肺胃不降，气滞血瘀。

诊断：乳腺炎。

治则：健脾疏肝，清降肺胃，化瘀止痛。

处方：茯苓 9g，甘草 6g，炒杭芍 9g，粉丹皮 9g，全当归 9g，广橘红 9g，炒杏仁 9g，法半夏 9g，广郁金 9g，昆布 15g，丹参 12g，草蔻仁 6g，炒枳壳 9g，青浮萍 12g。3剂，水煎温服。

6月27日二诊：药后乳房疼痛明显减轻，他症同前。脉细濡，关寸大，舌苔白薄腻。

上方加蒲公英9g。3剂，水煎温服。

7月1日三诊：药后左侧乳房疼痛减轻，右侧乳房仍疼痛，近日腹泻。脉细濡，关寸较大，舌苔白腻。

原方加蒲公英15g。5剂，水煎温服。

7月8日四诊：药后右侧乳房刺痛，饮食，睡眠，二便尚可。脉细濡、稍滞，关寸较大，舌苔白薄。

原方加苦桔梗9g，蒲公英15g。5剂，水煎温服。

7月17日五诊：药后尚好，乳房肿块消失，疼痛已除，他症均好转。脉细濡，关寸较大，舌苔白腻。7月8日方再进5剂，水煎温服。

药尽痊愈。

例2：秦某，女，33岁。1984年4月8日初诊。自诉：两乳房肿痛，低热1周，自服抗生素，效不佳。脉细濡、稍数，关寸大，舌苔白腻。

辨证：脾虚肝郁，肺胃上逆，气滞血瘀。

诊断：乳腺炎。

治则：健脾疏肝，清降肺胃，化瘀止痛。

处方：茯苓9g，甘草6g，炒杭芍12g，粉丹皮9g，青浮萍9g，广陈皮9g，炒杏仁9g，蒲公英15g，砂仁3g，白茅根9g，苦桔梗9g。3剂，水煎温服。

4月10日二诊：药后乳房肿痛减轻，发热已愈。脉细濡，关寸大，舌苔白腻。

上方加黑元参9g。5剂，水煎温服。

药尽痊愈。

（三）乳腺增生

乳腺增生系因脾湿肝郁、气血瘀滞结于乳房所致。

【脉证机理】平人中气健运，脾胃冲和，肝胆调畅，清阳左升，所以血温而不瘀，浊阴右降，所以气清而不滞，经络通利而无瘀滞，故不病乳腺增生。

因情志不舒，怒气伤肝，而致肝郁。肝郁必横克脾土，脾土被贼，则中气不能健运。肝脾郁陷而不升，肺胃必逆，气滞不降。气为血帅，气滞则血瘀。肝之经脉，循于两乳，气血瘀滞于胸膈，结于两乳，凝聚成块，硬而胀痛，是病乳腺增生。木郁克土，故症见脘胁郁闷，纳差腹胀。肝郁疏泄不畅，故症见月经后错，紫黑成块，行经腹痛。肺胃不降，相火上逆，故症见胸闷口苦，心烦易怒。气滞胸膺，故脉现细濡滞，关寸较大，舌苔白腻。

【治则】健脾疏肝，利气宽胸，软坚散结。

【方药】茯　苓9g　　生白术9g　　炒杭芍9g　　粉丹皮9g　　制首乌15g

陈枳壳9g　　全瓜蒌9g　　法半夏9g　　广郁金9g　　昆　布15g

蒲公英18g　泽　兰30g　苦桔梗9g　草蔻仁6g

水煎温服。

【方解】茯苓、生白术健脾和胃；炒杭芍、粉丹皮、制首乌疏肝行瘀；苦桔梗、广郁金、陈枳壳、全瓜蒌、法半夏清肺利气，宽胸降逆；昆布软坚散结；蒲公英活血通络，祛瘀止痛；泽兰活血化瘀；草蔻仁健脾行瘀。

【加减】血瘀重、包块硬痛者，加炒桃仁15g，牡蛎粉15g，活血化瘀软坚。胸闷乳胀重者，改陈枳壳为鹅枳实6～9g，或加穿山甲3～6g，破气宽胸消胀。午后发热者，加青浮萍9～12g，或加白薇9g，通经透表退热。禁用姜、枣，否则顽坚难消。

【忌宜】忌盛怒；保持情志舒畅。

【按语】乳腺增生与卵巢功能失调有关，属中医学之"乳癖"、"乳核"、"乳痞"等范畴。

导致本病的原因多系郁怒伤肝，肝郁乘脾，致使脾湿肝郁，气血瘀阻，结于乳房使然。治疗重在健脾疏肝，清肺理气，佐以通经活络，化瘀软坚散结。左乳重者，偏于血瘀，治当偏重活血化瘀；右乳重者，偏于气滞，治当偏重利气降逆。脉现弦象者，为化脓之兆，应酌加清热凉血之品，截其未至，以免化脓。硬块贴于肋骨、推之不移者，多系乳腺癌，应及早确诊与治疗。

【临床医案】

例1：何某，女，26岁。1978年7月31日初诊。自诉：两乳房起肿块两月余，伴胀痛，午后手足心发热，纳差，食后胃脘胀痛，口苦，睡眠、二便尚可，月经后错1周。曾在某医院以乳腺增生治疗，效不显。两乳房包块大如鸡卵，触之疼痛，质较硬，表面稍不平，活动。脉细濡，关寸较大，舌苔白腻。

辨证：中气不运，肝胆壅滞，肺胃不调，气滞血瘀。

诊断：乳腺增生。

治则：健脾和胃，平胆疏肝，破滞行瘀。

处方：茯苓9g，炒白术9g，炒杭芍9g，粉丹皮9g，全当归9g，广橘红9g，炒杏仁9g，法半夏9g，广郁金9g，苦桔梗9g，昆布15g，蒲公英15g，泽兰15g，草蔻仁6g。10剂，水煎温服。

8月10日二诊：药后两乳房胀痛较前减轻。脉细濡，两关寸较大，舌苔白薄腻。

上方改炒杏仁为炒桃仁 15g，加川楝子 9g。5 剂，水煎温服。

8 月 16 日三诊：药后两乳房胀痛继续减轻，肿块变软，手足心仍发热，食纳增加，食后胃脘满胀疼痛，泛酸，口稍苦，二便正常。脉细濡，右关寸较大，舌苔白腻。

8 月 10 日方加土贝母 9g。5 剂，水煎温服。

8 月 22 日四诊：近日头痛，流清涕，周身酸困疼痛。脉细濡、稍紧，两寸略大，舌苔白薄腻。

原方改炒杏仁为炒桃仁 15g，加青浮萍 15g。3 剂，水煎温服。

8 月 26 日五诊：药后感冒已好转，两乳肿块明显变小变软，如核桃大，触之稍感疼痛。脉细濡，关寸略大，舌苔淡薄。

效不更方，8 月 22 日方再进。10 剂，水煎温服。

9 月 8 日六诊：两乳房肿块消失，他无明显不适。脉舌同前。

原方改炒杏仁为炒桃仁 12g，加青浮萍 9g。5 剂，水煎温服。

药尽痊愈，至今未复发。

例 2：陈某，女，34 岁。1978 年 7 月 14 日初诊。自诉：左乳房肿痛两年。某医院以乳腺增生治之，效不著，乳房仍肿痛，胸闷气短，心烦失眠，乏力纳差，二便可。肿块如蚕豆大，质软，压之疼痛。脉细濡，关寸较大，舌苔白腻，舌质红。

辨证：脾湿肝郁，肺胃不降，气滞血瘀。

诊断：乳腺增生。

治则：健脾疏肝，清降肺胃，破滞行瘀。

处方：茯苓 9g，泽泻 9g，炒杭芍 9g，粉丹皮 9g，川芎 9g，广橘红 15g，全瓜蒌 9g，法半夏 9g，广郁金 9g，昆布 15g，蒲公英 15g，草蔻仁 6g，苦桔梗 9g。3 剂，水煎温服。

7 月 21 日二诊：药后平稳。脉细濡、紧，关寸大，舌苔白薄。

上方加青浮萍 9g。3 剂，水煎温服。

7 月 28 日三诊：药后乳胀减轻。前两天因生气，乳胀又加重，他症同前。脉细濡，关寸大，舌苔白薄。

原方加青浮萍 12g。3 剂，水煎温服。

8 月 25 日四诊：药后肿块消失，他无明显不舒。脉细濡，关寸略大，舌苔白腻。

继服上方。3 剂，水煎温服。

药尽痊愈。

例3：孙某，女，32岁。1978年7月28日初诊。自诉：左乳头下生一肿块1年余，劳累及月经来潮时则胀痛，直径1.5cm×1cm，质硬。某院诊断为乳房纤维瘤。经治疗，无明显好转。脉细濡，稍滞，关寸较大，舌苔白腻。

辨证：脾湿肝郁，脾胃不降，气滞血瘀。

诊断：乳房纤维瘤。

治则：健脾疏肝，平胆和胃，活血化瘀。

处方：茯苓9g，泽泻9g，炒杭芍12g，粉丹皮9g，川芎9g，广橘红9g，炒桃仁9g，法半夏9g，昆布15g，广郁金9g，蒲公英15g，苦桔梗9g，青浮萍12g，草蔻仁6g。3剂，水煎温服。

8月25日二诊：上方服20剂，乳腺纤维瘤已明显缩小，压痛减轻。脉细濡，关寸较大，舌苔白腻。

上方再进3剂，水煎温服。

9月8日三诊：上方服6剂，自感尚可。近来因劳累，乳房上部时感针刺样痛，无其他异常。脉细濡，关寸略大，舌苔白腻。

原方再进10剂，水煎温服。

药尽痊愈。

（四）不孕症

不孕症系因土湿肾寒，命门火衰，子藏寒冷所致。

【脉证机理】平人水土温暖，肝木温升，生意畅遂，阴阳交媾，一承雨露，便能有子。脾肾虚寒，命门火衰，胞宫寒冷，生意全无，则不孕育。肾寒则脾湿，脾湿则肝木郁陷，胆火上逆。脾湿肾寒，肝木郁陷，下焦寒凝，胞宫虚冷，故症见腰膝酸困无力，小腹冷痛，不易怀子，或不能怀子。胆火上逆，故症见夜热毛蒸，心烦易怒，头昏失眠，口苦咽干。肝郁气滞，疏泄不遂，故月经失调，或前错后错，或行经腹痛，或量多紫黑成块，或色淡量少，或艰涩不利，或带下清稀。上有虚热，中下湿寒，故脉现细濡，关寸大，舌苔白腻。

【治则】清上温下，和中调郁，活血调经。

【方药】茯　苓9g　甘　草6g　炒杭芍9g　粉丹皮9g　全当归9g

广橘红9g　炒杏仁9g　法半夏9g　炒杜仲12g　泽　兰15g

牡蛎粉12g　炒干姜9g

水煎温服。

【方解】茯苓、甘草健脾和中；炒杭芍、粉丹皮、全当归平胆疏肝；广橘红、炒杏仁、法半夏清肺理气降逆；炒干姜、炒杜仲温暖中下；牡蛎粉、泽兰行瘀散结，活血调经。

【加减】月经提前者，去泽兰，加棕榈炭12g，茜草根9g，止血调经。月经后错者，去炒杏仁，加炒桃仁15g，丹参15g，活血行瘀。宫寒、脐周压痛或跳动者，加石菖蒲15g，行瘀通阳。幼稚子宫、性欲低下者，加石楠叶60g，炒女贞子15g，补肾兴阳。肾寒、尿清长者，加补骨脂9～12g，温肾涩尿。脾虚运迟者，加草蔻仁6g，或加草果仁5g，暖中以助运化。白带过多者，加炒芡实12g，增牡蛎粉为15g，涩精止带。

【按语】不孕症上热下寒者多。上热多系虚热，为标，非阴虚内热；下寒系命门火衰，为本。治疗此症以清上温下为主，寓补于调之中，月经调畅，胞宫温暖，即可怀子。最忌一见上有虚热，即断为阴虚，而重用寒凉滋腻之品，戕其本已虚衰之阳。亦不可因"宫寒"概念横塞胸中，一味温补，而致上热愈增，热盛耗阴，非但不能怀子，甚或变症丛生。